Kempf · **Ganzkörpertraining**

Hans-Dieter Kempf

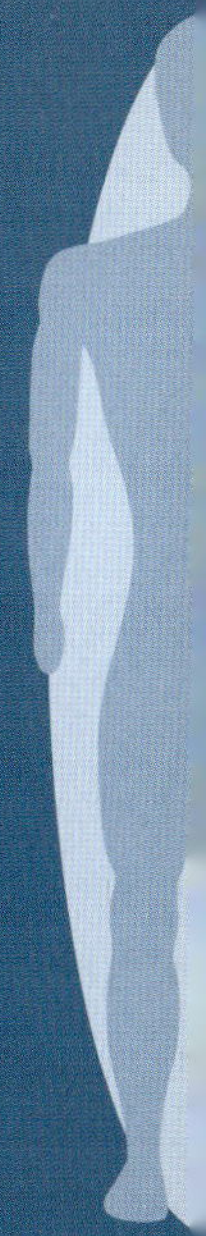

Ganzkörpertraining

Kraft - Beweglichkeit - Koordination

Limpert Verlag Wiebelsheim

Die Ratschläge in diesem Buch sind vom Autor und dem Verlag sorgfältig erwogen und geprüft, dennoch kann keine Garantie übernommen werden. Eine Haftung des Autors bzw. Verlages und seiner Beauftragten für Personen-, Sach- und Vermögensschäden ist ausgeschlossen.

Bibliografische Information Der Deutschen Bibliothek
Die Deutsche Bibliothek verzeichnet diese Publikation in der Deutschen Nationalbibliografie; detaillierte bibliografische Daten sind im Internet unter http://dnb.ddb.de abrufbar.

1. Auflage 2009
© 2009 by Limpert Verlag GmbH, Wiebelsheim
www.verlagsgemeinschaft.com

Das Werk einschließlich aller seiner Teile ist urheberrechtlich geschützt. Jede Verwertung außerhalb der engen Grenzen des Urheberrechtsgesetzes ist ohne Zustimmung des Verlages unzulässig und strafbar. Dies gilt insbesondere für Vervielfältigungen auf fotomechanischem Wege (Fotokopie, Mikrokopie), Übersetzungen, Mikroverfilmungen und die Einspeicherung und Verarbeitung in elektronischen und digitalen Systemen (CD-ROM, DVD, Internet, etc.).

Fotos: Philipp Artzt
Satz: Pro Image GbR, Marburg
Druck und Verarbeitung: M.P. Media-Print Informationstechnologie, Paderborn
Printed in Germany/Imprimé en Allemagne
ISBN 978-3-7853-1772-3

Inhaltsverzeichnis

Vorwort

In bewegungsorientierten Gesundheitskursen, wie z.B. Rückenschule, Rücken- und Körpertraining, Wirbelsäulengymnastik oder Fitnesstraining spielen speziell die Verbesserung der motorischen Fähigkeiten Kraft, Beweglichkeit und Koordination eine dominante Rolle. Schwerpunkt der Programme ist meist die Rumpfstabilisation, da dem Rumpf bei Extremitätenbewegungen als Widerlager und Stütze eine bedeutende Funktion zukommt.

Das vorliegende Übungsmanual soll dem in Gesundheitskursen oder im Personal-Training arbeitenden Sportlehrer*, Physiotherapeuten und Übungsleiter einen fundierten, schnellen und praxisnahen Überblick zum zielorientierten Training der motorischen Fähigkeiten Kraft, Beweglichkeit und Koordination geben. Durch die zahlreichen Variationen sind die Übungsformen universell einsetzbar und damit für verschiedene Zielgruppen der Prävention und Rehabilitation geeignet, z.B. im Seniorensport oder im Herzsport.

Nach einer kurzen Einführung in die Ziele des Ganzkörpertrainings, der Bedeutung von Kraft, Beweglichkeit und Koordination und den grundlegenden Prinzipien von Anpassung und Training werden die motorischen Eigenschaften Kraft, Beweglichkeit und Koordination durchgängig unter den Fragestellungen

- „Was ist ... und wovon ist ... abhängig?“ (Hintergrundwissen),
- „Was bewirken Übungen zur Verbesserung der ...“ (Effektwissen) und
- Wie werden die Übungen durchgeführt?“ (Handlungswissen) aufbereitet.

Eine Überlegung dabei ist, dieses Wissen direkt an die Kursteilnehmer weiter zu geben.

Danach folgen methodische und didaktische Hinweise zur Auswahl und Durchführung der Übungen in Gruppenkursen.

Der überwiegende Teil des Buches umfasst zahlreiche Übungsbeispiele zum Kraft-, Beweglichkeits- und Koordinationstraining.

Danken möchte ich an dieser Stelle besonders Andreas Strack und Tilo Späth für Ihre kritische Durchsicht des Manuskriptes, den Modells Julia Offen und Mathias Knosalla und dem Photografen Philipp Artzt für die Ausdauer bei den Fotoarbeiten, der Firma Thera-Band (Schiesheck 5, 65599 Dornburg-Frickhofen) und Haider Bioswing (Dechantseer4, 97704 Pullenreuth) für die Bereitsstellung der Materialien und Christian Becker vom Limpert Verlag für seine Unterstützung.

Hans-Dieter Kempf, Karlsruhe im Herbst 2008

* Wir wählen zum Zwecke der Vereinfachung die männliche Form.

1. Ziele des Ganzkörpertrainings

Das Ziel von Gesundheitskursen, bzw. dem Gesundheitssport allgemein, ist „eine aktive, regelmäßige und systematische körperliche Belastung mit der Absicht, Gesundheit in all ihren Aspekten, d.h. somatisch wie psycho-sozial zu fördern, zu erhalten oder wiederherzustellen“ (Kindermann et al.1993, 199).

Günstig auf die Gesundheit von Erwachsenen wirkt als Minimalprogramm ein moderates Ausdauerprogramm von täglich 30 Minuten oder intensiver körperliche Aktivität (schnelleres Atmen und erhöhte Herzrate) von 20 Minuten an drei Tagen/Woche, in Verbindung mit einem zweimal wöchentlichen Kräftigungs- und Beweglichkeitsprogramm (Blair et al. 2004, Haskel et al. 2007). Für ältere Erwachsene werden zusätzlich Balanceübungen, ein aktiver Lebensstil und Risikomanagement empfohlen (Nelson et al. 2007).

Neben dem Gesundheitsmotiv spielen bei den Teilnehmern aber auch andere Motive wie Leistungsverbesserung, Körperformung, Freude und Spaß oder Geselligkeit eine Rolle (Beckmann & Elbe 2006).

Ein Kernziel des Gesundheitsports ist die Stärkung der physischen Gesundheitsressourcen (Brehm & Bös 2006). Ressourcen sind Potentiale oder Mittel einer Person, die ihr helfen, die alltäglichen (externen und internen) Belastungen positiv zu bewältigen und damit einen Gleichgewichtszustand aufrechtzuerhalten (Wydra 1996, Fuchs 2003). Unter physische Gesundheitsressourcen werden alle körperlichen Potentiale verstanden, die gleichgesetzt werden können mit körperlicher Funktionsfähigkeit. Diese basiert auf dem Prinzip der Anpassung (s. S. 10) und der naturgesetzlichen Wechselbeziehungen von organischer Form und Funktion und setzen ein Mindestmaß an körperlicher Belastung voraus. Die motorischen Fähigkeiten sind Ansatzpunkt einer gezielten Beeinflussung durch körperliche, bzw. sportliche Aktivitäten.

In diesem Buch sollen speziell die motorischen Fähigkeiten Kraft, Beweglichkeit und Koordination behandelt werden, da sie in den meisten Gesundheits- und Fitnessprogrammen eine dominante Rolle spielen. Bezüglich der motorischen Fähigkeit Ausdauer (Walking, Laufen, Nordic-Walking, Aerobic, etc.) möchten wir auf die umfangreich vorhandene Literatur verweisen. Die motorische Fähigkeit Schnelligkeit wird als Reaktionsschnelligkeit im Rahmen der Koordination behandelt, als Schnellkraft oder Reaktionskraft im Rahmen der Kraft.

Welche Bedeutung hat Kraft?

Kraft ist eine der zentralen motorischen Fähigkeiten des menschlichen Körpers zur Bewältigung von Halte- und Bewegungsaufgaben im Alltag, im Beruf, in der Freizeit oder im Sport. Man braucht Kraft, um überhaupt Bewegungen ausführen zu können. Die Muskeln kontrahieren und bewegen über die Gelenke die einzelnen Gelenkpartner.

Kraft ist aber auch notwendig um die Gelenke und damit den Körper zu stabilisieren wenn Drehmomente einwirken, was immer der Fall ist, wenn das Gleichgewicht gestört wird. Kraft hilft Belastungen auf den Körper zu reduzieren, die schon bei normaler Fortbewegung teils ein Mehrfaches des Körpergewichtes übersteigen.

Damit schützt sie vor Verschleiß und alterstypischen Degenerationserscheinungen und mildert Beschwerden, die durch Abnutzung bedingt sind (Israel 1995,322). Mit zunehmendem Alter (60+) hat Kraft von allen motorischen Fähigkeiten vermutlich die größte Bedeutung. Aus internistischer Sicht ist zudem die Prophylaxefunktion der Muskulatur von Bedeutung, da sie mit immerhin 40 Prozent der menschlichen Körpermasse eine wichtige Stoffwechselfunktion hat (neben der Leber das wichtigste Stoffwechselorgan).

Welche Bedeutung hat Beweglichkeit?

Die Beweglichkeit ist eine elementare Voraussetzung für eine qualitativ und quantitativ gute Bewegungsausführung im Sport und im Alltagsleben (Hollmann & Hettinger 2002, 152, Harre 2003, 139). Für den Gesundheitssports spielt in erster Linie der Erhalt der Beweglichkeit und einer Verbesserung des Wohlbefindens (Körperwahrnehmung, Regeneration) eine Rolle. Die ´normale´ Beweglichkeit kennzeichnet das durchschnittliche Bewegungsniveau der wichtigsten Gelenksysteme sowie die ökonomische Arbeit der bewegungssteuernden Muskelgruppen. Sie bietet gute mechanische Arbeitsvoraussetzungen im Gelenk und wirkt sich somit auf die sportliche Leistungsfähigkeit positiv aus.

Welche Bedeutung hat Koordination?

Wenn sich ein Mensch bewegt, hat er immer koordinative Aufgaben zu bewältigen. Je besser er dafür vorbereit ist, umso besser kann er die Aufgaben erfüllen und sein Ziel erreichen. Eine gute Koordination erhöht die motorische Handlungsfähigkeit, ermöglicht ein schnelleres, effektiveres Erlernen sportlicher Techniken und führt zu einer ökonomischeren, energiesparenden Bewegungsausführung. Dadurch verbessert sich die Bewegungssicherheit in allen Lebensbereichen. Zentral-nervöse koordinative Fähigkeiten lassen sich von energetisch-bedingten konditionellen Fähigkeiten abgrenzen (Roth & Willimczik, 1999, 242). Dennoch spielen sie bei Ausdauer-, Kraft- und Schnelligkeitsleistungen eine bedeutende Rolle. Beispiele hierfür sind die intramuskuläre Koordination bei maximalen Kraftleistungen, die automatisierten, schnell ablaufenden motorischen Programme bei Schnelligkeitsleistungen oder die durch Ermüdungsprozesse zunehmend gehemmten zentralen Bewegungsprogramme bei Ausdauerleistungen.

Das Ganze ist mehr als die Summe seiner Teile

Man sollte sich bewusst sein, dass die analytische Vorgehensweise in der Zergliederung der Gesundheitsressourcen der komplexen ganzheitlichen Wirkungsweise physischer, psychischer und sozialer Vorgänge nur annähernd gerecht wird – das Ganze ist mehr als die Summe ihrer Teile. Spezifische Reize lösen spezifische Anpassungen des Organismus aus, und zwar genau dort, wo sie einwirken. Man nennt dies eine reizcharakteristische Adaption. Daneben finden aber auch unspezifische Begleitreaktionen in Bereichen statt, die nicht direkt gereizt wurden und die mit der nahezu universal wirkenden Umstellung des Nervensystems und des hormonellen System in Verbindung stehen. In ihrer positiven Form wird diese Umstellung positive Kreuzadaption genannt, oder einfach „Abhärtung“ oder „Resistenz“ (Israel 1995). So wirken Übungen immer komplexer. Nicht nur, dass Übungen zur Kräftigung gleichzeitig die Koordination und die Beweglichkeit verbessern, sie beeinflussen auch genauso Schnelligkeit und Ausdauer. Darüber hinaus wirken sie psychosozial (Verbessern des Wohlbefindens – sich gut fühlen, sich wohl fühlen, realistische Selbsteinschätzung, Erleben des eigenen Körpers, Verbesserung der Kompetenzen – ich weiß weshalb, für was und wie und ich kann es, realistische Zielsetzung – was ist möglich, was brauche ich, was will ich), vermindern Risikofaktoren (die durch Aktivität und Sport beeinflusst werden können) und helfen bei der Bewältigung von Beschwerden und Missbefinden durch physische (Stoffwechselaktivierung, Ansteuerung, Entspannung) und psychische (Wahrnehmung, Bewertung, Ablenkung, Stimmungsmanagement, Entspannung) Prozesse.

➢ Praxistipp: Allgemeines Fitnesstraining fördern

2. Anpassung – die biologische Grundlage zum Training

Der menschliche Organismus, die Zellen, das Gewebe, die Organe, haben die Fähigkeit sich Umweltbedingungen anzupassen. Im Prinzip strebt der Organismus dabei immer nach einem Gleichgewichtszustand, der auch „Homöostase" oder Selbstregulation genannt wird. Wird das Gleichgewicht durch innere oder äußere Anforderungen gestört, reagiert der Organismus durch eine Rückkopplung oder Gegenregulation, um sich selbst innerhalb gewisser Grenzen in einem stabilen Zustand zu halten. Diese Anpassung ist das wichtigste Kennzeichen des Lebens (Israel 1995) und sie bietet auch die Grundlage des Trainings. Die Anpassungen oder auch Adaption kann man unter verschiedenen Aspekten betrachten (Weineck 2004):

➢ Strukturelle und funktionelle Anpassung

Roux fand 1895, dass die Qualität und die Funktion eines Organs, z.B. des Herzens, neben seiner genetischen Bestimmung entscheidend von seiner funktionellen Belastung abhängt, d.h. Funktion (sowie deren Gebrauch) und Form hängen direkt zusammen (Abb. 1). Die biologischen Anpassungen finden stukturell und funktionell in nahezu allen Systemen statt (Weineck 2004)

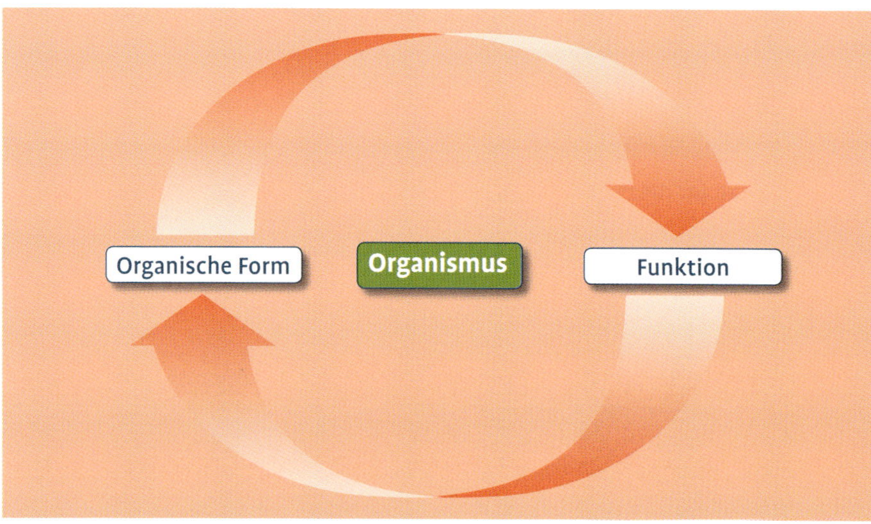

Abb. 1: Die organische Form bestimmt die Funktion, die wiederum bildenden Einfluss auf die organische Form hat (Weineck 2004, Mellerowicz & Meller 1980).

> ➢ Prinzip: Organe entwickeln und erhalten sich durch ihre Nutzung
> ➢ Praxistipp: Den Körper regelmäßig bewegen und belasten

➢ Biopositive und bionegative Anpassung

Belastungen sind jene Einflussgrößen, die am menschlichen Organismus Wirkungen hervorrufen können. Diese Veränderungen, auch Beanspruchung genannt, sind abhängig von der Belastungshöhe und der Belastungsdauer und von den individuell verfügbaren Eigenschaften des Menschen (Abb. 2). Sie können physisch und/oder psychisch, reversibel oder irreversibel, positiv oder negativ sein.

Um positive Anpassungserscheinungen und damit Leistungssteigerungen zu erreichen, sind wiederholte, den individuellen Voraussetzungen angepasste Reize, bzw. Belastungen notwendig, die den Organismus zum optimalen Zeitpunkt fordern, aber nicht überfordern. Ein zuviel an Belastung führt zur bionegativen Anpassung mit einer Überforderung, Abnahme der Leistungsfähigkeit oder gar struktureller Schädigung (Verletzung). Sind Belastungen zu schwach, kommt es zur Abnahme der Leistungsfähigkeit und zur Rückbildung struktureller und funktioneller Anpassungsvorgänge (Degeneration) sowie zum Stabilitätsverlust. Geringe Intensitäten können zeitweilig aber auch zur gezielten Regeneration, zum Wiedereinstieg nach Verletzung oder Krankheit, zur Wundheilung und der behutsamen Bewegung bei leichten Schmerzen dienen.

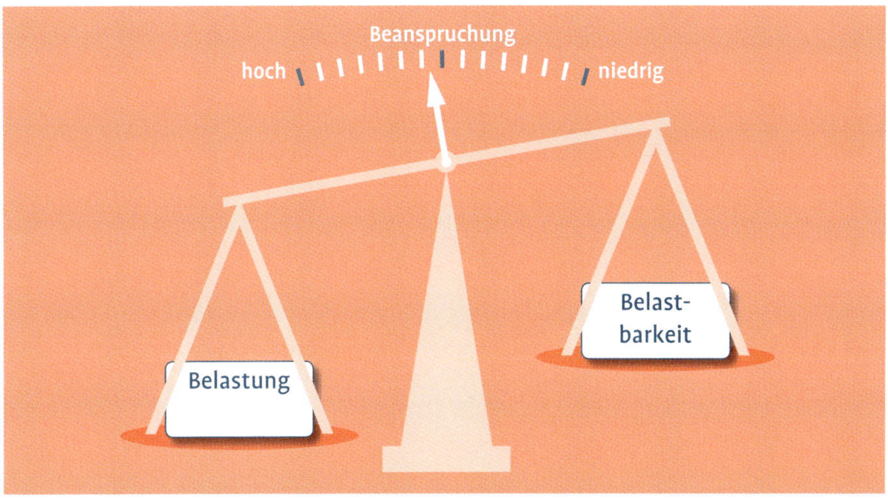

Abb. 2: Die Beanspruchung (Wirkung) ergibt sich aus dem Verhältnis von Belastung (Leistungsanforderungen) und Belastbarkeit (Leistungsfunktion) (Rhomert & Rutenfranz, 1975)

- ➢ Prinzip des trainings- und gesundheitswirksamen Reizes
- ➢ Praxistipp: Fördern durch Fordern

▪ *Belastungssteuerung*

Steuern kann man die Belastungen im Training durch die Veränderung der Intensität (Stärke), der Dauer (Wiederholungsanzahl oder Belastungsdauer), der Dichte (Serienanzahl, Pausendauer) und der Häufigkeit. Hinzu kommen für das Training noch die Muskelarbeitsweise und Übungsanzahl (s. Tab. 1). Genauere Angaben sind auf den Seiten 19, 27 zu finden.

Tab. 1: Belastungsnormative des Trainings

Belastungsintensität	Belastungsdauer / Wiederholungsanzahl	Belastungsumfang / Serienanzahl	Belastungsdichte / Pausendauer	Trainingshäufigkeit	Muskelarbeitsweise / Bewegungstempo	Übungsanzahl
Höhe der Belastung (Anstrengungsgrad) einer Übung oder Bewegung, messbar in kg, Newton, Prozent, Meter/Sekunde.	Dauer (Übungswiederholungen), einer Übung als Reiz/ messbar in Sekunden, Minuten oder Stunden	Anzahl der Übungsdurchgänge in einer Trainingseinheit (messbar in Serien, Wiederholungen, Meter)	Zeitliche Abfolge der Belastungen/ Dauer der Pausen zwischen den Serien / messbar in Sekunden oder Minuten	Anzahl der Trainingseinheiten pro Tag / Woche/ /Zyklus/ Jahr	Art der Muskelarbeit (statisch, konzentrisch, exzentrisch) / Tempo der Bewegung (explosiv, zügig, langsam)	Gibt die Anzahl der Übungen pro Muskelgruppe an.

Die Anpassungsprozesse sind von innern Faktoren (Alter, Geschlecht, Trainingszustand) und äußeren Faktoren (Qualität und Quantität der Belastung, Ernährung) beeinflusst und von genetischen Faktoren begrenzt (= maximale Funktionskapazität). So reagieren nicht nur unterschiedliche Personen auf gleiche Reize (z.B. qualitativ und quantitativ gleiche Übung) unterschiedlich, sondern auch die gleichen Personen zu unterschiedlichen Zeiten.

Je niedriger das Leistungsniveau ist, desto schneller und deutlicher verlaufen die Anpassungsreaktionen, da schon geringe Belastungen zu Störungen des Gleichgewichtszustandes führen (Abb. 3). So reichen bei ganz untrainierten Personen auch schon geringe Intensitäten (25% Maximalkraft), um zu nachweisbaren Effekten z.B. Kraftsteigerungen zu führen (Boeck-Behrens & Buskies 2000, Buskies 2001). Anfänger erreichen nach einem gezielten Krafttraining von 12-16 Wochen Kraftzuwächse von 20-50%, Fortgeschrittene von etwa 25% (Cureton et al. 1988, McCall et al. 1996).

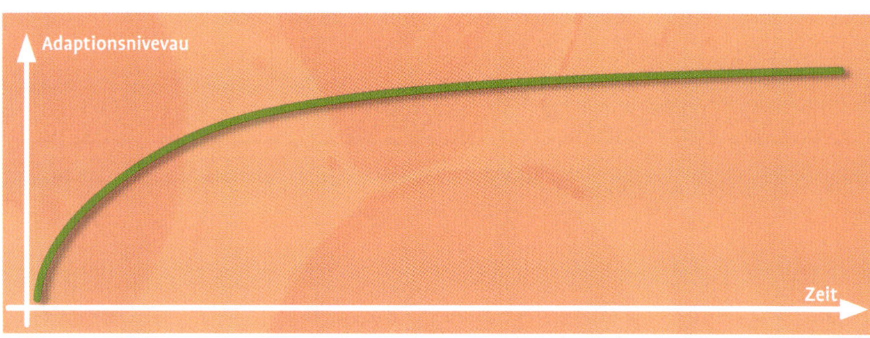

Abb. 3: Verlauf der Anpassung (Adaptionsniveau) innerhalb eines Trainingsprozesses (nach Weineck 2004, 28).

> ➢ Prinzip der individuellen Belastung
> ➢ Praxistipp: Leistungsstand überprüfen, Fördern durch Fordern, Individuelle Dosieren

Für den Bereich des Ausdauertrainings sind die Zusammenhänge zwischen den Belastungsnormativa und den zugrundeliegenden Beanspruchungen hinreichend identifiziert, weshalb ermittelte Beanspruchungswerte (z.B. Herzfrequenz, Laktatkonzentration, Sauerstoffaufnahme) auch zur Trainingssteuerung eingesetzt werden können. Für das Krafttraining wurde nur bei homogenen Gruppen, z.B. Freizeitsportler ein enger Zusammenhang von Belastung und zugrundeliegender Beanspruchung (z.B. Laktat, Herzfrequenz, Blutdruck, myokardialer Sauerstoffbedarf und subjektive Belastungseinschätzung) festgestellt. Bei heterogenen Gruppen spielt die zusätzliche Kenntnis von BMI-Index, der Sporthäufigkeit, der Sportstunden, der Krafttrainingshäufigkeit sowie der Krafttrainingsstunden pro Woche eine Rolle (Fröhlich et al 2005).

▪ Kriterien zur Selbststeuerung der Trainingsbelastung

Am praktikabelsten für die Steuerung der individuellen Trainingsbelastung in Gruppenkursen sind die einfach zu ermittelnden Belastungskriterien wie die Pulsfrequenz, die Atmung, die Hautfärbung, die Belastungsnormative (Tab. 1), die Selbsteinschätzung oder das allgemeine Wohlbefinden (s. Tab. 5).

Die Pulsmessung ist in Verbindung mit der Körperwahrnehmung wohl das wichtigste Instrument zur Selbstkontrolle sowie zur Einschätzung und Steuerung körperlicher Belastungen (z.B. im dynamischen Krafttraining, im Koordinationstraining). Dabei orientiert man sich an den für das Ausdauertraining empfohlenenTrainingsherzfrequenzen (Tab. 2). 50% (80%) der maximalen Sauerstoffaufnahme oder auch maximalen Leistungsfähigkeit entsprechen im Durchschnitt etwa 65% (87%) der maximalen Herzfrequenz (Åstrand 1993). Die Karvonenformel (Tab. 2 Spalte 3) setzt eine trainingswirksame Herzfrequenz in Bezug zu einem bestimmten Prozentssatz der maximalen Sauerstoffaufnahme (60-80%).

Tab. 2: Trainingsherzfrequenz (THF) ermittelt durch verschiedene Berechnungsformeln. Berechnete und in der Belastungsdiagnostik festgelegte Trainingsherzfrequenz können zum Teil beträchtliche Unterschiede zeigen (Meyer& Weidemann 1989, 140).

	THF = 180-Lebensalter ± 5 (Baum-Hollmann'sche Formel)	THF= 60-80% der max. Herzfrequenz (220-Lebensalter)	THF=Ruheherzfrequenz + (220-Lebensalter-Ruheherzfrequenz) × 60-80% (Karvonenformel)	THF=60-90% der max. Herzfrequenz (220-Lebensalter) American College of Sports Medicine
20 Jahre Ruhepuls = 60	160	120–160	144–172	120–180
30 Jahre Ruhepuls = 60	150	114–152	138–164	114–171
40 Jahre Ruhepuls = 60	140	108–144	132–156	108–162
50 Jahre Ruhepuls = 60	130	102–136	126–148	102–153
60 Jahre Ruhepuls = 60	120	96–128	120–140	96–144

Tab. 3: Vergleich der Befindlichkeitsskala mit Werten der relativen Intensität

Belastungsempfinden	**Einschätzung – Beurteilung der Belastung**	**Relative Intensität (VO_2max) der Ausdauerbelastung**
< 10	Sehr leicht	< 30%
10–11	Leicht	30–49 %
12–13	Etwas schwer	50–74 %
14–16	Schwer	75–84 %
> 16	Sehr schwer	> 85 %

Zu beachten ist, dass je höher der statische Anteil der Muskelarbeit ist, desto weniger geben die Frequenzmessungen die aktuelle Kreislaufsituation wieder. Bei statischen Übungen ist deshalb eine Steuerung über das Belastungsempfindung und die Atmung sinnvoll (Germonprez 1998). Das gilt auch für Teilnehmer, deren Herzfrequenzregulation aufgrund von pathologischen Regulationsstörungen oder Medikamenten (z.B. Betablocker) verändert ist (→ ärztliche Bescheinigung einholen). Die von Borg entwickelte RPE-Skala (rate of perceived exertion) charakterisiert den subjektiv empfundenen Anstrengungsgrad anhand einer standardisierten Skala (Tab. 4). Die Zahlen auf der Skala entsprechen bei Ausdauerbelastungen der ungefähren Herzfrequenz dividiert durch Zehn. Die Werte 11-14 auf der Borg-Skala (leicht bis etwas schwer, grau unterlegt) signalisieren in der Regel den optimalen Trainingsbereich. Bei ängstlichen Teilnehmern oder bei sehr leistungsbezogenen Personen kann es allerdings zu Verfälschungen (Übertreibung oder Untertreibung) kommen.

Tab. 3 Die Tabelle verbindet die Werte der Borgskala mit der relativen Intensität der Belastung (Bös & Banzer 2006, Åstrand 1993).

Tab. 4: Borg-Skala zur subjektiven Selbsteinschätzung (Borg 1962)

Bewertungsmaßstab der Borg-Skala	
06	Überhaupt keine Anstrengung
07	Extrem Leicht
08	
09	
10	
11	Leicht
12	
13	Etwas schwer (etwas anstrengend)
14	
15	Schwer
16	
17	Sehr schwer
18	
19	Extrem schwer
20	Größtmögliche Anstrengung

Ein weiteres Beurteilungskriterium ist die Atmung, da sie ebenfalls über das Stoffwechselgeschehen gesteuert wird. „Laufen ohne zu Schnaufen" (für Ausdauertraining) oder „gleichmäßig Atmen" (für Kräftigungs- und Koordinationstraining) ist hier die wohl bekannteste Empfehlung. Des weiteren sollte sich die Person während der Belastung noch unterhalten können. Hinweise für mögliche Überlastungen geben ein übermäßiges Erröten der Haut, ein weißes Mund-Nasen-Dreieck, abnormes Schwitzen, kalter Schweiß, eine zu hohe Atemfrequenz, eine ungeregelte Bewegungsausführung, Brennen in der Muskulatur, Gefühl der Erschöpfung und allgemein zunehmende Schmerzen. (s. Tab. 5). Bei Extremitätenbewegungen und auch bei statischen Halteübungen sollten Teilnehmer in der Lage sein, das Becken und die Wirbelsäule zu stabilisieren.

Tab. 5: Merkmale für unterschiedliche Belastung und Ermüdung (nach Harre, in Meusel, 1998, 299), grau unterlagt kennzeichnet die Belastung in der Herzgruppe

Merkmale	Geringe Belastung	Mittlere Belastung	Starke Belastung	Zeichen von Überlastung
Hautfärbung	Leichte Rötung	Starke Rötung	Sehr starke Rötung oder auffallende Blässe	Anhaltende Blässe, bläuliche Verfärbung des Gesichts
Schweißabsonderung	Leicht bis mittel	Mittel bis stark	Sehr stark am ganzen Körper	Übermäßig am ganzen Körper
Atmung	Leicht beschleunigt, gleichmäßig	Beschleunigt, teilweise durch den Mund	Stark beschleunigt, durch den Mund	Oberflächliche Atmung durch den Mund, Atemnot
Bewegungsverhalten	Sichere Ausführung der Technik	Unbedeutende Störungen bei Be-wegungen mittlerer Geschwindigkeit	Beginnende Häufung von Fehlern, nachlassende Genauigkeit, Verschlechterung der Reaktion	Bedeutende Störungen in der Bewegungs-ausführung, deutlich verminderte Präzession
Konzentration	Volle Aufmerksamkeit bei Demonstration, gutes Aufnehmen von Anweisungen	Ungenaue Ausführung von Anweisungen	Unaufmerksam bei Erklärungen, verzögerte Ausführungen von Anweisungen	Unfähigkeit zur Aufnahme von Korrekturen, unfähig zur Konzentration
Befinden / Stimmung	Keine Beschwerden, gehobene Stimmung	Mäßige Müdigkeit, sonst gutes Befinden	Klagen über Müdigkeit, Auftreten von Beschwerden	Gefühl von Kraftlosigkeit, anhaltende Muskel- und Gelenkschmerzen Herzschmerzen, Störungen bei Nachtschlaf

Praxistipp: mehrere Belastungskriterien zur Kontrolle nutzen!

➢ Schnelle und langsame Anpassung

Verschiedene Organsysteme reagieren unterschiedlich schnell mit ihrer Anpassung (Abb. 4). Während der Stoffwechsel und das Herz-Kreislauf-System recht schnell reagieren, benötigt die Muskulatur Wochen bis Monate, Sehnen, Bänder oder gar Knochen mehrere Monate für positive Anpassungen

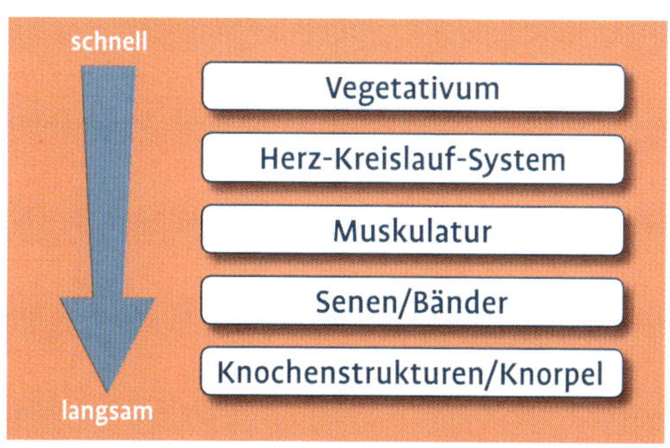

Abb. 4: Unterschiedliche Anpassungsgeschwindigkeit unterschiedlicher Organsysteme

- Prinzip der ansteigende Belastung
- Prinzip der Wiederholung
- Praxistipp: Intensitäten an langsam adaptierenden Systeme anpassen, behutsame Belastungssteigerungen

Prinzip der optimalen Relation von Belastung und Erholung

Jedes Training (gezieltes Setzen von Belastungsreizen) führt zu einer Störung des inneren, dynamischen Gleichgewichtes (Abb. 5). So kommt es nach einer Belastung aufgrund der Energieausschöpfung zu einer vorübergehenden Abnahme des Leistungsniveaus (Ermüdung). In der Erholungsphase regeneriert sich der Organismus und das Ausgangsniveau wird wieder erreicht. Ist die Erholungsphase von optimaler Dauer, kommt es zu einer Erhöhung der Leistungsfähigkeit über das Ausgangsniveau hinaus (Mehrausgleich). Der Organismus reagiert mit dieser Anpassung (Adaption), um zukünftige ähnliche Leistungsanforderungen besser zu bewältigen.

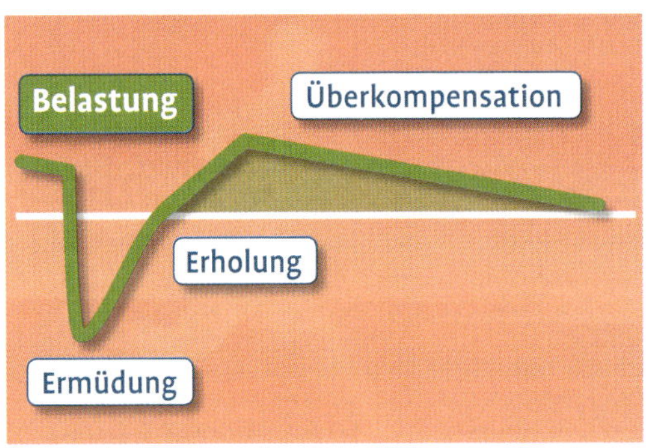

Abb. 5: Leistungssteigerung durch biologische Anpassung. Das Grundprinzip jeden Trainings lautet: Belastung – Ermüdung – Erholung -Leistungssteigerung („Superkompensation“)

3. Training der Kraft

3.1 Krafttraining – Hintergrundwissen

Was ist Kraft?

Kraft ist die Fähigkeit, willkürlich Gegenstände zu bewegen, bzw. Widerstände zu überwinden (konzentrisch), ihnen entgegenzuwirken (exzentrisch) oder sie auch zu halten (isometrisch). Nach der Arbeitsweise der Muskulatur unterscheidet man deshalb die statische Kraft (isometrisch, haltend) von der dynamischen Kraft (bewegend oder nachgebend).

> ➢ Wichtig für die Praxis: die Bewegungs- und Haltefunktion sowohl konzentrisch als auch exzentrisch trainieren

Unter Berücksichtigung der motorischen Beanspruchungsformen lassen sich die Kraftfähigkeiten Maximalkraft (höchste, willkürliche Kraft), Kraftausdauer (Kraftbelastung möglichst lange aufrechtzuerhalten) und Schnell-, bzw. Reaktivkraft (möglicht großen Kraftstoß in kurzer Zeit, bzw. im Dehnungs-Verkürzungszyklus, z.B. Landen und Sprung) unterscheiden, wobei die Maximalkraft die Basiskraft darstellt (Schmidtbleicher 1993, Boeck-Behrens & Buskies 2000, Ehlenz et al.1998)

Wovon ist die Kraft abhängig?

Den genannten drei Kraftfähigkeiten können verschiedenen Einflussfaktoren (oder Dimensionen) der Kraft zugeschrieben werden, die sich unabhängig voneinander trainieren lassen: Muskelquantität (Muskelmasse), neuromuskuläre Aktivierungsfähigkeit (gleichzeitige Ansteuerung), Kontraktionsfähigkeit (schnelle Kraftentwicklung), reaktive Spannungsfähigkeit (Aufrechterhalten der Muskelspannung) und Ermüdungswiderstandsfähigkeit (Kraftbelastung lange aufrechterhalten). Eine Verbesserung der Maximalkraft ist z.B. über ein Training der Muskelquantität (Hypertrophietraining) und der intramuskulären Koordination möglich, ein Training der Kraftausdauer noch zusätzlich über ein Training der Ermüdungswiderstandfähigkeit.

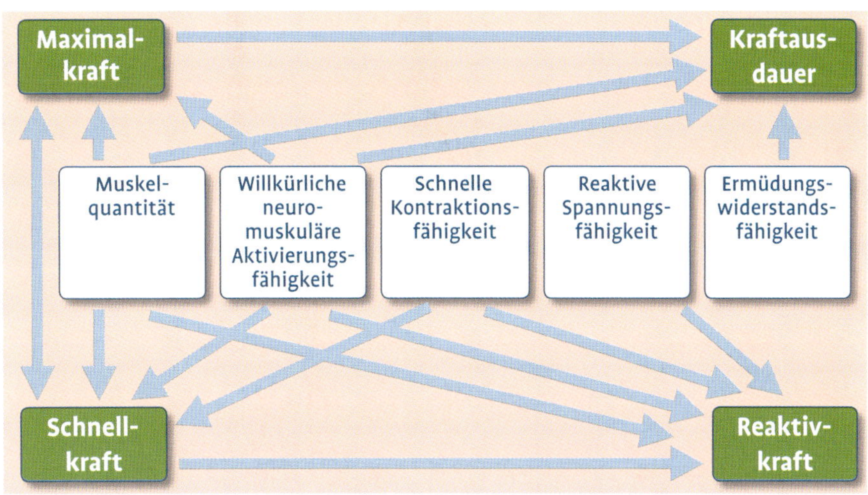

Abb. 6: Dimensionen der Kraft und ihre Zuordnung zu den einzelnen Kraftfähigkeiten (nach Boeck-Behrens & Buskies 2000, 37)

Woran kann man Defizite in der Kraftleistungsfähigkeit erkennen?
Soll ein Muskel optimal funktionieren, braucht er eine „normale" Muskelkraft. Ein Kraftverlust kann aus verschiedenen Gründen eintreten, z.B. durch Schmerzen und Entzündungen (Hemmmechanismen), durch Bewegungsmangel, Ruhigstellung und Verletzung (Hypotrophie), durch Alterung oder durch Stoffwechselerkrankungen. Bei geringerer Kraft kann eine Bewegung nur schwerer durchgeführt werden, was zu einer schnelleren Ermüdung führt. Ausweich-, bzw. Schutzbewegungen oder Mehrbelastungen sind die Folge, die wiederum vermehrte Reizzuständen oder auch Dysbalancen nach sich ziehen können. Anhaltspunkte für eine mangelnde Kraftentfaltung sind deshalb Ausweich- oder Schutzbewegungen, auftretende Schmerzen (z.B. bei Instabilität), eine gestörte Motorik, Fehlstellungen in Gelenken oder eine gestörte Gelenkbewegung sowie deutliche Unterschiede in den Kraftqualitäten von rechter und linker Seite (eine gewisse Seitendominanz ist anzunehmen). Messungen der Muskelkraft werden eingesetzt, um Störungen zu erkennen und Diagnosen zu stellen, Therapie- und Trainingskonzepte zu planen sowie Fortschritte oder Rückschritte der Intervention zu beurteilen. Das Problem bei den Messungen ist immer, dass die Ergebnisse von zahlreichen Faktoren (Methodik der Tests, psychologischen Faktoren, Personendaten, der Muskulatur, neuronalen Faktoren und der Messung an sich) beeinflusst werden (Cabri 2001).

Für den allgemeinen Kursbereich eignen sich vor allem motorische Tests (s. S. 138), da sie ökonomisch, unkompliziert und praxisnah sind, dafür aber nicht immer wissenschaftlichen Standards genügen (Radlinger 1998).

3.2 Das bewirken Kräftigungsübungen – Effektwissen

Regelmäßiges Krafttraining führt zu zahlreichen positiven Anpassungsreaktionen des Organismus, wie z.B. zu einer Vergrößerung des Muskelquerschnitts (Hypertrophie), zu einem verbesserten Stoffwechsel der Muskulatur, zur Verbesserung der Qualität des Binde- und Stützgewebes, insbesondere des Gelenkknorpels, zur Erhöhung der Knochendichte und zur Steigerung des aktiven Bewegungsumfangs (Beweglichkeit) innerhalb der Gelenke (Fatouros u.a. 2002, Boeck-Behrens & Buskies 2000).

Das fitness- und gesundheitsorientierte Krafttraining zielt primär auf eine Verbesserung der
- Maximalkraft, da sie als Basisfähigkeit das Kraftniveau insgesamt prägt, und der
- Kraftausdauer, da Ermüdungswiderstandsfähigkeit für alltägliche Halte- und Kraftbildungsfunktionen wichtig ist.

> ➢ Gesundheitsorientiertes Krafttraining: Kraftausdauer und Maximalkraft (Muskelaufbau)

In vielen Alltagsbewegungen, muss das Körpergewicht in kürzester Zeit muskulär stabilisiert werden, um dadurch passive Strukturen zu schützen, z.B. beim Gehen und Laufen, beim Treppenhinuntergehen oder beim Stolpern. So hat auch die **Verbesserung der Schnellkraft** insbesondere in den unteren Extremitäten eine Bedeutung im Kräftigungsprogramm.

3.3 Durchführung des Krafttrainings – Handlungswissen

Ein erster wichtiger Baustein für das Krafttraining ist die Auswahl einer effektiven Krafttrainingsmethode. Jede Trainingsmethode ist durch so genannte Belastungsnormative gekennzeichnet (Tab. 1, 6). Aus den beiden wichtigsten Parametern Intensität und Wiederholungszahl / Dauer lassen sich verschiedene Trainingsmethoden" ableiten, die abhängig vom Ziel, bzw. der Zielgruppe eingesetzt werden (Abb. 7).

Tab. 6: Trainingsmethoden und deren Belastungsnormative (immer in Abhängigkeit vom Trainingszustand, der Konstitution, vom Geschlecht, den einzelnen Übung, der Anzahl der beteiligten Gelenke zu sehen) (Güllich & Schmidtbleicher 1999, Fröhlich 2002, Boeck-Behrens & Buskies 2000, Greiwing 2006, Schmidtbleicher 1993, Olivier 2008)

Trainingsziel	Training der Ermüdungswiderstandsfähigkeit **(Kraftausdauer)**	Hypertrophietraining – Muskelaufbau **(Maximalkraft)**	Intramuskuläres Koordinationstraining (IK-Training) **(Maximalkraft)**	Training der schnellen Kontraktionsfähigkeit **(Schnellkraft)**
Trainingseffekte	biochemische Veränderung, Verbesserung der anaeroben-laktaziden u. anaeroben-alaktaziden Energiebereitstellung, Kapillarisierung	Strukturelle Veränderung, Vergrößerung des Muskelquerschnitts, Figurformungsaspekte	Neuromuskuläre Adaptationen, Verbesserung der intra- und intermuskulären Koordination, Kraftzuwachs ohne Massenzunahme	Neuromuskuläre Adaptationen, Verbesserung der intermuskulären Koordination (Kontraktionsfähigkeit im Bewegungsablauf)
Belastungsdauer	50-90 Sekunden 20-40 Wdh.	20-50 Sekunden 6-12 (-15) Wdh.	< 20 Sekunden 3-5 Wdh.	8-12 (-15) Wdh.
Belastungsintensität	eher gering	Submaximal	fast maximal	gering-Submaximal
Serienzahl	6-8 Serien	3-6 Serien	3-6 Serien	3-6 Serien
Serienpause	0,5-1 Minute	2-3 Minuten	≥ 6 Minuten	2-8 Minuten
Bewegungstempo	Langsam bis zügig	Langsam bis zügig	explosiv	explosiv

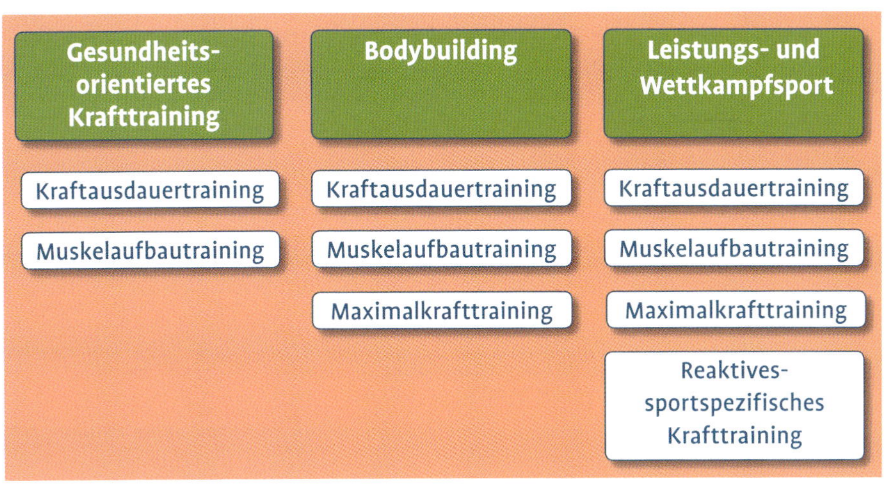

Abb. 7: Anwendungsbereiche der Krafttrainingsmethoden (nach Boeck-Behrens & Buskies 2000, 43)

Praktische Hinweise zur Durchführung des Krafttraining

Steuerung des Krafttrainings – Intensität

- Krafttraining wird am einfachsten über die Wiederholungszahl, bzw. die Haltezeit gesteuert. Prinzipiell sind die Wiederholungszahlen umso geringer, je höher die Intensität ist, z.B. bei langen Hebeln, hohen Gewichten und hohen Widerständen (Abb. 8).

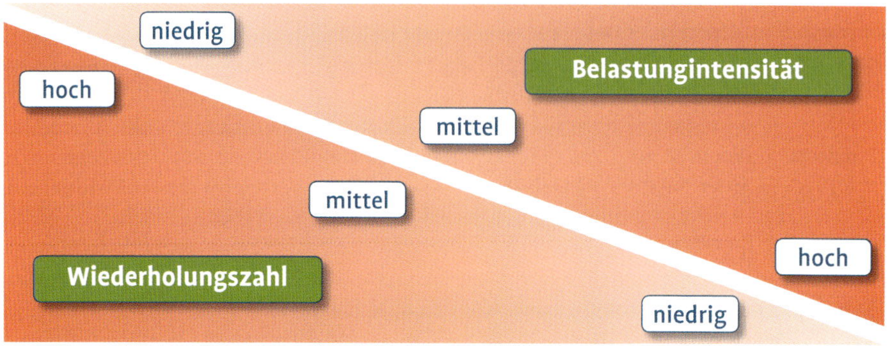

Abb. 8: Zusammenhang zwischen Belastungsintensität und Wiederholungsanzahl beim Krafttraining.

- Die Belastungsintensität bei den einzelnen Übungen wird durch „Ausprobieren“ ermittelt (Shimano et al. 2006, Marschall & Fröhlich 1999). Werden beispielsweise bei einer Übung nur acht Wiederholungen bewältigt und ist das Ziel Kraftausdauertraining, ist eine leichtere Ausführungsform zu wählen.
- Für ein optimales Dickenzuwachs sollte die Muskelspannung (Intensität) so hoch sein, dass bei 6-12 Wiederholungen die Muskulatur danach ermüdet ist (Greiwing 2006). Auch eine ausgeprägte nachgebende (exzentrische) Muskelarbeit, die häufig zum Muskelkater führt, als auch starke Dehnreize bewirken über Aktivierung von Satelitenzellen eine Muskelquerschnittszunahme (Weineck 2004). Kurze Erholungszeiten (0,5-2 Minuten) haben eine Übersäuerung zur Folge (niedriger pH-Wert), was wiederum einen Reiz für die Hypertrophie darstellt.
- Für untrainierte Personen ist es nicht erforderlich, in den einzelnen Serien die Muskulatur bis zur hochgradigen Ermüdung zu trainieren (= „Sanftes Krafttraining“). Die Personen sollten sich in der trainierten Muskulatur „mittel bis schwer“ belastet fühlen (Borg-Skala s. S. 14), beim Üben noch gleichmäßig Atmen und die Übungshaltung bis zum Ende korrekt beibehalten können. Dadurch ist die Belastung für das Herz-Kreislauf-System (Vermeidung einer Pressatmung) sowie der Druck auf Sehnen, Bänder und Gelenke deutlich verringert (Boeck-Behrens & Buskies 2000).
- In frühen Heilungsphasen nach Verletzungen (Proliferationsphase, 3 Wochen bis 3 Monate) sollte koordinativ mit geringen Intensitäten trainiert werden (→ Ansteuerung). Auch eine hohe Milchsäurebelastung (anaerob-laktazide Energiebereitstellung) beim Kraftausdauertraining kann sich in der Wundheilung negativ auf die Kollagensynthese auswirken und damit den Heilungsprozess stören (Radlinger 1998).

Steuerung des Krafttraining – Belastungsumfang

- Für untrainierte Personen empfiehlt sich in den ersten drei Monaten die Durchführung einer Serie pro Übung. Durch den relativ kurzen Belastungsumfang ist eine Kombination mit einem Ausdauertraining problemlos möglich (Greiwing 2006, Schlumberger 1999). Bei Fortgeschrittenen kann allerdings die Wirkung eines Krafttrainings durch ein gleichzeitiges Ausdauertraining (Reduktion der Maximalkrafteffekte) eingeschränkt sein (Olivier 2008).
- Beim Kraftausdauertraining genügen 2-3 Serien, beim Muskelaufbautraining 1-2 Serien oder Sätze pro Übung. Für eine Maximierung des Muskelzuwaches oder der Maximalkraft sollten pro Übung zwei bis drei Sätze durchgeführt und die Pausenzeiten kurz gewählt werden (Wirth et al. 2007, Greiwing 2006).

- Die Pausenlänge zwischen den Sätzen sollten nach dem subjektiven Empfinden und dem Leistungsstand (Rehabilitation 60-120 Sekunden, Sportler 30-60 Sekunden) gewählt werden. Die Pausendauer sollte mit zunehmender Intensität länger werden.
- Erfolgreiche Trainingsprogramme dauern in der Regel über mehrere Wochen und Monate (Mannion et al. 2001, Manniche 1989, Kuukkanen u. Mälkiä 1996). Schon kurz nach Aufnahme eines „überschwelligen" Krafttrainings ist ein Kraftgewinn zu spüren, der auf ein verbessertes Zusammenspiel aller an einem Bewegungsablauf beteiligten Muskeln (intermuskuläre Koordination von Agonist, Synergist und Antagonist) im Sinne des Bewegungslernens zurückzuführen ist (Abb. 9). Auch ein verbessertes Nerv-Muskel- Zusammenspiel eines Muskels (intramuskuläre Koordination) ist schon nach wenigen Stunden bis Wochen festzustellen (Hollmann&Hettinger 2000,166), dauerhafte Verbesserungen im Maximal- und Schnellkraftniveau nach etwa zwei Wochen (Schmidtbleicher 1993). Nach vier bis acht Wochen Training wird zunehmend eine Muskelhypertrophie für Kraftsteigerungen verantwortlich gemacht (Moritani 1994, 267, Wirth et al. 2007, Olivier 2008, 117), wobei nicht auszuschließen ist, dass auch die verbesserten Kraftleistungen in der ersten Trainingsphase schon durch eine Zunahme der Muskelmasse unterstütz wird (Olivier 2008, 116). Nur ein intensives Krafttraining (über 80% der Maximalkraft) aktiviert das gesamte Spektrum an Muskelfasern eines Muskels, da das neuromuskuläre System auf ansteigende Belastungen so reagiert, dass es nach und nach immer größere motorische Einheiten (=Nerv (α-Motoneuron) und zugehörige Muskelfasern) aktiviert (Abb. 10).

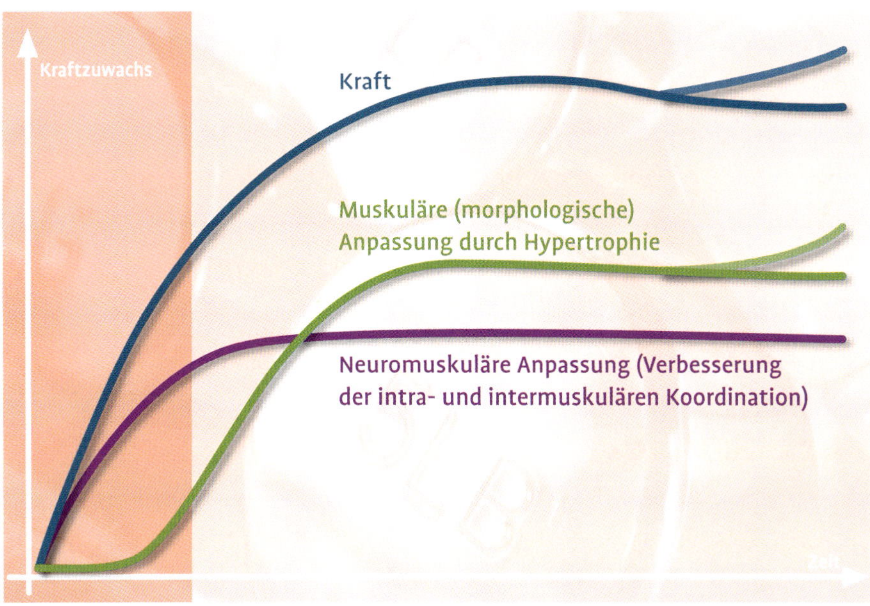

Abb. 9: Die relative Bedeutung von neuronalen bzw. muskulären Anpassungserscheinungen im Krafttraining. In der Frühphase dominieren die neuronalen Anpassungserscheinungen, danach verbleibt ein Kraftzuwachs nur durch muskuläre Hypertrophie (aus Sale 1994).

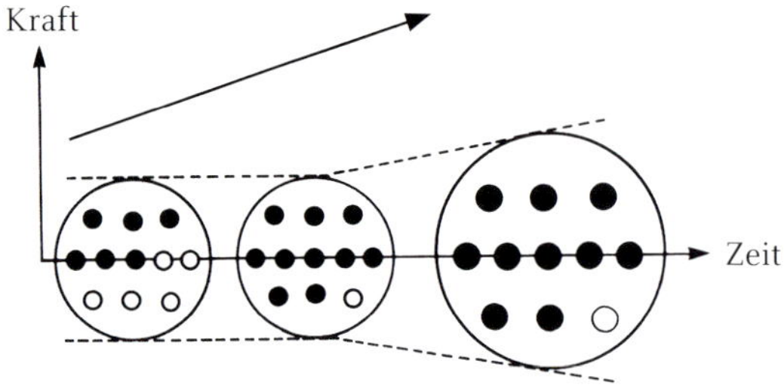

Abb. 10: Mechanismus des Krafttrainings. Kraftzuwachs zuerst über verbesserte Innervation, dann über Vergrößerung des Muskelquerschnitts. • kontrahierte, ○ nicht kontrahierte Faser (Fukunaga 1976).

- Aufgrund der hohen muskulären aber auch psychischen Beanspruchung sollte ein Krafttraining in einer Einheit nicht länger als 60 Minuten dauern. Innerhalb einer Trainingseinheit sollten nicht weniger als 6 und nicht mehr als 8-12 Übungen einsetzen. Bei mehreren Sätzen für eine Muskelgruppe kann für eine Abwechslung auch unterschiedliche Übungen ausgewählt werden.
- Unabhängig vom Leistungsniveau sind 2-3 Trainingseinheiten pro Woche besonders effektiv (Wirth et al. 2007). Auch wenn Anfängern eher drei Trainingseinheiten pro Woche zu empfehlen sind, reicht schon eine Trainingseinheit pro Woche aus, um Adaptionsvorgänge einzuleiten, und könnte somit auch für Bereich der Prävention Gültigkeit haben (Fröhlich & Schmidtbleicher 2008).

4. Training der Beweglichkeit

4.1 Beweglichkeitstraining – Hintergrundwissen

Was ist Beweglichkeit?
Beweglichkeit (Flexibilität) ist der in Bewegungen und bei Haltungen erreichbare Bewegungsspielraum in Gelenken und Gelenksystemen (Harre 2003,135).

Wovon ist die Beweglichkeit abhängig?
Die Beweglichkeit ist abhängig vom Gelenktyp und den das Gelenk umgebenden und sichernden Strukturen (Muskulatur, Bindegewebe, Nervengewebe) einschließlich den neurophysiologischen Steuerungsmechanismen. Die individuelle, erblich bedingte, anatomische Form und Struktur der Gelenke ist nur begrenzt veränderbar. Die Muskelmasse kann einerseits eine Bewegung einschränken, andererseits durch seine Kraft eine Eigendehnung erst ermöglichen. Ein erhöhter Muskeltonus reduziert die Beweglichkeit ebenso wie eine geringe Muskeldehnfähigkeit, bei der bindegewebige muskuläre Bestandteile wie Muskelfaszien aufgrund ihrer Schutzfunktion den Dehnwiderstand bieten. Sehnen, Bänder und Gelenkkapseln bieten nur eine begrenzte Verbesserung der Dehnfähigkeit.

Beweglichkeit ist aber auch vom Alter, vom Geschlecht, vom Erwärmungszustand und von der Tageszeit abhängig. Die Dehnfähigkeit nimmt im Alter ab. Frauen sind bedingt durch den höheren Östrogenspiegel, dem erhöhten Fettgewebs- und reduzierten Muskelanteil im Allgemeinen besser beweglich als Männer. Am frühen Morgen ist die Beweglichkeit deutlich schlechter als mittags oder abends, nach einem Aufwärmen oder einem heißen Bad erhöht (Weineck 2004).

Woran kann man Bewegungseinschränkungen erkennen?
Bewegungseinschränkungen oder Muskelverkürzungen zeigen sich beispielsweise, wenn sich ein Körperteil im Rechts-links-Vergleich zu einer Seite deutlich weniger weit bewegen lässt. Auch ein Gefühl der Steifheit oder Müdigkeit nach längerer Inaktivität, Unbehagen oder (lokale, ausstrahlende) Schmerzen, Ausweichbewegungen oder generell eine gestörte Motorik können Hinweise auf Bewegungseinschränkungen sind.

Prinzipiell unterscheidet man zwischen einer nicht strukturellen, funktionalen (reflektorischen) und einer strukturellen Bewegungseinschränkungen. Strukturelle Bewegungseinschränkungen beruhen meist auf pathologischen Verbindungen (Cross-Links) innerhalb des Bindegewebes einer Gelenkkapsel, eines Muskels, bzw. Nervs und / oder auf Verklebungen der Kapsel, bzw. Verklebungen zwischen intraartikulärer Strukturen und den Gelenkflächen. Sie sind nicht schmerzhaft und die Bewegungsgrenzen sind durch einen fest elastischen Stopp begleitet. Verbesserungen gehen langsam vonstatten und sind stark vom Engagement des Betroffenen durch Heimübungen (Automobilisation) abhängig (Van den Berg 2001). Reflektorische Bewegungseinschränkungen sind gekennzeichnet durch eine schmerzhafte Begrenzung der Bewegung, möglicherweise verursacht durch eine muskuläre Schutzspannung (erhöhter Sympathikotonus) mit Mangeldurchblutung des Gewebes. Wichtig ist hier, sich viel im schmerzfreien Bereich zu bewegen.

Maßnahmen zur Verbesserung der Beweglichkeit durch Muskeldehnung, sind nur an den Gelenken möglich und sinnvoll, an denen die Bewegungsreichweite durch Muskelspannung begrenzt wird. Dies trifft vor allem auf den Bereich des Schultergürtels, des Rumpfes und der Hüfte zu. Das passive Endgefühl im Gelenk ist hier eher federnd und bei zweigelenkigen Muskeln (z.B. dem vorderen Oberschenkelmuskel) kann jeweils ein Gelenk vollständig gestreckt, bzw. gebeugt werden (Hüfte strecken oder Knie beugen). Bei einer Begrenzung durch eine knöcherne Hemmung der Bewegungsamplitude (z.B. im Ellbogengelenk oder im oberen

Sprunggelenk) oder Massenhemmung sind Dehnungsmaßnahmen nicht wirksam, bei einer Limitierung der Bewegungsamplituden durch Bänder- und Kapselhemmung (Kniegelenk, Sprunggelenke, Schultergelenk, Wirbelgelenke) nicht ratsam (Wiemann 1993).

Im Zusammenhang mit der Muskelfunktionsdiagnostik wird ein wenig dehnfähiger Muskel in der Regel „kurz" oder „verkürzt" genannt. Weniger dehnfähige Muskeln lassen sich weniger in die Länge ziehen und damit geringere Gelenkreichweiten zu. Das bedeutet aber nicht, dass sich die absolute Muskellänge verändert hat, die experimentell über ein Kraft-Längendiagramm überprüft wird. Ein gedehnter Muskel lässt sich zwar mehr in die Länge ziehen, bringt aber seine maximal Kontraktionskraft in der gleichen Gelenkstellung (optimale Aktin-Myosin-Überlappung). Wäre der Muskel tatsächlich länger geworden, veränderte sich der Gelenkwinkel.

4.2 Das bewirken Beweglichkeitsübungen – Effektwissen

Für Sportarten, in denen die Beweglichkeit eine besondere Bedeutung hat, kann durch Beweglichkeitsübungen die (sportliche) Leistungsfähigkeit positiv beeinflusst werden. Die trifft jedoch nicht auf andere Sportarten wie z.B. Laufen oder Walking zu, wo eine erhöhte Beweglichkeit mit einem erhöhten Energieverbauch einhergeht (Gleim 1997, Hollmann & Hettinger 2000, S.152).

Dehnen verbessert die Bewegungsreichweite im Gelenk und senkt die für die Dehnung aufzubringende Kraft (=Dehnungsspannung), was auch ein Indiz für eine verbesserte Entspannungsfähigkeit der Muskulatur (Reduzierung der Muskelspannung) darstellt (Schönthaler & Ohlendorf 2002, 244, Wydra 2006).

Dauerhaft sind diese Effekte allerdings erst nach einem mittel- und langfristigen Dehnungstraining (Tab. 7). Der Grund für die verbesserte Beweglichkeit liegt vermutlich in einer besseren Schmerztoleranz der Versuchsperson gegenüber Dehnbelastungen (Dehnbelastungsfähigkeit) (Magnusson 1996, Wiemann 2000). Möglicherweise führen Langzeit-Dehnprogramme durch Wachstumsprozesse (Sarkomerzunahme) auch zu einer Verstärkung der fibrillären Strukturen des Muskels und somit zu einem Schutz vor spannungsbedingten Muskelverletzungen (Wiemann & Klee 2000, Goldspink 1994, 222). Regelmäßiges Dehnen scheint sich langfristig auch positiv auf die Schnelligkeit, Muskelkraft und Schnellkraft auszuwirken (Shrier 2004). Deshalb sind gerade im Gesundheitssport und in der Rehabilitation Dehnübungen ein wichtiger Baustein eines ganzheitlichen Körpertrainings (Wydra 2006).

Dehntraining führt in der Regel auch zu einem verbesserten Wohlbefinden. Personen fühlen danach im behandelten Muskel geringere Spannungen und verspüren beim Einnehmen extremerer Gelenkstellungen einen geringeren Widerstand als vorher (Wiemann 1991). Umgekehrt wirken emotionale Komponenten auf die Beweglichkeit. So wirkt eine Tonuserhöhung, z.B. bei Angst oder Stress über eine Senkung der Schmerzschwelle negativ auf die Bewegungsreichweite. Entspannungsmaßnahmen haben deshalb einen positiven Effekt auf die Dehnfähigkeit und die Dehnungsspannung (Glück 2005).

Bisher gibt es auch kaum Hinweise auf eine Verletzungsprophylaxe durch Dehnprogramme (Hartig & Henderson 1999, Herbert et al 2002, Marschall et al. 2004, Klee 2006). Das Gegenteil ist zumindest nach intensivem statischen Dehnen in der Aufwärmphase der Fall. Dehnen wirkt sich nicht nur negativ auf eine unmittelbar folgende Kraftleistung aus, sondern kann ähnlich einem intensiven Krafttraining auch zu Muskelverletzungen führen (Wiemeyer 2002, Wiemann & Klee 2000, Schönthaler & Ohlendorf 2002, 59). Bei Muskelkater scheint Dehnen keinen positiven Einfluss zu haben (Herbert et al. 2002, Marschall 2004, Wydra 2006).

Bei einer langsamen und kontinuierlichen Dehnung kommt es zu einer zunehmenden Ausrichtung der Kollagenfibrillen in Zugrichtung der Kraft, wodurch sich die Länge der Struktur erhöht (Creeping-Effekt, Dehnungsrückstand durch plastische Verformung, der allerdings kurzfristig und reversibel ist) und die Stabilität eines Gelenkes herabgesetzt sein kann (Wiemeyer 2002). Möglicherweise ist darauf die Tatsache zurückzuführen, dass morgentliche Flexionsübungen des unteren Rückens zu erhöhten Rückenschmerzen führen (Snook et al 1998, 2002) und deshalb zu vermeiden sind, da sich diese viskoelastische Veränderungen nach dem Dehnen nur langsam zurückbildeten (Wydra et al. 1999) und damit eine Instabilität der Wirbelsäule möglich ist.

Problematisch können Beweglichkeitsübungen werden, wenn eine Überbeweglichkeit oder Gelenkinstabilität vorliegt oder Verspannungen, die aus einer Verletzung resultieren, grob gelöst werden (Freiwald 2006).

Tab. 7: Eperimentell nachgewiesene Effekte des Dehnens (Wiemann 2000)

	Kurzzeit-Dehnen	Langzeit-Dehnen
Dehnfähigkeit	↑	↑
Muskel-Ruhespannung	⇔	⇔ (↑)
Muskellänge	⇔	⇔
Länge der Muskelhüllen	?	?
Muskelkraft	⇔	⇔ (↑)
Leistungsfähigkeit	⇓	(↑)
Dehnbelastungsfähigkeit	↑	↑
Verletzungsgefahr	↑	?

4.3 Durchführung des Beweglichkeitstraining – Handlungswissen

Aufwärmmaßnahmen, Lockerungsübungen, Gelenkmobilisationstechniken und Muskeldehntechniken zielen darauf ab, die individuelle Beweglichkeit zu verbessern oder zumindest zu erhalten.

4.3.1 Lockerungsübungen

Lockerungsübungen sind Ausgleichsübungen. Meist umfassen diese Übungen das Ausschütteln, Schwingen, Schleudern oder Fallenlassen von Muskelpartien oder Extremitäten mit dem Ziel, diese nach Belastungen zu lockern oder vor einer Belastung in Funktion zu setzen. Während diese Übungen in der früheren sportwissenschaftlichen Literatur noch häufiger zu finden war, und auch bei Sportlern immer wieder zu sehen ist, tauchen diese Übungen in der neuen Literatur selten auf.

4.3.2 Dehnmethoden im Überblick

Den Begriff Dehnen verwendet man für Methoden (u.a. Stretching) zur Erweiterung der Gelenksamplituden. Im Prinzip kehrt man beim Dehnen die Muskelfunktion der Kontraktion um und hält dabei meist einen der beiden Gelenkpartner, bzw. bei zweigelenkigen Muskeln das andere Gelenk in der Endstellung fest (Beugung-Streckung, Abspreizen-Anziehen, Innendrehung-Außendrehung).

Zur Strukturierung der Dehnmethoden (Ausführungsform der Dehnung) kann man zwischen aktivem und passivem Dehnen, sowie zwischen dynamischem und statischem Dehnen unterscheiden (Schnabel 2003, 281, Schönthaler & Ohlendorf 2002, 17) (s. Abb. 11).

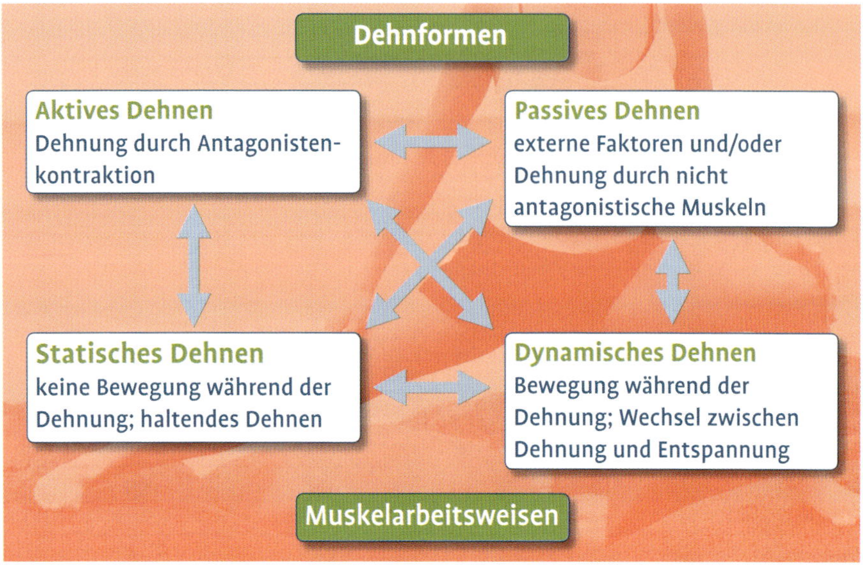

Abb. 11: Grundstruktur der Dehnmethoden, unterteilt in frei miteinander verknüpfbare Dehnformen und Arbeitsweisen (modifiziert nach Schönthaler & Ohlendorf 2002, S.20)

Hieraus ergeben sich in Kombination die gebräuchlichsten Dehnmethoden:

- Das dynamische Dehnen (aktiv und passiv)
  Prinzip: mehrfach wiederholte, langsam durchgeführte federnde Bewegungen mir Erweiterung und Verringerung der Bewegungsamplitude
  Vorteile: Verbesserung der intermuskulären Koordination, Verbesserung der aktiven Beweglichkeit und Aufwärmeffekt zur Vorbereitung von Kraftbelastungen, Motivationseffekt (s.a. Höss 2004)
  Beispiel „Dynamisch Aktive Dehnung": Dehnung der Brustmuskulatur durch Hoch- und Zurückführen der Arme
  Beispiel „Dynamisch passive Dehnung": Dehnung der rückwärtigen Oberschenkelmuskelmuskulatur durch Heranziehen des Beines (selbstständig mit Handtuch oder mit Partner) in Rückenlage

- Das passiv-statische Dehnen
  Prinzip: Langsames Einnehmen der maximalen Dehnposition und Halten über 10-45 Sekunden
  Vorteile: einfache Durchführungsform, gute Wahrnehmung der zu dehnenden Muskulatur und eindeutige Identifikation der Zielmuskulatur (Muskelgefühl); das Spannungsgefühl nimmt ab, wenn Extremlage ausreichend lange gehalten wird (Relaxation, Creepingsefekt); größter Beweglichkeitszugewinn bei kurzzeitiger maximaler Dehnintensität, d.h. größtmögliches Dehngefühl (Schmerzgrenze) in der gedehnten Muskulatur (Marschall 1999).
  Beispiel: Dehnung der rückwärtigen Oberschenkelmuskelmuskulatur im Stand durch Vorbeugen des Oberkörpers

- Das aktiv-statische Dehnen
  Prinzip: Dehnung des Muskels durch Kontraktion des Gegenspielers (Antagonisten) in der Dehnstellung

Vorteile: aktive Kontraktion der Beugemuskel und somit Kräftigung (kann evtl. nicht so hohe isometrische Kraft aufbringen), die länger anhaltenden Dehnreize gegenüber der aktivdynamischen Ausführung und das Ausschalten des Dehnungsreflexes
Beispiel: Dehnung der rückwärtigen Oberschenkelmuskelmuskulatur durch Aktivierung des vorderen Oberschenkels in Rückenlage

- Das Anspannungs-Entspannungs-Dehnen
  Prinzip: als Sonderform des statischen Dehnens mit zusätzlicher maximales Anspannen des zu dehnenden Muskels vor der eigentlichen statischen Dehnung
  Vorteile: vorherige Anspannung schafft gute Ausgangsbedingungen zur Steigerung der Beweglichkeit (Höss 2004, Wydra et al. 1991, Wydra et al. 1999), trotz höchster EMG-Aktivität konnten die größten Gelenkwinkel gemessen werden (Moore 1980; Osternig 1987), zur kurzfristigen Verbesserung der Bewegungsreichweite schneidet das CR-Dehnen besser ab als das statische oder dynamische Dehnen (Wydra, 1997), neben Verbesserung der Beweglichkeit auch Steigerung der Kraft

Eine praktikable Unterscheidung ist auch, ob sich die Person selbst dehnt (Eigendehnung), oder ob sie durch einen Partner oder eine Apparatur gedehnt wird (Fremddehnung) (Wydra et al. 1999, Glück et al 2002). Bei der Eigendehnung regelt die Person die Art, Intensität und Dauer der Dehnung eigenständig durch Nutzung des Eigengewichts, der Kraft antagonistischer oder anderer Muskelgruppen oder der Kraft von Maschinen. Dies wirkt sich günstigster auf die Beweglichkeit aus als die Fremddehnung und hat darüber hinaus den Vorteil, dass sie dem Menschen ein angenehmeres und selbstsicheres Gefühl vermitteln, was u.a. die Bereitschaft erhöht, trotz beträchtlichem Widerstand und Schmerzempfinden, die Dehnung fortzusetzen (vgl. Glück et al., 2002, Glück 2005).

Alle Dehnmethoden haben in Abhängigkeit der jeweiligen Zielsetzung und dem Zeitpunkt ihre jeweilige Wertigkeit und Wirksamkeit. Für die Praxis bedeutet dass eher eine Methodenvielfalt anzuwenden und die Qualität der Bewegungsausführung zu verbessern. Statische und dynamische Dehnungen verbessern kurz- und langfristig die Bewegungsreichweite in vergleichbarem Maß. Bei kurzzeitigen Dehnungen schneiden das dynamische und das Anspannungs-Entspannungs-Dehnen günstiger im Hinblick auf die Verringerung der Dehnungsspannung ab als das Stretching. Das dynamische Dehnen erwies sich über einen Zeitraum von zwei Wochen im Hinblick auf die Verbesserung der maximalen Beweglichkeit den anderen Dehntechniken hoch signifikant überlegen (Wydra et al., 1991, Wydra 1999).

> ➢ Praxistipp: alle Dehnmethoden verwenden und Eigendehnung fördern

Praktische Hinweise zur Durchführung des Dehnens im Überblick

- Dem Dehnen sollte ein kurzes Aufwärmen z.B. durch Warmlaufen vorausgehen: Die Beweglichkeit wird am effektivsten durch die Aufwärmmaßnahmen verbessert, die ein Dehnprogramm enthalten (*Aufwärmen und Dehnen* bzw. *Dehnen*). Durch ein reines *Aufwärmen* ohne Dehnen kann die Beweglichkeit nicht wesentlich gesteigert werden (Glück 2005, 236)
- Die Reizintensität sollte dem Leistungsniveau angepasst sein:
  - o Beginner: „sanftes" Dehnen
  - o Fortgeschrittene: intensives Dehnen
- Die Reizdauer (Dehndauer) sollte etwa 10 bis maximal 45 Sekunden betragen, bei dynamisch durchgeführten Dehnübungen etwa 10 maximale Dehnungen (Glück 2005, 237, Wydra & Glück 2002, Schönthaler & Ohlendorf 2002, 22).

- Der Reizumfang sollte 1-5 Serien betragen. Bei den ersten Wiederholungen hat man die größten Erfolge bei der Verbesserung der Bewegungsreichweite und Herabsetzung der Dehnungsspannung. Nach ca. vier bis fünf Wiederholungen kommt es nur noch zu minimalen Zuwächsen (Glück et al. 2002)
- Die Trainingshäufigkeit sollte 2-3 Mal pro Woche betragen.
- Zur langfristigen Verbesserung der Beweglichkeit, ist es sinnvoll, separate Dehneinheiten (nicht umittelbar vor dem Wettkampf) mit mehreren Serien und über eine längere Zeit durchzuführen. Hier können alle Dehnmethoden eingesetzt werden. Der Umfang und die Intensität sollte allmählich gesteigert werden. Bei der Übungsauswahl ist die zu betreibende Sportart zu berücksichtigen. Bei Sportarten, die eine sehr hohe Beweglichkeit erfordern ist auch ein Dehnprogramm vor Ausübung der Sportart sinnvoll (Schönthaler & Ohlendorf 2002, 235)
- Vor einem Wettkampf sollte die Reizdauer (Dehndauer) der Dehnungen kurz sein (5-8 Sekunden) (Freiwald 1998). Nach den dynamischen Dehnungen folgen aktivierende Schnellkraftübungen, z.B. Sprünge oder sportartspezifische Übungsformen.
- Zwischen Kräftigungsübungen (Serien) sollten eher gelockert als gedehnt werden.
- Nach Kraftausdauerbelastungen, z.B. Tempo- oder Wiederholungsläufe, Krafttraining sollte nach einem Auslaufen und Ausradeln ein sofortiger Flüssigkeits-, Mineralstoff- und Vitaminersatz folgen. Erst zu einem späteren Zeitpunkt (nach einer Stunde) sind Dehnungen sinnvoll (Freiwald 1998), dann statisch oder dynamisch mit mittlerer Intensität (angenehmes Gefühl).
- Entspannungsmaßnahmen haben einen positiven Effekt auf die Dehnfähigkeit und die Dehnungsspannung (Glück 2005, 237). Ruhige Atmung wirkt hier unterstützende
- Bei muskulären Dysbalancen ist der Schwerpunkt eher auf eine Kräftigung der vernachlässigten Muskulatur (Ruhetonuserhöhung) zu legen, als auf eine Dehnung der „verkürzten“ Muskulatur (Wiemann et al. 1998). Das gilt auch für Überbeweglichkeiten.

4.3.3 Mobilisationsübungen

Mobilisationsübungen sind aktive, selbständig durchgeführte funktionelle Bewegungen oder passive (rotatorische, translatorische) Bewegungen, die alleine, mit Hilfe von Geräten oder einem Partner endgradig durchgeführt werden. Daneben können auch Techniken wie Traktionen, Kompression oder eingesetzt werden.

5. Training der Koordination

5.1 Koordinationstraining – Hintergrundwissen

Was ist Koordination?
Koordinieren (lat. cum ordo = mit Ordnung) ist gleichbedeutend mit Abstimmen, Zuordnen oder Zusammenwirken. Koordination oder Bewegungskoordination bezeichnet im übergeordneten Sinn deshalb die Organisation aller Regulationsvorgänge, die am Zustandekommen zielgerichteter menschlicher Bewegungshandlungen beteiligt sind, was auch kognitive Aspekte (Motivation, Intention, Volition) mit einschließt. Für den praktisch tätigen Kursleiter ist Koordination deshalb die Verbindung von Teil- und Einzelbewegungen zu einer harmonischen und rhythmischen Gesamtbewegung, bzw. Haltung (Schnabel 2007, 31 Roth 1987), die auf ein bestimmtes Ziel gerichtet ist.

Physiologisch gesehen bezeichnet Koordination das Zusammenwirken vom Zentralnervensystem und Skelettmuskulatur innerhalb eines gezielten Bewegungsablaufes.

Das Zusammenspiel der motorischen Einheiten (Anzahl, Frequenz und Synchronisation) innerhalb eines Muskels wird intramuskuläre Koordination genannt, das Zusammenwirken aller an einer Bewegung beteiligten Muskeln intermuskuläre Koordination (Hollmann & Hettinger 2000, 132). Aus Gründen der Statik kann sich ein Muskel nicht ohne Mitwirkung anderer Muskeln kontrahieren. An einem Gelenk führt die Anspannung von Agonist und Entspannung von Antagonist zu einer Bewegung, während bei gleichzeitiger Aktivität eine Gelenkwinkelposition gegenüber äußeren Kräften gehalten werden kann, was eine funktionelle Stabilität des Gelenks gewährleistet. Ganzkörperbewegungen erfordern immer den koordinierten Einsatz ganzer Muskelschlingen (Tittel 2003,222).

Die Steuerung und Regulation selbst einfachster Bewegungen sind ziemlich komplexe „neuromuskuläre oder sensomotorische“ Vorgänge. Die Bewegungsregulation funktioniert über Informationsaufnahme, -verarbeitung, -speicherung und –abgabe auf verschiedenen miteinander vernetzten Ebenen, wie folgende Teilfunktionen zeigen (Abb. 12):

1. Informationsaufnahme und -aufbereitung des Ausgangszustandes und der Zwischenergebnisse (Feedback über Haltung, Stellung) durch die Analysatoren (Sehen, Fühlen und Wahrnehmen)
2. Programmierung des Bewegungsablaufs und die Vorhersage der Zwischen- und Endergebnisse (Antizipation-Vorstellen und Durchspielen der Bewegung)
3. Abfrage des motorischen Speichers und die Speicherung von Ausführungs- und Korrekturmuster
4. Steuerung und Regelung der Muskulatur durch Impulse (Muskelaktivierung)
5. Bewegungsausführung durch das Bewegungssystem (eigentliche Bewegung)
6. Sollwert-Istwert-Vergleich, d.h. der Vergleich von eingehender Information mit dem Handlungsentwurf (War die Bewegung so wie vorgestellt?) mit entsprechenden Korrektur- und Regelimpulse an die Muskulatur (Schnabel 2007, 38; Roth 1992)

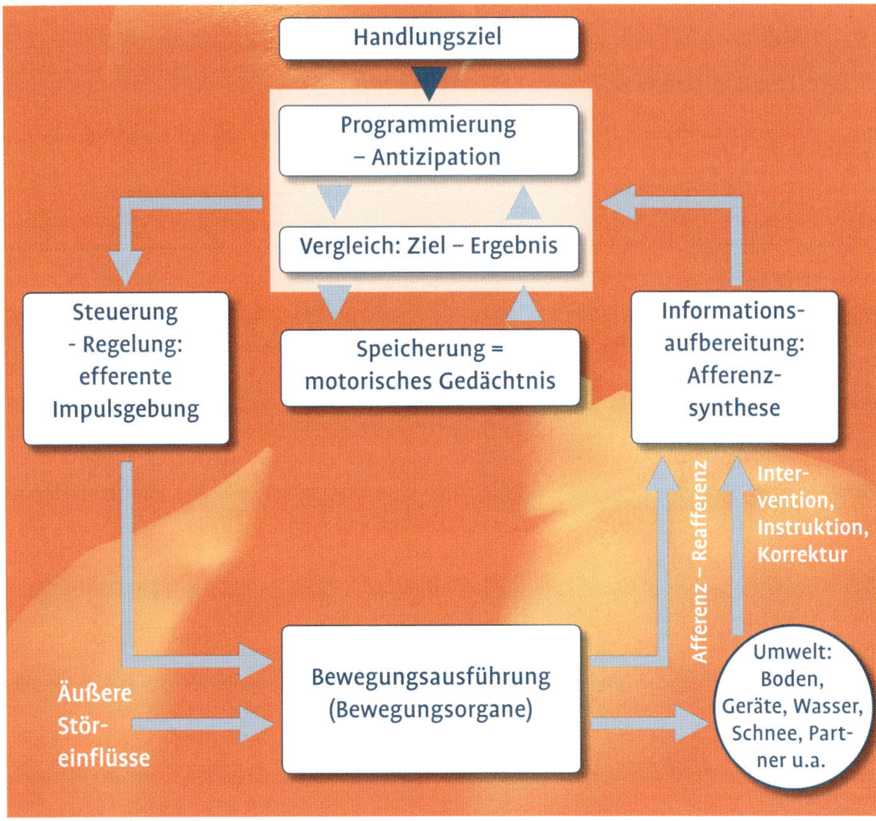

Abb. 12: Vereinfachtes Modell der Bewegungskoordination (Schnabel 1977, 2007, 38)

Aus dem Modell der Bewegungskoordination ergibt sich als wichtige Konsequenz für die Bewegungsschulung, dass nur über die Sinnesorgane, d.h. über die Innen- und Außenwahrnehmung, eine Beeinflussung der Bewegungskoordination und damit einer der Situation angemessenen Bewegung erfolgen kann. Als Analysatoren dienen kinästhetische Analysatoren (Propriozeptoren in Muskeln, Sehnen, Bändern und Gelenken geben Auskunft über die Stellung der Körpers, über Gelenkbewegungen und über einwirkende Kräften), taktile Analysatoren (Rezeptoren in der Haut informieren über Form und Oberfläche berührter Gegenstände), statikodynamische Analysatoren (Vestibularapparat des Innenohrs informiert über Bewegungen des Kopfes), optische Analysatoren (als Distanz- und Telerezeptoren bezeichnet informieren sie über Eigen- und Fremdbewegung) und akustische Analysatoren (bedeutsam bei einer Reihe von Ballspielen und Aufnahme unterstützender Impulse oder verbaler Information) (Tab. 8) (Schnabel 2003, 74).

Praktisch erfolgt die Analyse und Schulung des Bewegungsempfindens, in dem Bedingungen geschaffen werden, die die Bewegungswahrnehmung erleichtern (z.B. Widerstände geben, Partnerarbeit), durch eine (visuelle und verbale) Aufmerksamkeitslenkung auf die wesentlichen Bewegungsempfindungen, durch verbales Erläutern dieser Empfindungen durch den Kursleiter und den Menschen der dies empfindet und durch Verfeinern der sensorischen Information durch spezielle Übungs- oder Beobachtungsformen (Schnabel 2007, 52) ggf. unter Nutzung von Schaubilder und den Einsatz von Medien.

Tab. 8: Schulung der Analysatoren

Analysatoren	Schulung der Analysatoren
kinästhetische Analysatoren	Aufmerksamkeitslenkung (z.B. mit geschlossenen Augen, zugehaltenen Ohren) Beschreibung des Bewegungsempfindens Kontrastlernen mit unterschiedlicher Reizstärke Soll-Ist-Vergleich der Bewegung (Spiegel, Video)
optische Analysatoren	Beobachtung (Nachahmen, Modelllernen, Korrektur) Reaktionsübungen (auf optisches Signal)
statikodynamische Analysatoren	Variation der Unterstützungsflächen Reizung des Vestibulärapparates (Drehen)
akustische Analysatoren	Richtungswahrnehmungsübungen (Klatschen, etc.) Reaktionsübungen (auf akustisches Signal)
taktile Analysatoren	Benutzung von Gegenständen (Bälle, Stäbe, Seile etc.) oder Partner

> ➢ Praxistipp: Bedingungen schaffen, Aufmerksamkeit lenken, Empfindungen äußern

Die Verarbeitung der Wahrnehmungen und die Erzeugung von Bewegungsprogrammen (Antizipation, Steuerung und Regelung) finden auf unterschiedlichen Ebenen des zentralen Nervensystems statt. Das Rückenmark steuert selbstständig einfache Haltungs- und Bewegungsmuster und nutzt zur Bewegungskoordination, z.B. beim Stand oder beim Gang besonders die propriozeptiven Reflexe. Diese scheinen bei der Stabilität und der Dynamik des Rumpfes eine bedeutende Rolle zu spielen, da die intrinsische Muskelsteifheit die Stabilität nicht ausreichend gewährleistet (Moorhouse & Granata 2007). Das Rückenmark entlastet dadurch übergeordnete zentralnervöse Strukturen, die allerdings nötig sind, um aus der Gesamtheit aller verfügbaren Rückmeldungen nur die situationsspezifisch passenden und für die Bewegung günstigen auszuwählen (Weineck 2004, 70; Bruhn 2003). Der Hirnstamm sorgt für eine den Bedürfnissen der Zielbewegung angepassten Körperhaltung, das Kleinhirn und die Basalganglien für die Umsetzung grobmotorischer Bewegungsmuster und die Programmierung schneller, diskontinuierlicher, bzw. langsamer, kontinuierlicher Bewegungen. Das Endhirn als oberster Instanz steuert über die motorischen Rindenfelder, die Assoziationszentren sowie die Motivations- und Antriebsareale die Durchführung von Bewegungen, indem es über die Handlungen entscheidet, entsprechende Programme bereitstellt und diese an die untergeordneten Strukturen weitergibt (Weineck 2004, 76). Der Cortex kontrolliert sowohl die Bewegung wie auch die Haltung (Gollhofer 2008, 91).

Wovon ist die Koordination abhängig?
Bei koordinativen Prozessen spielen neuromuskuläre Vorgänge, anatomische Voraussetzungen sowie kognitive und psychologische Aspekte (Wissen und Bewusstsein, Motivation, Aktionsbereitschaft, Konzentration) eine Rolle. Die limitierenden Faktoren sind auf der Ebene der Signalverarbeitung im sensomotorischen System angesiedelt. Als leistungsbegrenzende Faktoren gelten die intra- und intermuskuläre Koordination, der Funktionszustand der Analysatoren, die motorische Lernfähigkeit, die Bewegungserfahrung, die motorische Anpassungs- und Umstellungsfähigkeit, das Alter und das Geschlecht, Ermüdung usw. (Weineck, 2004, 332).

Woran kann man Defizite in den Koordinationsfähigkeiten erkennen?
Hinweise auf Schwächen in der Koordination geben nicht harmonische oder unrhythmische

Abläufe der Bewegungen, übermäßige Muskelspannungen, Ausgleichsbewegungen, Störungen im Körpergleichgewicht oder situativ unangemessene Bewegungen. Ursachen für Schwächen oder Störungen können im Bereich der Funktionsfähigkeit der Analysatoren, im Bereich der Informationsverarbeitung im Zentralen Nervensystem oder bei der Ausführung im Bereich des Muskel-Skelettsystems liegen, aber auch mangelnde Übung oder psychische Einflussfaktoren wie Angst oder Unsicherheit (Hirtz 2000, 148). Neben Bewegungsbeobachtungen kommen im Kursbetrieb sportmotorische Tests, wie z.B. der Bewegungskoordinationstest (BKT-Kur) oder der Gleichgewichtstest (GGT) (Bös et al. 1992, 151) als Diagnosemethode zur Anwendung.

5.2 Das bewirken Koordinationsübungen – Effektwissen

Koordinationsübungen zielen neben einem verbesserten Zusammenwirken von zentralem Nervensystem und Bewegungsapparat, vor allem auf die Entwicklung dynamischer Strategien, die auf das Gelingen von Handlungen ausgerichtet sind (= Handlungskompetenzen verbessern) (Rieder, 1996).

Koordinative Lerneffekte bewirken beim Untrainierten schon nach wenigen Trainingstagen einen Kraftanstieg durch eine Ökonomisierung der Bewegung. Bei laufungewohnten Sportlern sorgen sie nach zwei bis drei Wochen täglich durchgeführten 15-30minütigen Laufeinheiten für eine Sauerstoffeinsparung von durchschnittlich 13% (Hollmann 1990, 152).

Ein sensomotorisches Training (Stabilisationsübungen auf wackligen Unterlagen) führt zu einer verbesserten Wahrnehmung sensorischer Qualitäten aus der Peripherie und zu einer verbesserten Ansteuerung der Muskulatur (Bruhn 2003, 75), wodurch die Fähigkeit zur aktiven Gelenkstabilisierung optimiert wird (Gruber 2001, McKeon 2008). Ein Gleichgewichtstraining auf Balance-Schuhen über eine Woche (5 x 3 Minuten täglich) führt zu einer schnelleren Aktivierung der Gesäßmuskulatur. Interpretiert wird diese durch einen verstärkten propriozeptiven Input, mit der Folge einer besseren Stabilisation des Beckens und der Lendenwirbelsäule (Bullock-Saxton 1993). Ein mehrwöchiges Balancetraining auf instabilen Unterlagen (sensomotorisches Training) verbessert nicht nur das Gleichgewichtsverhalten in Form einer verbesserten Standstabilisation, sondern kann auch ähnliche muskuläre Adaptionen an den Beinmuskeln bewirken wie ein Krafttraining der Beinstrecker und Beinbeuger (Heitkamp et al 2002, Heitkamp et al. 2001). Sensomotorisches Training übt einen ähnlichen positiven Einfluss auf die initiale Kraftproduktion in isometrischen Maximalkontraktionen aus (= intramuskuläre Koordination) wie ein hochintensives Krafttraining (Gruber & Gollhofer 2004), wobei der Unterschied vermutlich im afferenten Input, bzw. efferenten Output liegt (Bruhn et al. 2004). Das Balancetraining ist einem Krafttraining der Rückenstrecker hinsichtlich seiner Auswirkungen auf die Standstabilisation überlegen (Kollmitzer et al., 2000). Die zunehmenden Erfolgserlebnisse bei den Gleichgewichtsübungen das „Gleichgewicht-Halten-zu-können“ führen zu einer erhöhten inneren Sicherheit was wiederum Angst reduziert und Wohlbefinden steigert (Hirtz 2000, 126).

> ➢ Praxistipp: Fördern neuer Bewegungsmuster, eigene Bewegungslösungen suchen lassen, Verbessern bekannter Bewegungen

5.3 Durchführung des Koordinationstrainings – Handlungswissen

Das Training der koordinativen Fähigkeiten gilt in der Praxis als das gebräuchlichste Modell des Koordinationstrainings, auch wenn das Modell im Hinblick auf den leistungsorientierten Sport kritisch diskutiert wird. Koordinative Fähigkeiten werden als „generelle, bewegungs- und sportartenübergreifende Leistungsvoraussetzungen angesehen, die das Niveau wesentlicher Vorgänge bei der Steuerung und Regelung menschlicher Willkürbewegungen charakterisieren (Roth 1998, 87). Hierzu gehören im Einzelnen die

- Gleichgewichtsfähigkeit: den Körper im Gleichgewicht zu halten bzw. das Gleichgewicht wieder herzustellen
- Reaktionsfähigkeit: schnelle und angepasste Bewegungsaktion auf ein Signal hin oder in einer Situation
- Orientierungsfähigkeit: die Wahrnehmung der Lage und der Bewegung des Körper in Relation zum Raum und zur Zeit
- Differenzierungsfähigkeit: einen Bewegungsablauf sicher, genau und ökonomisch durch zuführen – Feinabstimmung einzelner Bewegungsphasen
- Kopplungsfähigkeit: Einzelbewegungen harmonisch miteinander zu verbinden
- Rhythmisierungsfähigkeit: Umsetzung eines von außen vorgegebenen Rhythmus oder das ‚Selbstfinden' eines eigenen Bewegungsrhythmus
- Antizipations-/Umstellungsfähigkeit: zur schnellen und richtigen Vorausnahme /Anpassung eines Handlungsablaufes und seines Ergebnisses an wahrgenommene oder vorauszusehende Situationsveränderungen (Blume 1982, Schnabel 1998, Roth 1992)

Geschult werden diese Fähigkeiten durch vielfältige Wahrnehmungs-, Bewegungs- und Gleichgewichtsaufgaben, vor allem von neuen und ungewohnten Bewegungen, die mit möglichst viel Spaß verbunden sind. „Die Hauptmethode ist das Üben, das Hauptmittel sind Körperübungen" (Blume 1982, 190). Koordinationstraining ist die „Chance zur Vielfalt" (Roth 1998, 87).

> ➢ Praxistipp: Spielformen einsetzen – vielfältige Wahrnehmungs-, Bewegungs- und Gleichgewichtsaufgaben mit Spaß koppeln – vielseitig, variantenreich, neuartig und anspruchsvoll

Einen anderen Zugang zur Auswahl koordinativer Übungsinhalte bieten die koordinativen Anforderungen einer Bewegungshandlung, bzw. einer Sportart. Koordination ist hier das gegenseitiges Wechselspiel zwischen den Analysatoren (= Informationsanforderungen) und den koordinativen Anforderungen (= Druckbedingungen), unter welchen die Leistungen erbracht werden müssen (Tab. 9).

Tab. 9: Koordinative Anforderungen von Bewegungsaufgaben und daraus resultierend die Grundformel der Koordinationsschulung (mod. nach Roth 1998, 90)

<table>
<tr><td rowspan="7">Koordinationsschulung</td><td rowspan="7">=</td><td rowspan="7">Einfache Fertigkeiten</td><td rowspan="7">+</td><td colspan="5">Vielfalt</td><td rowspan="7">+</td><td>Druckbedingungen</td></tr>
<tr><td colspan="5">Efferente Informationsverarbeitung</td><td>Zeitdruck</td></tr>
<tr><td colspan="2">feinmotorisch</td><td colspan="3">großmotorisch</td><td>Präzisionsdruck</td></tr>
<tr><td colspan="5">Afferente Informationsbearbeitung</td><td>Kompläxitätsdruck</td></tr>
<tr><td rowspan="3">optisch</td><td rowspan="3">akustisch</td><td rowspan="3">taktil</td><td rowspan="3">kinästhetisch</td><td rowspan="3">vestibulär</td><td>Organisationsdruck</td></tr>
<tr><td>Belastungsdruck</td></tr>
<tr><td>Variabilitätsdruck</td></tr>
</table>

Bei der Koordinationsschulung, die sich durch zahlreichen Variationen und Aufgabenstellungen von Bewegungen auszeichnet, müssen die Grundbewegungen stabil beherrscht werden. So kommen dafür also nur einfache Bewegungsmuster oder Fertigkeiten in Frage wie Stehen, Gehen, Hüpfen, Laufen, Springen, Bücken, Schieben, Ziehen, Kriechen, Schaukeln, Schwingen, Rollen, Werfen, Fangen, Stützen, Stoßen, Prellen, Gleiten, usw..

➢ Praxistipp: auf einfachen Bewegungsformen aufbauen

Aus der Grundgesamtheit der Informationsanforderungen (→ Vielfalt) resultieren zahlreiche Aufgabenstellungen, z.B.
- feinmotorisch-optisch (Jonglieren, Zielwerfen),
- großmotorisch-vestibulär (Gleichgewichtsübungen, Drehbewegungen), ... ,

die variiert werden durch die Druckbedingungen (Abb. 13):
- Zeitminimierung (=Bewegungszeit) und Geschwindigkeitsmaximierung (=Bewegungsgeschwindigkeit) (Zeitdruck)
- höchstmögliche Genauigkeit (Präzisionsdruck)
- eine Bewältigung vieler hintereinander geschalteter Anforderungen (Komplexitätsdruck)
- eine Bewältigung vieler gleichzeitiger Anforderungen (Organisationsdruck)
- die Bewältigung von Anforderungen unter physisch-konditionellen Belastungsbedingungen (Belastungsdruck)
- die Bewältigung von Anforderungen unter wechselnden Umgebungs- / Situationsbedingungen ankommt (Situationsdruck) (Roth 1998, 91).

So kann beispielsweise der Einbeinstand durch Variation der Analysatoren verändert werden (optisch- Augen geschlossen, vestibulär – Kopf drehen, kinästhetisch – instabile Unterlage, taktil – Bohnensäckchen auf dem Kopf, akustisch – Ohren zuhalten) oder auch durch Variation der Druckbedingungen (Zeit – viele Wiederholungen in bestimmter Zeit, Genauigkeit – Ball hin und her werfen, Komplexität – verschiedene Gegenstände in unterschiedliche Richtungen werfen, Organisation – auf instabile Unterlage springen und Ball werfen, Belastung – Medizinball werfen, Situation – im Zirkel verschiedene Situationen bewältigen).

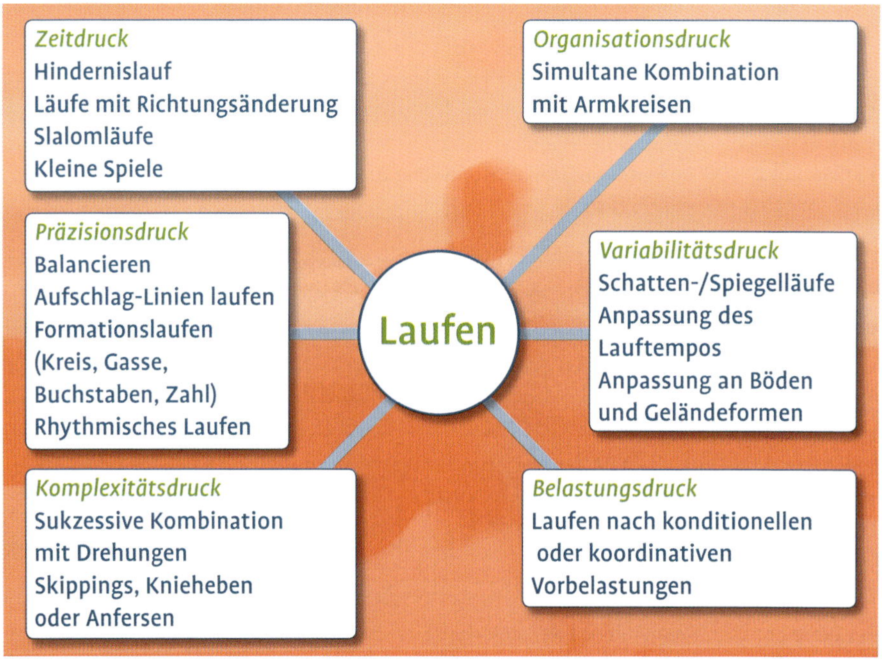
Zeitdruck
Hindernislauf
Läufe mit Richtungsänderung
Slalomläufe
Kleine Spiele
Organisationsdruck
Simultane Kombination
mit Armkreisen
Präzisionsdruck
Balancieren
Aufschlag-Linien laufen
Formationslaufen
(Kreis, Gasse,
Buchstaben, Zahl)
Rhythmisches Laufen
Laufen
Variabilitätsdruck
Schatten-/Spiegelläufe
Anpassung des
Lauftempos
Anpassung an Böden
und Geländeformen
Komplexitätsdruck
Sukzessive Kombination
mit Drehungen
Skippings, Knieheben
oder Anfersen
Belastungsdruck
Laufen nach konditionellen
oder koordinativen
Vorbelastungen

Abb. 13: Koordinationsschulung mit der Elementarfähigkeit „Laufen" mit Variation der Informationsverarbeitung- und Druckbedingungen (Roth 1998, 94).

Praktische Hinweise zur Durchführung des Koordinationstrainings im Überblick

- Der Kraftaufwand vieler Übungen sollte meist eher gering sein, so dass sie ohne Ausweichbewegungen und mit vielen Wiederholungen geübt werden können.
- Koordinationsübungen erfordern die volle Konzentration, insbesondere wenn die Druckbedingungen verändert (erhöht) werden. Die Personen sollten also nicht müde sein und die beanspruchten Körperregionen sollten entsprechend belastbar sein, was besonders bei frischen Verletzungen relevant ist.
- Kleine Spiele sowie Spiel- und Bewegungsformen mit Handgeräten (Bierdeckel, Zeitungen, Stäbe, Reifen, Langbänke, Chiffontuch, Luftballon, Bohnensäckchen, Bälle) bieten sich in idealerweise an, mit Spaß und Freude viele koordinative Fähigkeiten zu schulen.
- Eine Orientierungshilfe zum Einsatz koordinativer Übungen kann auch der Aufbau eines koordinativen Trainings in der Bewegungstherapie geben:
  - o *Schulung der Körperwahrnehmung und Tiefensensibilität*, z.B. durch Wahrnehmungsübungen in allen Ausgangstellungen (mit Gerät / Partner)
  - o *Schulung der statischen Balance* (ohne Bewegung im Raum), z.B. durch Übungen im Sitzen, Stehen und Bankstellung auf stabilen (instabilen) Unterlagen.
  - o *Schulung der dynamischen Balance* (mit Bewegung im Raum), z.B. durch Übungen im Sitzen, Stehen, Gehen, Laufen und Springen auf stabilen (instabilen) Unterlagen mit/ohne Einsatz von Geräten (Thera-Band, Fitnessball, Kleinhanteln)
  - o *Schulung der Gleichgewichtsreaktionen*, z.B. durch Übungen im Sitzen, Stehen, Bankstellung auf instabilen Unterlagen mit Impulsgebung (durch Partner, Gerät)
  - o *Schulung der Bewegungsvielfalt*, z.B. durch zunehmend komplexere Übungen (mit Partner, Spielformen, Übungen im Geräteparcours) (Wilke & Froböse 1998, Pfeifer 2006).

Damit der Gewöhnungseffekt ausbleibt, werden einfache Übungen durch vielseitige Anwendung methodischer Maßnahmen variiert (erschwert), z.B. durch die

- *Veränderung der Ausgangsstellung* (z.B. Stand, Kniestand, Bankstellung usw.)
- *Verkleinerung der Unterstützungsfläche* und *Körperauflagepunkten* (z.B. Vierfüßlerstand, Sitz, Kniestand, Einbeinkniestand, Stand (breit, schmal), Einbeinstand, Zehenstand, kopfüber)
- *Verwendung labiler Unterlagen* (z.B. gerollte Matte, Kissen, Weichboden, Fitnessball, Kreisel, Schaukelbrett, Medizinball, Minitrampolin, Tennisbälle)
- *Wechselnde Widerstände* (z.B. körpernah, körperfern, *Kooperieren mit Partnern)*
- *Benutzung verschiedener Handgeräte* (Thera-Band, Fitnessball, Kleinhanteln, Bälle, Tennisbälle, Jongliertücher)
- *Kombination von Bewegungsfertigkeiten* (symmetrische/ asymmetrische Bewegungen der Beine und/oder der Arme sowie Bewegungen im Raum),
- Variation der Informationsaufnahme und *Ausschalten von Sinneskanälen* (Spiegel, geschlossene Augen, zugehaltene Ohren)
- *Variation der Bewegungsausführung* und *Erfahren von Kontrasten bzw. Gegensätzen der Aufgabe* (Erhöhung des Bewegungstempos und der Belastungsdauer, *Verkürzen der Pausen zwischen Übungssequenzen,* zusätzliche Denkaufgaben, wechselnder Rhythmus, Üben nach akustischen, musikalischen Rhythmen, Üben nach Vorbelastung z.B. *durch Rotation vor und während der Bewegung*)(Blume 1992)

Seit einigen Jahren wird in der Rehabilitation, vor allem bei Verletzungen des Bewegungsapparats an der unteren Extremität, das Sensomotorische Training (SMT) eingesetzt. Dabei werden wie oben schon beschrieben in der Regel Übungen angewendet, die die Stabilisation des aufrechten Standes auf wackeligen Standflächen erfordern. Die Labilität verursacht Kompensationsbewegungen mit schnellen Richtungsänderungen und kurzzeitigen, hohen neuromuskulären Aktivierungen, die teilweise reflektorischen Ursprungs sein dürften. Der Verbesserung der sensorischen Rückmeldungen kommt daher eine besondere Bedeutung zu. Da die Bewegungskoordination in ihren unterschiedlichen Erscheinungsformen auf gemeinsamen Grundlagen des sensomotorischen Systems basiert (s.S. Kap.5.1), kann das sensomotorische Training auch zur Verbesserung der Bewegungskoordination im Sinne einer Leistungssteigerung im Sport eingesetzt werden. (Bruhn 2003,89). Die Wirksamkeit des sensomotorischen Trainings ist belegt (Caraffa et al 1996, Jerosch 2007, Pfeifer 2006).

6. Methodisch-didaktische Aspekte bei der Auswahl und Durchführung von Übungen und Übungsprogrammen in Gruppenkursen

6.1 Auswahl der Übungen

Allgemein wird mit fortgeschrittenem Trainingszustand von bekannten, einfachen und leichten Übungen zu unbekannten, schweren und komplexen Übungen gewechselt.

> ➢ Praxistipp: immer methodische Prinzipien bei der Übungsauswahl im Auge haben: leicht zu schwer, einfach zu komplex, bekannt zu unbekannt

Die Intensität der Übungen ist durch eine Modifikation verschiedener Faktoren grundsätzlich veränderbar.

Tab. 10: Faktoren zur Modifikation der Intensität von Übungen (Bjarnasson-Wehrens, 1993)

Fortgeschritten	Hoch	Schnell	Lang	Groß	Groß	Groß	Groß	Komplex	Instabil
↑	**Intensität**	**Bewegungsgeschwindigkeit**	**Belastungsdauer**	**Muskelmasse**	**Hebel**	**Amplitude**	**Kraftbeanspruchung**	**Bewegungsausführung**	**Ausgangsstellung**
Beginner	Niedrig	Langsam	Kurz	Klein	Klein	Klein	Klein	Einfach	Stabil

Hier sieht man recht schnell, wie vielseitig Grundübungen zu verändern sind. Sind die Übungen für die jeweiligen individuellen Voraussetzungen zu komplex, werden diese technisch noch nicht korrekt ausgeführt oder sind die Gewichte zu hoch, können Ausweichbewegungen entstehen, die zu einer Verletzung oder Überlastung des Bewegungssystems führen können.

Mit dem eigenen Körpergewicht lassen sich in den verschiedenen Ausgangsstellungen die meisten Muskeln, insbesondere die Rumpfmuskulatur sehr effektiv trainieren. Bei der Nutzung des eigenen oder eines fremden Gewichtes (fremdes Körpergewicht, Hantel, Gewichts- und Medizinball) treten im Allgemeinen Beschleunigungskräfte ($F= m \cdot a$) auf, die abhängig sind von der Masse (m) und der Beschleunigung ($a = v$ (Geschwindigkeit) / t (Zeit)). Da sich der Mensch im Schwerefeld der Erde bewegt und damit Beschleunigungskräfte die häufigste Belastungsform darstellen, an die sich der Mensch im Laufe der Evolution optimal angepasst hat, ist das Training mit Gewichten auch die wichtigste alltagsnahe Trainingsform.

Hohe Beschleunigungen (auch Abbremsungen) mit den dabei auftretenden Kräften und der damit verbunden hohen Energie($E = F \cdot s$ (Weg)) stellen auch eine erhöhte Belastung für Muskulatur, Bindegewebe und Gelenke dar. So werden beim Gehen, schnellen Gehen und Joggen die Gelenke mit einem Mehrfachen des Körpergewichts belastet (Bergmann 1993). Eine kräftige Beinmuskulatur kann die Belastung auf die passiven Strukturen bis zu 50% reduzieren, was letztlich die Person weniger schädigungsanfällig und verletzungsgefährdet macht (Schmidtbleicher 1993). Eine andere Möglichkeit die Belastungen zu reduzieren liegt in der Verringerung der Geschwindigkeit der Bewegung (Abb. 14).

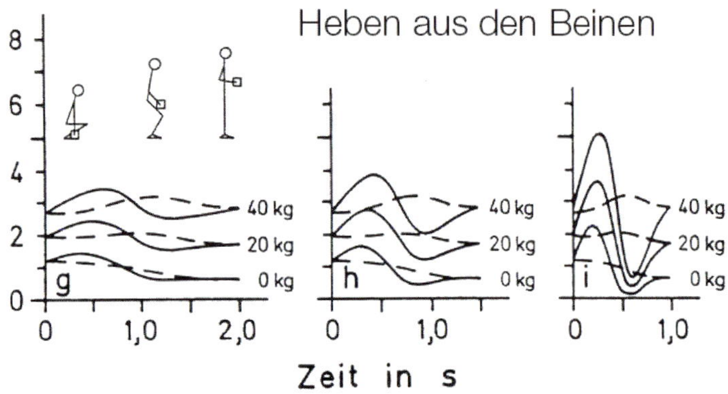

Abb. 14: Druckbelastung auf die lumbosakrale Bandscheibe beim Heben aus den Beinen mit unterschiedlicher Ausführungsgeschwindigkeit mit / ohne Berücksichtigung der Massenträgheit (durchgezogene, gestrichelte Linie) (Jäger 1994)

Sehr umsichtig müssen die Teilnehmer mit den durch Hebel auf die Gelenke entstehenden Drehmomenten umgehen, die je nach Trainingszustand zu Überlastungen führen können. Da normalerweise äußere Kräfte über längere Hebel am Gelenk angreifen als die Muskulatur über den gelenknahen Hebelarm sind zur Erhaltung des Gleichgewichts hohe Muskelkräfte notwendig, aus denen hohe Gelenkkräfte und damit hohe Druckbelastungen auf die Gelenkflächen resultieren.

6.2 Ausgangsstellungen bei den Übungen

Die Übungen können in unterschiedlichen Ausgangsstellungen durchgeführt werden. Die Intensität wird dabei in der Regel umso größer, je labiler die Position ist. Bei freien Bewegungen (ohne Abstützung) werden neben den Muskeln, die das Gewicht halten, heben oder senken, auch diejenigen Muskeln beansprucht, die den Körper im Gleichgewicht halten. Dies fördert eine allseitige Entwicklung der Kraft unter alltagsnahen Gesichtspunkten. So arbeitet z.B. beim Kniebeugen nicht nur die Beinmuskulatur, sondern nahezu die gesamte Rumpfmuskulatur. Allgemein ist eine aufrechte Körperhaltung mit einer in physiologischer Stellung ausgerichteten Wirbelsäule günstig, da hier alle Strukturen gleichmäßig belastet werden.

- *Stand:* Die Füße sind parallel hüft- bis schulterbreit oder in eine leichte Schrittstellung geöffnet, die Knie sind leicht gebeugt. Hüftgelenk, Kniegelenk und Sprunggelenk stehen möglichst in der Achse (funktionelle Beinachse). Das Becken ist etwas nach vorne gekippt (physiologische, neutrale Lendenlordose) und der Brustkorb ist angehoben. Der Schultergürtel liegt in Mittelstellung locker auf dem Brustkorb, das Kinn ist „leicht" herangezogen und der Blick ist geradeaus gerichtet. Um in der Ausgangsstellung zusätzlich Grundspannung aufzubauen und die Fußachse zu stabilisieren, kann man z.B. die Füße leicht in den Boden drücken und gedanklich einen Putzlumpen nach außen ziehen, das Fußinnengewölbe etwas nach oben ziehen (*„Kurzer Fuß" nach Janda*) oder die Innenseite des Ferse nach oben ziehen, während der Goßzehenballen aufliegt oder gar nach unten-vorne dreht (Spiraldynamik, Larsen 1998). Danach kann bewusst noch die Gesäßmuskulatur zur Stabilisierung des Beckens und des Iliosakralgelenks angespannt werden. Auch der Hinweis Bauchmuskualtur anspannen erhöht die Wirbelsäulenstabilität (s. S. 54).
- *Sitz:* (Fitnessball, Stuhl, Hantelbank): Oberkörper aufrecht wie oben, Winkel zwischen Fußgelenk, Unter- und Oberschenkel beträgt etwa 90 Grad, Füße stehen in Verlängerung

zu den Oberschenkeln (Beinachse) fest auf dem Boden.
- *Seitstütz:* Seitenlage, Oberschenkel in Verlängerung zum Oberkörper oder angewinkelt, Unterschenkel um 90 Grad angewinkelt, Ellenbogen des unteren Arms etwa unterhalb des Schultergelenks in Verlängerung der Schulter, Hüfte angehoben.
- *Vierfüßlerstand:* Knie schulterbreit geöffnet in Höhe des Beckens aufstellen, Hände unter den Schultergelenken, leicht gebeugte Ellenbogen, Brustbein vorne halten und die Bauchmuskulatur anspannen.
- *Bauchlage:* das Becken durch Gesäßspannung leicht nach hinten kippen, so dass sich unter dem Bauch eine kleine Höhle bildet, dabei den Bauch anspannen, Kopf in Verlängerung der Wirbelsäule leicht abgehoben halten („Nacken lang machen", Hinterkopf wegschieben, Blick in Richtung Boden) oder Stirn auf den Boden ablegen, Bauch ggf. mit einem Kissen oder einer Rolle unterlagern.
- *Seitenlage:* senkrecht zum Boden liegen, Hände vor der Brust verschränken, ggf. das untere Bein zur Verbesserung der Stabilität anwinkeln
- *Rückenlage:* Beine gestreckt, aufgestellt oder angehoben, ggf. Lendenwirbelsäule unterlagern.

6.3 Trainingsgeräte im Ganzkörpertraining

Zum Ganzkörpertraining werden als Trainingsgeräte in den Gruppenstunden neben dem Körper auch verschiedene Trainingsgeräte eingesetzt. Einige der wichtigsten Trainingsgeräte werden im Folgenden kurz beschrieben.

- **Widerstandgeräte (Thera-Band, Tube, Gymstick) (www.thera-band.de)**

Das Thera-Band® und das Tube sind aus Latex hergestellte Trainingsbänder, die sich durch eine hohe Elastizität mit einer annähernd linearen Widerstandszunahme bei Längenänderung (bis 400%) auszeichnen (doppellagig = doppelter Widerstand). Band und Tube bieten zahlreiche Vorteile, z.B. eine hohe Anforderung an die *muskuläre Sicherung eines Gelenks und keine Überforderung der passiven Gelenkstrukturen*, die Anschaffung ist *günstig*, das Band ist *leicht* zu transportieren und überall einsetzbar, was einen hohen Transfer der Übungen in den Alltag ermöglicht. Eine exakte Dosierung der Trainingsintensität (durch Angabe der wirkenden Kraft) wie beispielsweise bei Gewichten ist in Gruppenkursen nicht möglich. Widerstandsgeräte sind ideal für schnelle Bewegungen geeignet, z.B. über kleinere Gelenkstrukturen (z.B. HWS, Schulter, Bauch, Unterarm, Sprunggelenk), wenn dabei die Trägheitskräfte gering gehalten werden sollen.

Der Gymstick™ ist ein Stab mit zwei Latextubes (Tube = Schlauch). Männer verbinden mit dem Gymstick gedanklich eine Langhantel, sehen im Gymstick eher ein „fertiges" Trainingsgerät als in dem Band und äußern sich positiv über den schnell zu erreichenden hohen Widerstand. Frauen gefällt, dass sie den Gymstick nicht um die Hände wickeln müssen und sie ihn einfacher handhaben können als das Band. Der Gymstick spricht damit vor allem auch Männer an, die in Gymnastikkursen häufig unterrepräsentiert sind. Da der Gymstick auch als Stab nutzbar ist, sind zahlreiche gruppendynamische Spiel- und Übungsformen, z.B. im Aufwärmen möglich, was wiederum die Spaßkomponente in der Gruppenstunde erhöht. Der Stab ermöglicht dem Teilnehmer eine gute visuelle Eigenkontrolle.

Hinweise zum Umgang mit Band & Tube:
- Der Widerstand des Latexbandes oder -tubes ist abhängig von der Stärke und Dehnungslänge. Als Anfangswiderstand, ausgedrückt in Band- oder Tubefarbe eignet sich erfahrungsgemäß für Männer die Farben grün, blau und schwarz, für Frauen die Farben gelb, rot und grün (für Laufarbeit silber).

- Übungen sollten immer mit einer leichten Vordehnung des Bandes beginnen.
- Das Band wird je nach Übung am Körper (Händen, Füße), am Partner oder an feststehenden Gegenständen fixiert.
- Um Abschnürungen der Haut zu vermeiden wird das Band, wenn möglich breitflächig um Körperteile gewickelt.
- Mit den Bändern oder Tubes sollte man sorgsam umgehen, d.h. bei den Bändern ggf. Hallenschuhe ausziehen, Bänder regelmäßig einpudern, möglichst nicht verknotet lassen und bei Normaltemperatur lagern.
- Vor Benutzung sollten die Bänder und Tubes auf Einrisse überprüft werden.
- Nachfragen, ob ein Teilnehmer/-in eine Allergie gegen Natur-Latex hat.
- Zur Fixierung des Thera-Bandes an einer Tür oder einer Stange kann man einen Rolladengurt, eine Wäscheleine oder ein „Thera-Band Assist" zu einer Schlinge verknoten, die Bandschlinge zwischen Tür und Türrahmen fixieren und das Band durch die Schlinge ziehen.
- Auf eine gute Fixierung ist zu achten, damit das Band oder Tube nicht zum Kopf zurückschnellt oder bei Partnerübungen die andere Person verletzt

Hinweise zum Umgang mit dem Gymstick™ :
- Gymstick: Männer blau, schwarz, silber; Frauen grün, blau
  - o Grün (leicht): Rehabilitation und Senioren (1-10kg)
  - o Blau (medium): Rehabilitation, Frauen und junge Athleten (1-15kg)
  - o Schwarz (stark): Junge Athleten, Frauen und Männer (1-20kg)
  - o Grau (sehr stark): Athleten und Männer (1-25kg) (*Angaben des Herstellers).
- Die Tubes werden jeweils an den Stabenden befestigt, die anderen Schlaufen der Tubes werden jeweils so um die Füße gelegt, dass sich die Schlaufen mittig unter dem Fussgewölbe befinden. Immer auf gute Fixierung achten.
- Die Handgelenke in Verlängerung zum Unterarm halten (gilt auch für die anderen Handgeräte).

- **Gewichte (Hanteln, Gewichtsball) (www.sport-thieme.de)**

Für das gesundheitsorientierte Krafttraining in der Gruppe haben *Kurzhanteln* unter praktischen Gesichtspunkten Vorteile: Sie sind kostengünstig, vielseitig einsetzbar, einfach zu verstauen und zu transportieren. *Neoprengriffe* bieten einen festen und angenehmen Griff. Für ein progressives Krafttraining sind *gewichtsvariable Hanteln* (Kurz- und Langhantel) zu empfehlen. Sie ermöglichen nicht nur eine individuelle Gewichtsabstufung, sondern auch, dass die einzelne Muskelgruppen spezifischer trainiert werden können (Bein- und Brustmuskulatur – höheres Gewicht, Arm- und Rumpfmuskulatur – mittleres Gewicht). Weitere Utensilien für das Heimtraining sind diverse Scheiben und Verschlüsse, eine *Trainings-* oder *Hantelbank*, ein *Gewichthebergürtel, Holzbohlen mit Hartgummiauflage*

Gewichtsbälle, mit Stahlkügelchen gefüllte Soft Weight-Balls, und Medizinbälle dienen ebenso als Gewicht zur Intensitätssteigerung. Die Gewichtsbälle sind besonders geeignet für Gleichgewichts- und Stabilisationsübungen. Der Ball unterstützt auf natürliche Weise die funktionelle Greifkraft der Hand- und Fingermuskulatur, was speziell Personen mit Gelenkentzündungen oder eingeschränkter Handbeweglichkeit als angenehm empfinden. Das besondere am Gewichtsball ist seine vielseitige Einsetzbarkeit, vor allem auch im Stabilisationstraining und die Freude, die das Training mit dem Ball vermittelt.

Hinweise zum Umgang mit Hanteln:
- Für ein Gruppenprogramm im Gesundheitssportbereich sind Hanteln mit einem fixen Gewicht bis etwa 3 Kilogramm gut zu nutzen.

- Variable Hantelscheiben sind immer mit *Klemm-* oder *Schraubverschlüsseln* zu sichern. Die Hantelscheiben sind der Größe nach von Innen nach Außen, d.h. große Scheiben innen, kleine Scheiben außen zu stecken.
- Es gibt unterschiedliche Möglichkeiten, Hanteln zu greifen. Die drei gängigsten Arten, eine Hantel in einer Hand zu halten sind der *Neutralgriff (*Daumen zeigen nach vorne, Handrücken nach außen), der *Untergriff* (Hand supiniert = Daumen zeigen nach außen) und der *Obergriff (*Hand proniert = Daumen zeigen nach innen). Langhanteln werden in der Regel in einer *neutralen Griffbreite* oder *U-Halte gefasst*, wobei die Unterarme zu den Oberarmen einen 90-Grad-Winkel aufweisen.
- Bei den Hantelübungen ist auf eine symmetrische Ausgangsstellung und Übungsausführung (z.B. Langhantel mittig greifen) zu achten.

Hinweise zum Umgang mit Gewichtsbällen:
- Das Obermaterial ist weich und damit leicht und angenehm zu greifen. Der Ball ist geruchsneutral und strapazierfähig (Fallen auf den Boden, Stehen auf dem Ball). Der Durchmesser der Thera-Band® -Gewichtsbälle von etwa 11 cm ist für die meisten Anwender/-innen gut zu handeln und hat gerade bei Spielformen Vorteile. Einige Teilnehmerinnen wünschen allerdings einen kleinern Ball. Hier bietet sich alternativ z.B. der Togu Gewichtsball an.
- Die sechs unterschiedlich schweren, aber gleich großen Thera-Band®-Gewichtsbälle sind durch die bekannte Thera-Band-Farbeinteilung leicht für die Trainierenden zu erkennen und vielseitig einsetzbar. Anhand der Abstufungen von beige (0,5 kg) bis schwarz (3 kg) in 0,5 kg-Schritten ermöglichen sie eine differenzierte Auswahl bei funktionellen Störungen (z.B. Schulterprobleme), im Training verschiedener Muskelsysteme oder einfach nach der jeweiligen Tagesform. Außerdem bieten sie natürlich eine Kontrolle über die Fortschritte des Anwenders. Die Damen trainieren meist mit Bällen von einhalb bis eineinhalb Kilogramm Gewicht (beige, gelb, rot), die Herren von zwei bis drei Kilogramm (grün, blau, schwarz).
- Im Gruppentraining arbeitet jede Person mit einem Gewichtsball. Prinzipiell ist aber auch ein zweihändiges Training möglich, was aufgrund der Ballmenge (unterschiedliche Farben, Lagermöglichkeit) jedoch nicht immer möglich ist.

- **Labilitätsgeräte (Fitnessbälle, Stabilisationstrainer) (www.thera-band.de)**

Der Fitnessball (Gymnastikball, Pezziball, Physioball oder Fitball) steht als Synonym für vielfältiges Üben. Es sind seine besonderen Eigenschaften, die ihn bei Menschen aller Altersstufen so beliebt machen: Durch seine Kugelform wirkt er *motivierend und regt zur Bewegung* an. Er ist *groß*, dabei *leicht*. Er ist *äußerst belastbar*, dabei *elastisch*. Er rollt und lässt sich gut prellen.

Der Stabilisationstrrainer ist ein in unterschiedlicher Härte erhältliches Schaumkissen mit Anti-Rutsch-Oberfläche sowie Noppenoberfläche. Ähnliche Geräte gibt es auch mit Luftfüllung. Alternativ lassen sich auch Kreisel, Kippbretter, Wackelbrettchen, Tennisbälle oder zusammengerollte Matten einsetzen. Die Kreisel oder Kippbretter sind aus Kunststoff oder Holz gefertigte Produkte, die eine stabile Oberfläche haben und durch die Unterkonstruktion in verschiedenen Ebenen beweglich sind.

Hinweise zum Üben mit dem Fitnessball:
- Fitnessbälle gibt es in verschiedenen Größen (ab 35 cm Durchmesser) und Farben. Die richtige Ballgröße ermittelt man im Sitzen. Die Kniebeugung sollte nicht weniger als 90 Grad betragen. Günstig ist es, wenn die Oberschenkel leicht nach unten abfallen. Wird der Ball allerdings nur für Übungen in Bauch-Rücken- und Seitenlage genutzt, kann die Ballgröße deutlich kleiner sein. Ein zu prall aufgepumpter Ball ist unangenehm beim Üben.

- Um eine Wegrutschen auf glattem oder zu hartem Boden zu vermeiden, sollte eine Gymnastikmatte als Unterlage benutzt werden.
- Zuallererst sollte sich die Person mit dem Ball vertraut machen, sich an die Eigenschaften des Balls und die verschiedenen Positionen auf dem Ball gewöhnen (Sitz, Bauchlage, Rückenlage) gewöhnen.
- Der Ball bildet für den Körper eine labile Unterlage, so dass unkontrollierbare Beschleunigungen leicht auftreten können. Die Übungen sollten zunächst behutsam ausgeführt werden. Man sollte sie jederzeit abstoppen können.
- Während des Übens, insbesondere beim Hüpfen und Wippen sollte die Wirbelsäule „gerade" gehalten werden.
- Bei allen Übungen sollten die die rollenden Eigenschaften des Balles genutzt werden.

Hinweise zum Üben mit dem Stabilitätstrainer:

- Der Stabilisationstrainer sollte fest auf der Unterlage stehen.
- Die unterschiedlichen Stabilisationstrainer sind in unterschiedlichen Schwierigkeitsstufen erhältlich (grün – hart, blau – weich, schwarz – sehr weich).
- Wie bei jedem Training sollten keine verletzungsträchtigen Gegenstände auf der Trainingsfläche liegen.
- Die Übungen lassen sich mit Schuhen (alltagsnähe) und mit Strümpfen, bzw. barfuß (bessere Wahrnehmung) ausführen.
- Bei Übungen im Stand werden etwa alle 15-30 Sekunden das Bein gewechselt und das belastete Bein gelockert.

- **Schwingungsgeräte (PROPRIOMED) (www.haider-bioswing.de)**

Das PROPRIOMED ist ein flexibler, elastischer Schwungstab. Die Idee dieses Trainingsgerätes ist es, dass durch rhythmische Reize (kontrolliert gedämpfte Schwingung mit definierten Frequenzen) die angesprochenen Muskeln lernen (neuromuskuläre Stimulation), effektiv zusammenzuarbeiten (synergistische Aktivierung der Muskulatur). Je nach Handhaltung und gewählter Positionierung können die unterschiedlichsten Muskelketten aktiviert und trainiert werden, was zu einer Verbesserung der Haltefunktion und der Reaktionszeit der anzusteuernden Rumpfmuskulatur führt (Koordination). Es wird angenommen, dass die tiefen, intersegmentalen Muskelgruppen durch die dosierten Impulse in hoher Reizdichte (Frequenz: 2,5 bis 7 Schwingungen pro Sekunde) angesprochen werden, wobei die Schwingungsebene zu spezifischen Antwortmustern führt. Eine vertikale Anwendung ruft ein sich zyklisch änderndes phasische Aktivierungsmuster der Rückenmuskeln hervor (Anders et al 2007, 2008). Ganz besonders werden die tiefen, intersegmentalen Muskelgruppen durch die dosierten Impulse in hoher Reizdichte (Frequenz: 2,5 bis 7 Schwingungen pro Sekunde) angesprochen (Puta 2008). Frequenzregler und Dämpfungselemente ermöglichen dabei die Anpassung der Stimulationsfrequenz an Geschwindigkeit und Schwierigkeit

Hinweise zum Üben mit dem PROPRIOMED (Swingstick)

- Das PROPRIOMED existiert in unterschiedliche Längen und Eigenfrequenzen. Die individuelle Frequenz ergibt sich aus dem Stabilisationsvermögen des Rumpfes (Becken, Schulter). Prinzipiell gilt: Je kürzer der Stab, desto schwieriger ist die Übung.
- Eine einfache Hilfe für die Geräteauswahl (und Frequenz) hinsichtlich des individuellen Stabilisierungsvermögens ist die Selbst-Beobachtung vor einem Spiegel. Generell zeigen die therapeutischen Erfahrungen, dass bei einem sehr guten Könnensniveau kaum sichtbare Bewegungen an den Körpersegmenten (Schultergürtel, Beckengürtel, Knie- und Sprunggelenke) beobachtbar sind. Ein Mitschwingen kann ein auf ein dort vorhandenes Stabilisationsproblem sein.

- Das PROPRIOMED (unterschiedliche Längen und Eigenfrequenzen) hat eine optimale und eine maximale Schwingungsweite (40-70cm), die möglichst nicht überschritten werden sollten. Eine Steigerung der Intensität (Frequenz) sollte über die Frequenzregler und das nächst kleinere PROPRIOMED erfolgen.
- Die Übungsdauer sollte zwischen 5-15 Sekunden betragen. Nach einer kurzen Pause (5-10 Sekunden) kann die Übung 5-10mal wiederholt werden. Dann wird zur nächsten Übung gewechselt. Die Gesamtübungsdauer beträgt etwa 20-30 Minuten. Nach einer Entspannungspause kann ein weiterer Übungszyklus folgen (Puta & Herbsleb 2007, Kempf et al. 2008).

Die Fähigkeit, das PROPRIOMED in gleichmäßige Schwingung zu bringen und auch zu halten, und dabei den Körper in der Ausgangstellung zu stabilisieren, ist vor allem in der ersten Übungseinheit eine besondere Herausforderung und gelingt auch nicht allen Teilnehmern auf Anhieb. In der Regel sind diese Schwierigkeiten nach der zweiten oder dritten Kurseinheit behoben. Eine Hilfe ist der Einsatz eines längeren PROPRIOMEDS oder die Handfrequenz der Teilnehmer zu steuern.

6.4 Organisationsformen bei der Übungswiederholung

Der Ablauf des Trainings lässt sich im wesentlichen in zwei Organisationsformen gliedern:

1. *Stationstraining:* Eine Übung (Trainingsstation) wird mit der zuvor festgelegten Satz- und Wiederholungszahl durchgeführt, danach wird zur nächsten Übung gewechselt (Abb. 15). Der Vorteil des Stationstrainings liegt in einem hohen Trainingseffekt für jede einzelne Muskelgruppe.

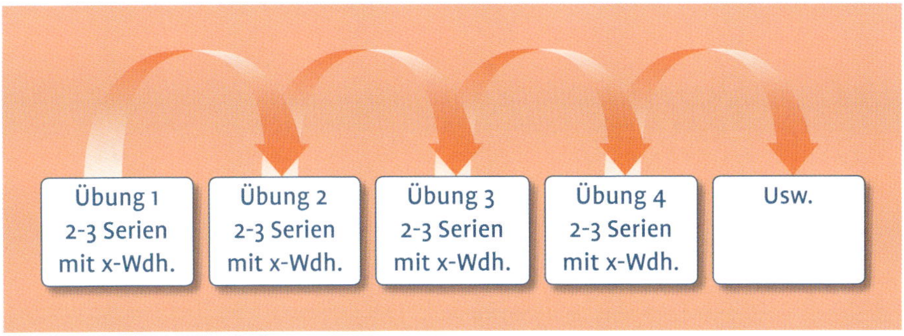

Abb. 15: Organisation und Ablauf eines Stationstrainings (Kempf & Strack 2001)

2. *Kreistraining (Circuittraining):* Eine Übung wird mit nur einem Trainingssatz trainiert, anschließend wird direkt zur nächsten Übung gewechselt (Abb. 16). Die notwendigen Belastungspausen gewährleistet der Übungswechsel, es ist aber auch möglich, zusätzlich noch Pausen einzuräumen (mindestens 30, maximal 60 Sekunden). Sind alle Übungen bewältigt, beginnt ein neuer Durchgang. Je nach Anzahl der Übungen, des Leistungsniveaus und der zur Verfügung stehenden Zeit werden 2-3 (oder mehr) Durchgänge absolviert. Der Vorteil des Kreistrainings liegt in einem optimalen Verhältnis von Trainingsdauer und Trainingseffekt, da die Pausendauer kürzer ist als im Stationstraining. In kürzerer Zeit wird ein vor allem für Gesundheitssportler ausreichender (aber nicht maximaler) Trainingseffekt erreicht.

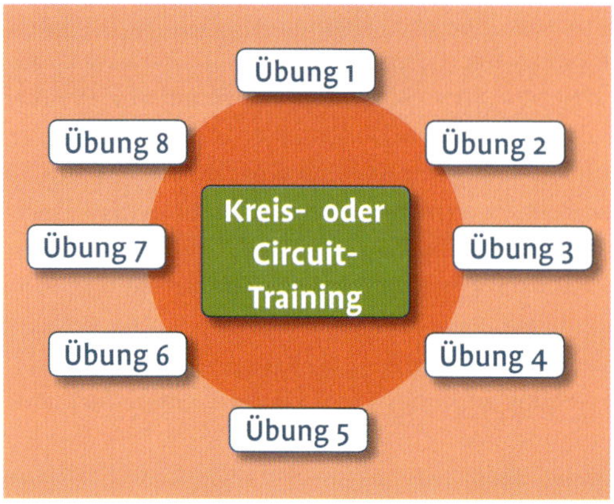

Abb. 16: Organisation und Ablauf eines Kreis- oder Circuittrainings

Die einzelnen Muskelgruppen sollten abwechselnd trainiert werden (z.B. folgt auf eine Oberkörperübung einer Beinmuskelübung). In der Regel werden bei Beginnern oder Fortgeschrittene, die nur für wenige Trainingseinheiten pro Woche Zeit haben, alle Hauptmuskelgruppen innerhalb einer Trainingseinheit trainiert (*Ganzkörpertraining).*

Sind die Möglichkeiten des Ganzkörpertrainings voll ausgeschöpft, können einzelne Hauptmuskelgruppen des Körpers an verschiedenen Tagen trainiert werden, um diese intensiver belasten zu können *(Split-Training).* Folgenden Empfehlungen gelten für das Split-Training:

- Abgeschwächte Muskeln/Muskelgruppen werden vor normal oder gut trainierten Muskeln/Muskelgruppen trainiert.
- Große Muskelgruppen werden vor kleinen Muskelgruppen (z.B. Brustmuskulatur vor Armmuskulatur) trainiert.
- Pro Split-Plan sollte nur eine große Muskelgruppe trainiert werden (z.B. nur Beinmuskulatur oder nur Brustmuskulatur).
- Agonist und Antagonist sollten jeweils im gleichen Split-Plan trainiert werden (z.B. Brust- und Schultergürtelmuskulatur).

6.5 Didaktische Prinzipien bei der Planung von Kurs- und Trainingsstunden

Vor der Planung von Kurs- und Trainingstunden sind zu allererst die Voraussetzungen wie Gruppenzusammenstellung (Geschlecht, Alter, Schicht, Größe der Gruppe, Belastbarkeit, Vorerfahrungen) und situative Gegebenheiten (Tageszeit, Raumgröße, Dauer der Stunde, Geräte, Wetter) zu prüfen. Bei der eigentlichen Strukturierung der Lern- und Trainingssequenzen sind folgende didaktische und methodische Grundsätze zu berücksichtigen (Größing 2007, 240).

Zielorientierung und Umwegigkeit

Ausgangspunkt der Stunden- und Kursplanung sind die Zielsetzungen des Angebotes (Angebotsorientierung). Die weiteren Schritte sind so zu planen, dass der Teilnehmer das gewünschte Ziel möglichst geradlinig erreicht. Andererseits sind eine aktive Teilnahme und die Berücksichtigung der individuellen Bedürfnisse und Motive der Teilnehmer (Teilnehmerorientierung) für deren Zufriedenheit und den Kurserfolg (Übereinstimmung von Kurserwartungen und Kurserfahrungen) von Bedeutung. Eine aktive Mitgestaltung bedeutet deshalb auch Umwege im geplanten Lern- und Trainingsprozess zuzulassen, die ungeplante Erfahrungen ermöglichen (Größing 2007, 241).

Kontinuität
Zu einer sorgfältigen Planung von Kurs – und Trainingsstunden gehört die Abgleichung der Ziele, der durchgeführten Maßnahmen (Stunden, Trainingsprogramme) und der entsprechenden Kontrollen (Analyse, Gespräch, Pulswerte, Gewicht, Ergebnisse von Tests) (Abb. 17).

Günstig ist es deshalb die einzelnen Stundenbilder oder Trainingseinheiten schriftlich zu fixieren, mit kurzen Notizen zur Praxiserfahrung zu ergänzen und abzuheften. So sind Rückblicke möglich, keine Idee geht verloren und gute Inhalte und günstige Organisationsformen bleiben erhalten.

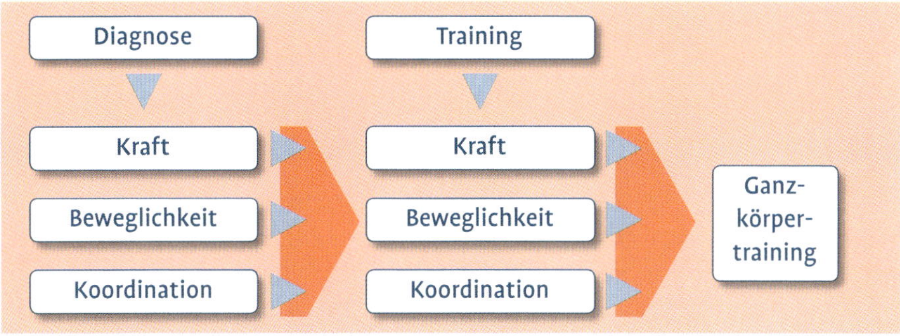

Abb. 17

Eine Möglichkeit Trainingsmaßnahmen zu planen, liegt in der Analyse der bestehenden Voraussetzungen. Hierfür bieten sich qualitative und quantitative sportmotorische Testverfahren (s. S. 138) an. Dabei wird aus einer Leistung auf den Ausprägungsgrad der motorischen Eigenschaft geschlossen.

Offenheit und Selbsttätigkeit
Situative Unwägbarkeiten der Praxis und damit auch die Unvorhersehbarkeit des Stundenablaufs erfordern eine gewisse Improvisation und vom Kursleiter die Fähigkeit seine Planungsvorgaben in Frage zu stellen, zu verändern oder ganz aufzugeben.

Erlebnisse zu vermitteln, heißt auch, eine selbsttätige und eigenverantwortliche Auseinandersetzung mit offenen (Bewegungs-)Aufgaben zuzulassen. Die Teilnehmer sollen versuchen, auf verschiedenen Anforderungen individuellen Lösungsstrategien herauszufinden oder eigene Variationsmöglichkeiten zu entwickeln, z.B. bei Koodinationsübungen.

Bei der erarbeitenden (induktive) Lehrmethode werden die Teilnehmer durch einfache Aufgabenstellungen langsam an Lösungen herangeführt. Die Vermittlung einer Bewegungsfertigkeit lässt sich in folgende Teilschritte gliedern:

- Bewegungsaufgabe, z.B. Wie kann die Bauchmuskulatur in einer anderen Ausgangsstellung gekräftigt werden? Welche Möglichkeiten gibt es die Wirbelsäule stabil zu halten?
- Suchen und Erproben
- Vergleich der verschiedenen Lösungen – Ausprobieren (Vor- und Nachteile)
- Herausstellen guter Lösungen
- Üben mit Korrektur und variables Anwenden (Größing 2007, 210).

Differenzierung
Jeder Teilnehmer kann sein eigenes Übungstempo / -rhythmus bestimmen und dann eine Pause machen, wann und wie lange er es für notwendig hält.

Die Teilnehmer sollten je nach Übungsziel entweder die angebotenen Übungen ihren Voraussetzungen nach variieren oder eine für sie passende Übung auswählen. Das setzt voraus, dass die Teilnehmer wissen, wie die Übungen funktionieren (Handlungs- und Effektwissen). Individuell zusammengestellte Heim- oder Trainingsprogramme ergänzen das gemeinsame Übungsprogramm und haben bei regelmäßiger Durchführung Wirkung (Kuukkanen 1996).

Anschaulichkeit

Die praktische Übungen und das dazu vermittelte Wissen sollten vom Teilnehmer verstanden und umgesetzt werden können, also anschaulich sein.

Zu den einzelnen Übungen wird Hintergrundwissen (Was steht dahinter?), Effektwissen (Was ist die Wirkung?), Handlungswissen (Wie geht es?) und ggf. noch Transferwissen (Wie kann man es verändern?) vermittelt.

Bei der Vermittlung von Wissen und Kenntnissen werden nur die wichtigsten Inhalte ausgewählt (didaktische Reduktion) und direkt zusammen mit praktischen Übungen mit Hilfe von Modellen (Person, Wirbelsäulemodell), Projektionen, Tafeln oder Flipchart präsentiert.

Die praktischen Inhalte werden dem Teilnehmer dargeboten oder mit ihm erarbeitet (s. a. Selbsttätigkeit).

Bei der darbietenden (deduktiven) Lehrmethode steht zu Beginn die Demonstration des Verhaltens (Vormachen, Vorzeigen), wobei darauf zu achten ist, dass diese von allen Teilnehmer auch gut zu sehen ist. Die Demonstration sollte bestmöglich sein! Hintergrund ist die Tatsache, dass sogenannte Spiegelneurone (=Nervenzellen) im Gehirn während der Betrachtung eines Vorgangs die gleichen Potentiale auslösen, als wenn er aktiv durchgeführt werden würde. Und die Resonanz ist umso größer, je besser die Bewegung selbst beherrscht wird. (Galese 1996, 2004). Und vermutlich lernt das Gehirn die Muskeln allein durch das Zusehen effektiver zu steuern, was sich auch darin äußert, dass Versuchspersonen, die Bewegungen sahen, aber nicht trainierten, mit den entsprechenden Muskeln deutlich mehr Kraft aufbringen konnten (Porro 2007). Da gleiche gilt scheinbar auch für verbale Repräsentationen (Buccino et al 2005).

Die Bewegungs- oder Übungserklärungen sollte kurz und in einfachen Sätzen vorgetragen werden. Helfende Anweisungen, Bewegungshilfe, Bewegungskorrektur, Veranschaulichungen, z.B. wo das Dehngefühl auftritt, und wiederholte Erläuterungen begleiten das anschließende Üben, dem abschließend eine Rückmeldung (Lob, Erfahrungsaustausch.o.ä.) folgt (Größing 2007, 210).

Bewusstheit

Hier geht es darum, die Innensicht der Teilnehmer zu verbessern. Die Körperwahrnehmung ist dabei die Grundlage. So kann der Teilnehmer immer wieder auf Mechanismen (z.B. aus dem Gleichgewicht kommen) oder Körperreaktionen (z.B. Muskelspannungen, Freude nach Widergewinn des Gleichgewichts, Befriedigung nach der Belastung) hingewiesen werden. Hierzu gehört auch die Beschreibung der Wahrnehmungen.

Das Lernen mit allen Sinnen, mit „Herz, Hirn und Hand", und das Erleben von Bewegung und Entspannung sind Voraussetzungen für die Bildung eines Körperbewusstseins.

Vielseitigkeit

Aufmunternde Aufgabenbeschreibungen, auffordernde Geräte und neugierweckende Inhalte unterstützen das Prinzip der Vielseitigkeit, ein möglicher Grund für die rege Teilnahme eher antriebsschwacher Personen.

Die Auswahl und Variation eines qualitativ und quantitativ adäquaten Übungsgutes hat eine größere Bedeutung, als die bloße Präsentation einer möglichst großen Übungsvielfalt. Die Teilnehmer erkennen Übungen wieder, fühlen sich darin sicher, benötigen weniger Korrektur und haben dadurch Erfolgerlebnisse – „Weniger ist oft mehr".

6.6 Stundenplanung – Ganzkörpertraining

Die kleinste Einheit im Trainings- und Kursaufbau ist die Stundenplanung. Die Aufgabe des Kursleiters besteht darin, den Stundenablauf unter Berücksichtigung der didaktischen Prinzipien (→ Kap. 6.5) vorausschauend festzulegen. Die detaillierte Planung kann nicht langfristig erfolgen, da sich die Stundenziele am aktuellen Leistungsstand der Teilnehmer orientieren. Folgende Fragen kann sich der Kursleiter dabei stellen:

- Welche speziellen Ziele (Kompetenzen) sollen erreicht werden?
- Mit welchen Inhalten können diese Ziele erreicht werden?
- Welche Vermittlungsmethoden und Organisationsformen sind dafür geeignet?

Nachdem die Vorüberlegungen abgeschlossen sind, hat sich als hilfreiches Gerüst für die Planung des Stundenverlaufes folgende dreigliedrige Einteilung bewährt:
Einleitung – Hauptteil – Stundenausklang (Tab. 12).

Tab. 12: Stundenelemente

<table>
<tr><th colspan="2">Stundenelemente</th><th>Zeitdauer (min)</th><th>Inhalte</th><th rowspan="8">Wissensvermittlung</th></tr>
<tr><td rowspan="2">Ein-
leitung</td><td>Stundeneinstieg</td><td>5–10</td><td>Einstiegsgespräch
Erfahrungsaustausch
Wissensvermittlung</td></tr>
<tr><td>Aufwärmen</td><td>10–15</td><td>Spielerische Bewegungsformen
Aerobic, Gehen und Laufen
Kleine Spiele</td></tr>
<tr><td rowspan="3">Haupt-
teil</td><td>Koordinationstraining
(Reaktionsschnelligkeit)</td><td rowspan="3">40–50</td><td rowspan="3">Koordinationsübungen
Kräftigungsübungen
Dehn- und Mobilisationsübungen
Lockerungsübungen
Spielformen und Tänze</td></tr>
<tr><td>Krafttraining</td></tr>
<tr><td>Beweglichkeitstraining</td></tr>
<tr><td>Schluss-
teil</td><td>Entspannungstraining
Stundenausklang</td><td>15–20</td><td>Entspannungsübungen
Gespräch, Zusammenfassung, Auf-
gaben, Ausblick, Verabschiedung.</td></tr>
<tr><td colspan="2"></td><td>60–90</td><td></td></tr>
</table>

Zur Stundenplanung im Ganzkörpertraining können folgende Lern- und Trainingssequenzen genutzt werden (Kempf 1995):

1) Stundeneinstieg (Dauer: 5 Minuten)
   Ziele:
   - Begrüßung und Kontaktaufnahme zu anderen Gruppenmitgliedern
   - Austausch mit den Teilnehmern über ihre Erwartungen, Erfahrungen und ihr Befinden
   - Besprechen von individuellen Problemen, z.B. Schwierigkeiten bei der Umsetzung
   - Beantwortung von Fragen (ggf. bei Wunsch länger Zeit lassen)
   - Reflexion der vorausgegangenen Kursstunde
   - Überblick zur jetzigen Kursstunde- Einstimmen auf die Stunde,

   Inhalte:
   - Eingangscheck (Fragebogen)
   - Erfahrungsaustausch (Lösung auftretender Schwierigkeiten)
   - Eingangsgespräch (Stundenthemen)
   - Wiederholung der bisherigen Inhalte

2) Aufwärm- und Vorbereitungsphase (Dauer: ca. 10-15 Minuten)
Ziele:
- Physisches Vorbereitung (langsame Aktivierung des Organismus)
- Psychische Einstimmung (Ankommen) und Lösen von Anspannungen
- Motivation zur Bewegung und Schaffen einer gelockerten Atmosphäre
- Kontaktaufnahme zu anderen Gruppenmitgliedern

Inhalte:
- Aufwärmspiele ohne/mit Handgeräten
- Kleine Spiele (allein, mit Partner, in der Gruppe)
- Geh- und Laufschule, Geh- und Laufarbeit
- Tänze, Folklore
- Aerobic

3) Koordination, Kraft und Beweglichkeit – Gymnastik (Dauer: 40-50 Minuten)
Ziele:
- Erlernen von Übungen zur Verbesserung der Kraft, Beweglichkeit und Koordination
- Trainieren / Verbessern der Kraft, Beweglichkeit und Koordination
- Überprüfen der Leistungsfähigkeit (Stabilisationsfähigkeit)

Inhalte:
- Muskelfunktions- und Koordinationstests
- Kräftigungsübungen, speziell der haltungsstabilisierenden Muskulatur
- Dehn- und Mobilisationsübungen
- Koordinationsübungen
- Gymnastik (mit und ohne Handgerät)
- Spezielle Übungen für Beruf, Freizeit und Sport
- Heimtrainingsprogramme

4) Entspannung und psychophysische Regulation (Dauer: ca. 10-15 Minuten)
Ziele:
- Verbesserung der Körperwahrnehmung und des Körpergefühls
- Sammeln positiver Entspannungserfahrungen
- Entwicklung einer Entspannungsfähigkeit
- Erlernen verschiedener Entspannungsmethoden
- Verbesserung des Wohlbefindens

Inhalte:
- Progressive Muskelentspanung
- Atementspannung
- Phantasie- und Körperreise
- Formen des autogenen Trainings
- Formen aus dem Feldenkrais
- Partnerentspannungsübungen (Igelballmassage, Eutonieübungen, Klopfmassage)
- Eigenmassage

5) Stundenausklang (Dauer: ca. 5 Minuten)
Ziele:
- Aktivierung nach der Entspannung
- Zusammenfassung der Stunde und Ausblick auf das nächste Stundenthema
- Wiederholen der (Haus-) Aufgabenstellung
- Austeilen von Unterlagen zum Thema und Übungsanleitungen
Inhalte:
- Abklopfen (Einzeln, Gruppe), Lockerung und Ausschütteln
- Aufräumen
- Abschlußgespräch (Feed-Back)
- Blitzlicht

6) Wissensvermittlung (über die ganze Stunde verteilt)
Ziele:
- Vermittlung von Handlungswissen über die Durchführung sportlicher Aktivitäten, von Effektwissen über die Wirkungen dieser Aktivitäten und von Hintergrundwissen über die Notwenigkeit der Aktivitäten und deren Zusammenhängen zu Gesundheit, Wohlbefinden, Schmerz etc.
- Verbesserung der Handlungskompetenzen
Inhalte:
- Hintergrundwissen über Anatomie, Physiologie, Biomechanik und Pathologie der Wirbelsäule und der großen Gelenke, über Muskulatur und über Schmerz
- Welche Übungen werden ausgewählt und wie werden sie praktisch durchgeführt?
- Welche Belastungsregeln gibt es, bzw. wie kann ich die Belastung steuern und mich vor Überlastung schützen?
- Welche Trainingsprinzipien sollte ich kennen?
- Wir wirken die ausgewählten Aktivitäten hinsichtlich der biopsychosozialen Ressourcen und der Verminderung von Risikofaktoren?
- Welche Möglichkeiten gibt es, die aktive Selbsttätigkeit zu unterstützen, z.B. Heimtrainingsprogramme, Verabredungen usw.
- Hinweise zur Entspannung und Regeneration nach Belastungen
- Einsatzmöglichkeiten der Übungen in Beruf, Freizeit und Sport

7. Krafttraining – Übungen zur Verbesserung der Kraft

7.1 Rumpfmuskulatur

7.1.1 Bauchmuskulatur

o **Hintergrundwissen**

- Die *Bauchwandmuskeln* setzen sich aus dem vorderen geraden (M. rectus abdominis), den seitlichen schrägen (M. obliquus externus abdominis und M. obliquus internus abdominis, M. transversus abdominis) und den hinteren tiefen Bauchmuskeln (u. a. M. quadratus lumborum) zusammen. Sie umschließen aufgrund des Muskelverlaufs und der Durchflechtung ihrer flächenhaften Sehnenplatten (Aponeurosen) als schräges, queres und vertikales Verspannungssystem den gesamten Bauchraum wie ein breiter, korsettartiger Muskelgürtel. Die Bauchmuskeln unterstützen die Atmung, stabilisieren und rotieren den Oberkörper und neigen ihn zur Seite und schützen die Unterleibsorgane.
- Der gerade Bauchmuskel (M. rectus abdominis) hat die Funktion der Rumpfbeugung, der Aufrichtung des Beckens, der Bauchpresse und der Ausatmung.
- Die seitlichen Bauchwandmuskeln mit der schrägen äußeren B. (M. obliquus externus abdominis), der schrägen inneren B. (M. obliquus internus abdominis) und der quere Bauchmuskulatur (M.transversus abdominis) haben zusätzlich die Funktion den Rumpf zur Seite zu neigen und zu drehen (innere schräge B. und quere B. zur gleichen Seite, äußere schräge B. zur Gegenseite).
- Der viereckige Lendenmuskel (M.quadratus lumborum) neigt den Rumpf zur Seite und unterstützt die Atmung und die Bauchpresse (Tab. 20, S 102).

o **Effektwissen**

- Die globale Aktivierung der Bauchmuskeln hat einen bedeutenden stabilisierenden Effekt für die Wirbelsäule (Grenier et al. 2007) (Abb. 196, S. 69). Bei externen Belastungen, z.B. Heben, kann eine effektive Stabilisation der Wirbelsäule am besten durch eine Aktivierung aller Bauchmuskeln, insbesondere der schrägen Bauchmuskeln, gewährleistet werden. Das ist später für die Praxisübungen insofern wichtig, als diese Technik die Wirbelsäule für alle Übungen in der Ausgangstellung „Stehen" (z. B. 57) stabilisiert. Weiterhin führt es zu der wichtigen (und beruhigenden) Aussage, dass offensichtlich alle Muskeln bei stabilisierenden Anforderungen wichtig sind – „Es gibt keinen besten Muskel – alle Muskeln sind wichtig" (Cholewicki & VanVliet 2002, Kavcic et al 2004, McGill 2007, Tittel 2003).
- Menschen mit chronischen Rückenproblemen zeigen eine verspätete Aktivierung der tiefer liegenden Rumpfmuskulatur (M.transversus abdominis, M. multifidii) bei Extremitätenbewegungen (Hodges & Richardson 1996, 1998). Spezielle Übungen sollen diese Defizit beheben (s. S. 54) (Richardson et al. 1999, Hamilton & Richardson 1999). Abhängig vom Trainings- oder Therapieziel können sowohl isolierte Stabilisationsübungen, die unmittelbar zu einer Verbesserung der Voraktivierungsfunktion des queren Bauchmuskels führen (Tsao & Hodges 2007, 2008), als auch in der Sportpraxis altbekannte generelle Kräftigungs- und Aktivierungsübungen gewählt werden.
- Segmentale Stabilisationsübungen sind vor allem auf die Veränderung der motorische Kontrolle der tiefen Muskeln ausgerichtet sind (z. B. Voraktivierung bei Extremitätenbewegungen). Anwendung sollten diese Übungen daher insbesondere dann finden, wenn ein Defizit der Voraktivierung vorhanden ist. Da diese Übungen zusätzlich die Körperwahrnehmung schulen, insbesondere für die Beckenstabilisation, können/sollten sie mit allen Personen durchgeführt werden. Wichtig ist zu wissen, dass sobald

höhere äußere Belastungen wirken (s.o.), eine alleinige isolierte Kontraktion des queren Bauchmuskels nicht mehr möglich ist. Deshalb ist mit geringer Intensität eher koordinativ zu arbeiten (s. a. 7.1.2) und die Übungen (S. 54/55) sind zur Verbesserung der Ansteuerung oft zu wiederholen (O' Sullivan et al. 1997).

- Auch die Verbindung von funktionsgymastischen Rumpfstabilisationsübungen, z.B. Vierfüßlerstand oder Bridging, mit vorheriger isolierte Aktivierung der lokalen Muskeln ist sehr effektiv und eignet sich, das Verhältnis von lokalen und globalen Rumpfmuskeln, zugunsten der lokalen Muskulatur zu verbessern. (Stevens et al. 2007). Weitere Möglichkeiten zur Verbesserung der segmentalen Stabilisation bieten vermutlich auch statische und dynamische Stabilisationsübungen auf instabilen Unterlagen im Sinne eines sensomotorischen Trainings, wobei die die Wirkweise hier bisher nur indirekt nachgewiesen werden konnte (5.2.).
- Für die Aktivierung aller Anteile des geraden Bauchmuskels genügt eine Übung. Die schrägen Bauchmuskeln werden ja nach Anforderung des Rumpfes unterschiedlich aktiviert (Tab. 13). Darüber hinaus gibt es fasziale Zusammenhänge zwischen Schulter-, Rücken- und Bauchmuskulatur, die Übungen mit größeren Körperbewegungen gerechtfertigen. Meist genügt dann eine Bauchübung nicht, um alle Anteile der Bauchmuskulatur anzusteuern (McGill 2007).

Tab. 13: Durchschnittliches EMG-Niveau verschiedener Muskeln bei verschiedenen Bauchmuskelübungen – Mittelwert und Standartabweichung (aus Juker et al 1998)

Übung	Schräger äußerer B.	Schräger innerer B.	Gerader B.	Querer B.
Curl-Up, angewinkelte Knie	19 (± 14)	14 (± 10)	62 (± 22)	12 (± 9)
Curl-up schräg (r.Schulter kreuz, l.Schulter kreuz)	23 (± 20) 24 (± 17)	24 (± 14) 21 (± 16)	57 (± 22) 58 (± 24)	20 (± 11) 15 (± 13)
Statisches Handkniedrücken (l. Hand-r.Knie, r.Hand-l.Knie)	68 (± 14) 53 (± 12)	30 (± 28) 48 (± 23)	69 (± 18) 74 (± 25)	28 (± 19) 44 (± 18)
Beine absenken gestreckt	26 (± 9)	9 (± 8)	37 (± 24)	6 (± 4)
Seitstütz gestreckt	43 (± 13)	36 (± 29)	22 (± 13)	39 (± 24)

- Sit-Ups können hohe Druckwerte auf die Wirbelsäule generieren, unabhängig davon ob die Beine gestreckt oder gebeugt sind. Bei der Bewertung von Übungen für eine bestimmte Zielgruppe, z.B. Bandscheibenpatienten, spielen neben der Muskelaktivierung auch die mit der Übung einhergehende Belastung eine Rolle (Abb. 18).

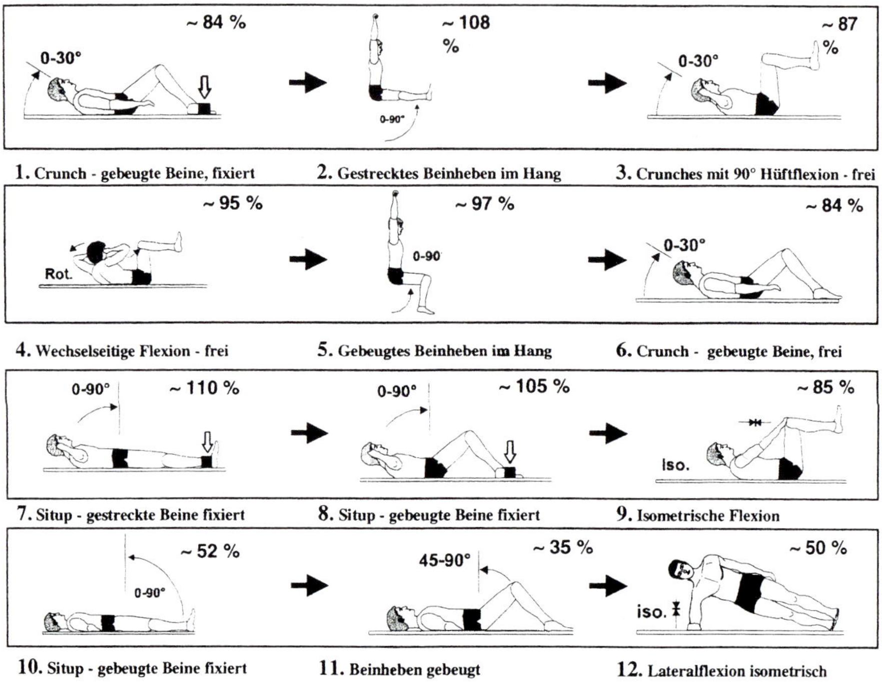

Abb. 18: Vergleich verschiedener Rumpffexionsübungen im Verhältnis von kalkulierter Kompressionskraft auf Segment L4-5 und der Innervation des geraden Bauchmuskels (%MVC) (nach Axler et al 1997, aus Konrad 2000 S.17)

o **Handlungswissen**

- Viele klassische Bauchmuskelübungen existieren aus der Rückenlage heraus, durch Anheben einzelner Körperteile und durch Einrollbewegen der Wirbelsäule. Bauchmuskelübungen im Stand haben den Vorteil der Alltagsnähe. Auch andere Ausgangstellungen wie Vierfüßlerstand, Unterarmstütz, Seitenlage oder Hang sind zur Kräftigung geeignet.
- Statische Übungen in den verschiedenen Ausgangsstellungen sind gut zur Eigenkontrolle geeignet.
- Bei den Übungen aus der Rückenlage ist es wichtig, die Lendenwirbelsäule beim Heben oder Einrollen des Oberkörpers zu stabilisieren und forcierte Bewegungen zu vermeiden (kontrollierte, ruhige Ausführung). Dadurch kommt es zu einer stetig ansteigenden und keiner alternierenden Belastung (Konrad 2000). Bei Einrollbewegungen, aber auch bei Heben einzelner Körperteile (Kopf, Arme, Becken und Beine) wird die Lendenwirbelsäule zuerst stabilisiert, dann die Wirbelsäule vom Becken Richtung Kopf angerollt.
- Das Fixieren der Füße führt beim Crunch (gebeugte, gestreckte Beine) und beim Sit-up mit gestreckten Beinen zu keiner nennenswerten Erhöhung der Aktivität der Hüftbeugemuskulatur, außer beim Situp mit gebeugten Beinen (Juker et al. 1998, Anderson et al. 1997). Der Hüftbeuger ein wichtiger Muskel für Alltagsbewegungen und dient der Stabilisierung der Wirbelsäule. Andererseits kann eine so hohe Wirbelsäulenbelastung entstehen, dass von einigen Übungen, speziell im Gesundheits- und Rehabereich, abgeraten wird (McGill 2007, 218)

- Bei allen Übungen ist auf die gleichmäßige Atmung zu achten, insbesondere wenn eine hohe/lange statische Haltearbeit gefordert ist, z.B. durch Zählen oder hörbar durch Mund Ausatmen. Bei Verkürzen des Bauchraums wird in der konzentrischen Phase (Einrollen) ausgeatmet.
- Nackenbeschwerden können bei allen Übungen in Rückenlage auftreten, in denen der Kopf gehoben wird. Verschiedene Lösungen sind möglich. Der Blick ist leicht nach oben und nach vorne gerichtet und der Hinterkopf wird dabei eher weg geschoben. Das Einklemmen der Faust zwischen Kinn und Brust verhindert eine zu starke Beugung des Kopfes. Der Kopf kann abgestützt werden durch eine Hand oder beide Hände (→längerer Hebel!) oder durch eine Handtuchschlinge, bei der der Kopf in einem Handtuch liegt, das neben den Ohren mit den Händen gehalten wird. Oder es wird auf andere Übungen ausgewichen.
- Manchmal treten bei Bauchmuskelübungen auch Rückenbeschwerden auf. Gründe können zu hohe Scherkräfte, eine zu hohe Kompression oder auch Spannung in der Rückenmuskulatur (Kokontraktion) sein. Ein Wechsel der Ausgangsstellung, eine Reduzierung der Hebel oder Dehnung der unteren Rückenmuskulatur könnten Hilfen sein.

Sanftes Einziehen des Bauchnabels

- Ziel (Z): Ansteuerung der tiefen queren Bauchmuskulatur
- Ausgangsstellungen (AS): Rückenlage, Sitz, Stand, Vierfüßler
- Übungsausführung (ÜA): In Rückenlage eine Hand unterhalb des Bauchnabels legen und eine Hand darüber, tief ein und ausatmen, danach behutsam den Unterbauch (Bauchwand) so einziehen, dass sich beim Atmen nur noch die obere Hand bewegt, Spannung etwa 10 Sekunden halten (Richardson et al. 1999).
- Variation (VA): Übung im aufrechten Sitz, bzw. im aufrechten Stand, im Vierfüßlerstand durchführen, zur jeweiligen Ausgangsstellung (AS) Arm- und Beinbewegungen hinzunehmen, z.B. beide Arme mehrmals nach oben und nach unten führen, die Füße etwas vom Boden ab heben, einen Fuß und den diagonalen Arm vom Boden abheben
- Fehlerquellen (FQ): zu starke oberflächliche Bauchspannung, Unterbauch wird herausgedrückt; es findet eine Bewegung des Becken und der LWS statt
- Übungshinweise (ÜH): Es soll keine Bewegung im Becken und der LWS stattfinden, zur Bewegungsvorstellung können Abbildungen des Muskels oder des kahnförmigen Einziehens der Bauchwand gezeigt werden
- Kontrolle: über Feedback der Hände, Tasten des Muskulatur innen neben dem vorderen Darmbeinstachel, Ausgangsstellung (AS) sollte schmerzfrei sein

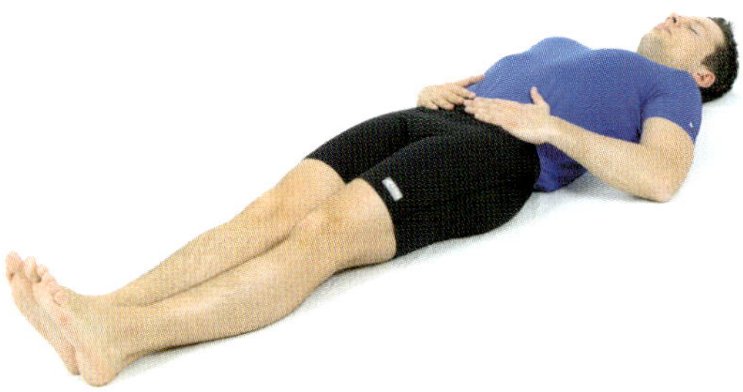

Baucheinziehen in Rückenlage

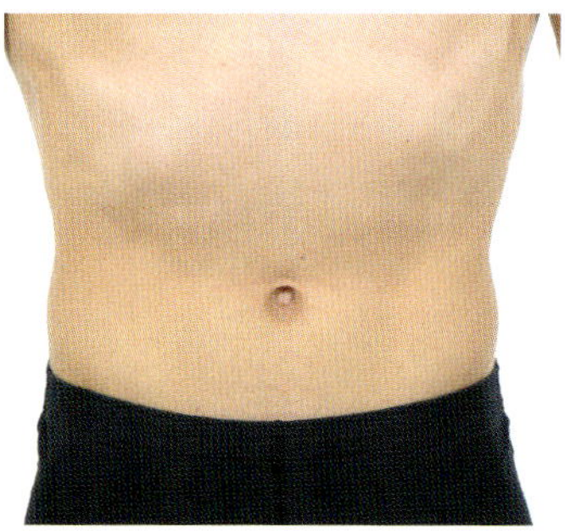

Baucheinziehen im Stand

Bauch Anspannen – Festmachen

- Ziel (Z): Ansteuerung der Bauchmuskulatur
- Ausgangsstellungen (AS): Stand
- Übungsausführung (ÜA): Den Bauch fest- oder steif machen, ohne dass sich an der Geometrie der Bauchwand etwas verändert (McGill 2007).
- Fehlerquellen (FQ): Unterbauch wird heraus gedrückt oder herein gezogen; es findet eine Bewegung des Becken und der LWS statt.
- Variation (VA): Steifmachen auf instabilen Unterlagen oder mit Bewegungen (s.S.Koordination/Sensomotorisches Training)
- Übungshinweise (ÜH): Im Gegensatz zu den Übungen mit Baucheinziehen (Segmentale Stabilisation) zeigt diese Übung eine deutliche Steigerung der Wirbelsäulenstabilität (Grenier & McGill 2007), weil sie zusätzlich alle, vor allem die schrägen Bauchmuskeln aktiviert. Möglicherweise hilft dem Einsteiger an einem Gelenk (Ellbogen) zu zeigen, was mit „Steifmachen", d.h. Kokontraktion der umspannenden Muskeln gemeint ist.

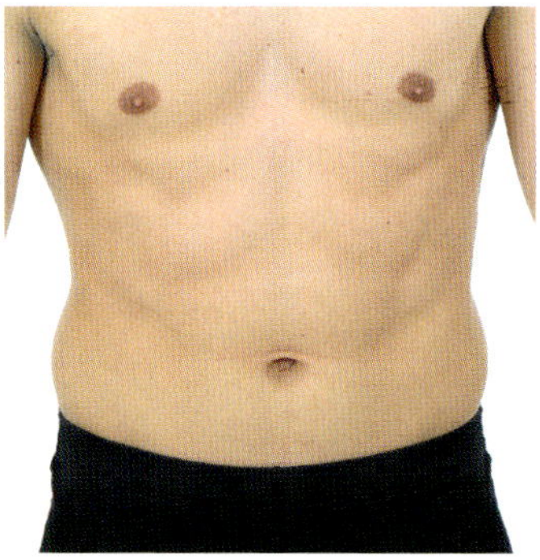

Bauchmuskulatur Spannen im Stand

Segmentale Stabilisation in Bauchlage

- Ziel (Z): Wahrnehmung der Beckenstabilisation, Ansteuerung der tiefen Bauchmuskulatur
- Ausgangsstellung (AS): Bauchlage
- Übungsausführung (ÜA): In Bauchlage die Hände neben den Körper legen und den Hinterkopf strecken, einmal langsam ein- und ausatmen, den Bauchnabel in Richtung Wirbelsäule ziehen, mit der Vorstellung, man wolle ein Blatt Papier unter den Bauch schieben oder das Gewicht des Bauchinhaltsunterstützen, Spannung 10 Sekunden halten halten und weiteratmen (Richardson & et al. 1999)
- Fehlerquellen (FQ): Brustkorb senkt sich (Rumpfbeugung) und das Becken kippt nach hinten, Bauchwand wird nach vorne geschoben (Druck steigt)
- Kontrolle: eine Biofeedback-Druckmanschette (PBU) wird unter dem Unterbauch angebracht werden (unteres Ende in Höhe des vorderen Darmbeinstachels), PBU wird auf 70mmHG aufgeblasen, der Druck reduziert sich durch die Bauchspannung um 6-10mmHG, die Kontrolle ist auch mit die Hand möglich

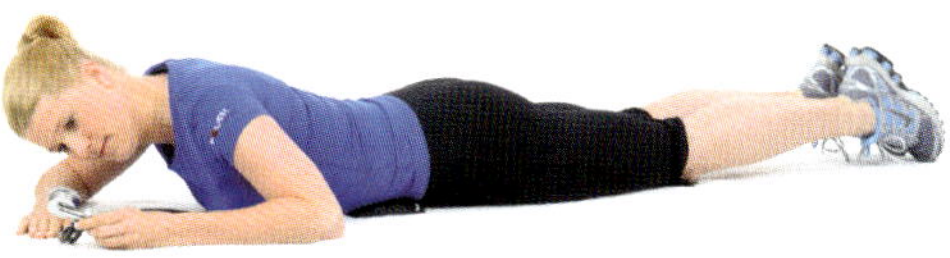

Baucheinziehen in Bauchlage mit Druckmanschette

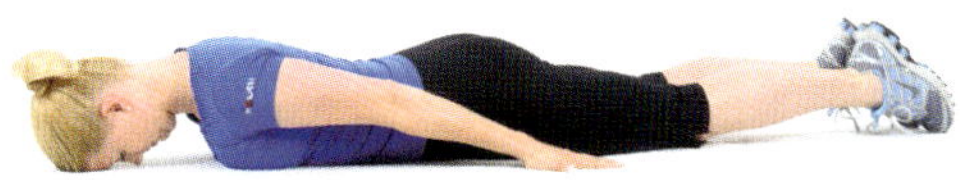

Stabilisation mit Beinbewegungen

- Ziel (Z): Wahrnehmung der Beckenstabilisation, Ansteuerung der tiefen Bauchmuskulatur
- Ausgangsstellungen (AS): Rückenlage, Seitenlage
- Übungsausführung (ÜA): In Rückenlage mit angewinkelten oder gestreckten Beinen, eine Hand (oder ggf. Biofeedback-Druckmanschette) unter die Lendenwirbelsäule legen, die Beine anstellen, leichten Druck auf die Hand geben („Bauchnabel Richtung Wirbelsäule ziehen“), ein Bein im Wechsel mit dem anderen Bein angewinkelt heben und senken (Richardson et al. 1999)
- Variation (VA): beide Beine im Wechsel anheben, beide Beine abwechselnd nach vorne schieben
- Variation (VA) in Seitenlage: Das obere Bein bewegt sich unter Beibehalten der Rumpfstellung vor und zurück
- Übungshinweise (ÜH): die Bewegung so durchführen, dass sich der Druck auf die Hand nicht verändert.

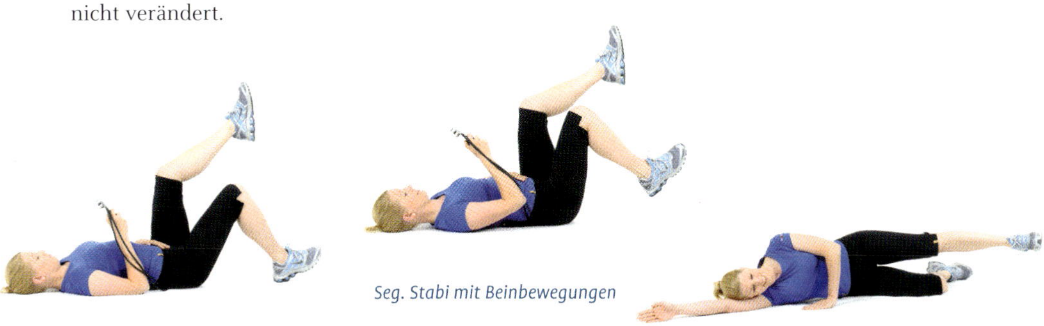

Seg. Stabi mit Beinbewegungen

Oberkörperneigung nach hinten

- o Ziel (Z): Kräftigung der Bauchmuskulatur.
- o Ausgangsstellung (AS): Aufrechter Sitz (Hocker, Ball, Boden)
- o Übungsausführung (ÜA): Den Oberkörper durch Streckung in den Hüftgelenken nach hinten neigen
- o Variation (VA): Zusätzlich den Hebel der Arme mit einsetzen, z.B. die Arme nach oben strecken, in U-Halte neben dem Kopf hallten
- o Variation (VA) – Russian Twist: Oberkörper nach hinten neigen und eine Drehbewegung mit dem Oberkörper ausführen Zusatzgewichte (Gewichtsball, Hantelscheibe) vor dem Körper (ggf. mit fixierte Füßen) oder der Einsatz von Zuggeräten (z.B. Gymstick) intensivieren die Übung
- o Fehlerquellen (FQ): Wirbelsäule wird gerundet
- o Kontrolle: Stellung der Wirbelsäule durch die Hände
- o Übungshinweise (ÜH): Die Dosierung findet über die Oberkörperneigung (je schräger desto intensiver) oder die Nutzung von Widerständen oder Gewichten statt, die Übung ist auch für wenig trainierte Personen und Herzpatienten geeignet, die Übung in einer Neigung von 55Grad dient als Testübung für die Kraftausdauer der Rumpfbeuger, ungünstig ist dabei, wenn die Beugung länger ausgeführt werden kann als die Streckung (s. S. 139) (McGill 2007).

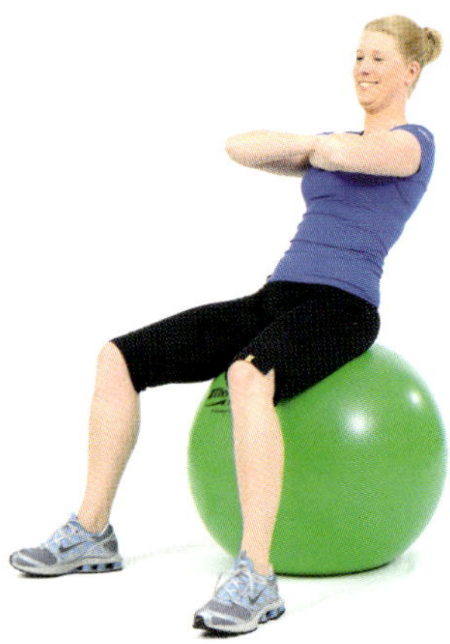

Im Sitzen Oberkörper nach hinten

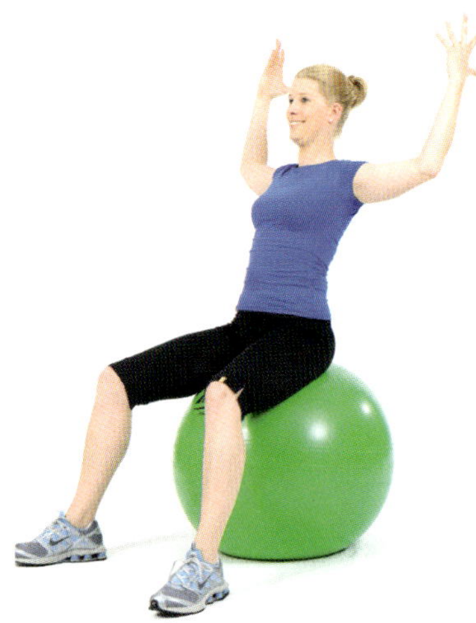

Rückneigung mit U.Halte

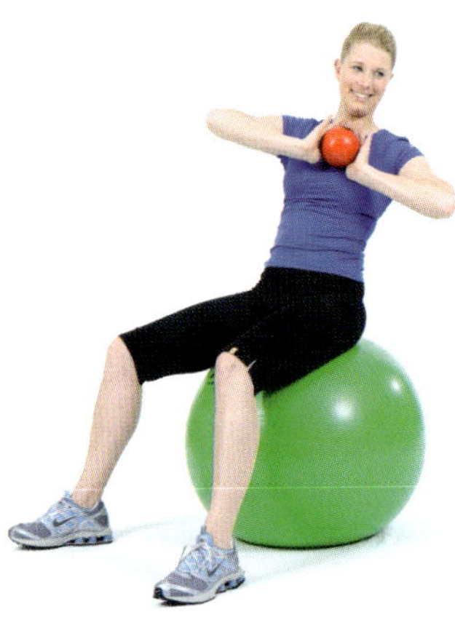

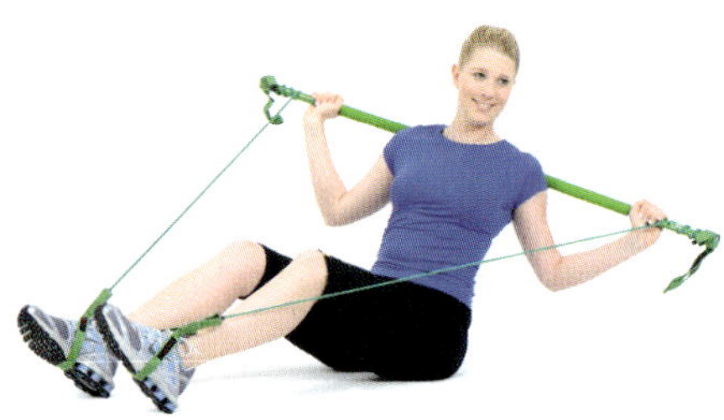

Drehbewegung mit Gymstick

Russian Twist mit Gewichtsball

Druck mit den Armen nach unten / Druck diagonal

- Ziel (Z): Kräftigung (Ansteuerung) der Bauchmuskulatur
- Ausgangsstellungen (AS): Stand, Sitzen, Kniestand, Rückenlage
- Übungsausführung (ÜA): Mit geradem Oberkörper und gestreckten Armen einem Partner (Fensterbank) gegenüberstellen, die Hände falten und übereinander legen, die Bauchmuskulatur anspannen und die Hände nach unten drücken.
- Variation (VA): Arme von oben nach unten gegen Widerstand (z.B. Hand) drücken
- Variation (VA): In Rückenlage gegen einen Widerstand drücken
- Variation (VA) mit Thera-Band: Im Kniestand von oben nach unten ziehen
- Variation (VA): In der Rückenlage (diagonal) gegen die Knie drücken
- Fehlerquellen (FQ): Stand mit durchgedrückten Knien, im Hohlkreuz und mit zurückgelegtem Oberkörper
- Kontrolle: Gegen eine Wand lehnen oder mit Stabkontrolle
- Übungshinweise (ÜH): Der Druck sollte nur so stark sein, dass das Becken noch stabilisiert werden kann.

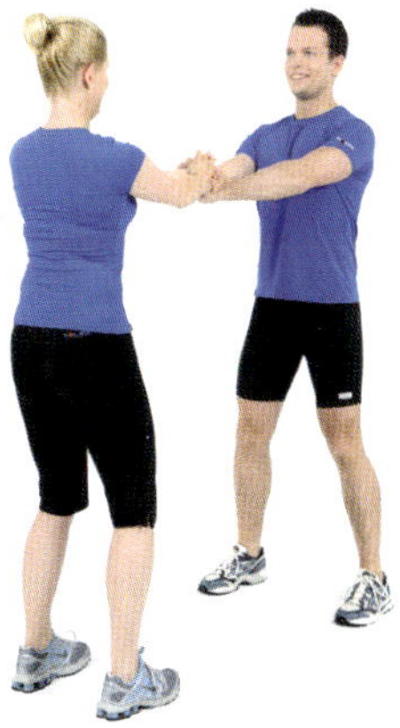

Stand Druck mit den Armen nach unten / Partner

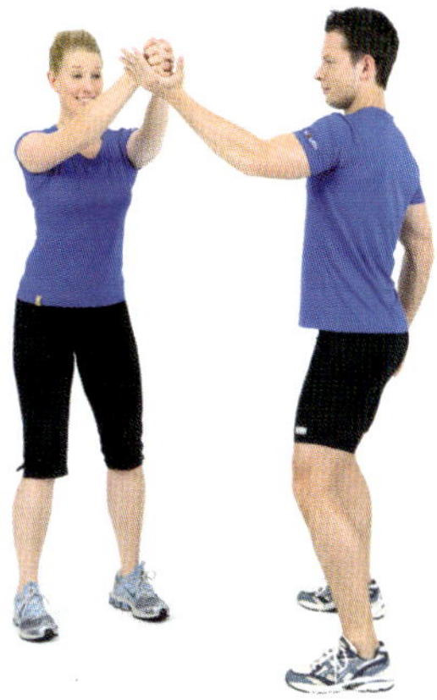

Variation Arme von oben nach unten gegen Widerstand

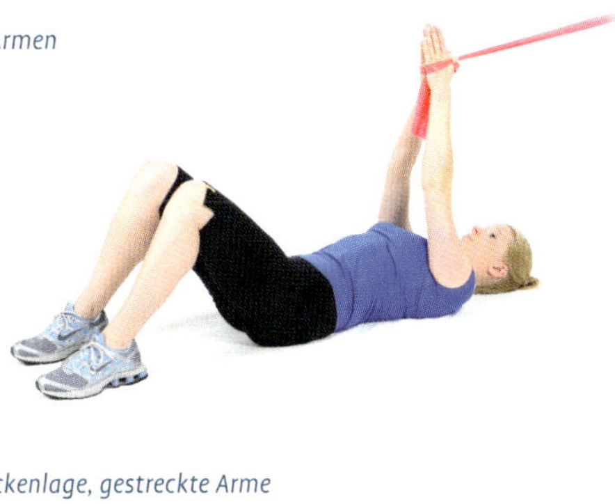

Rückenlage, gestreckte Arme gegen Widerstand drücken

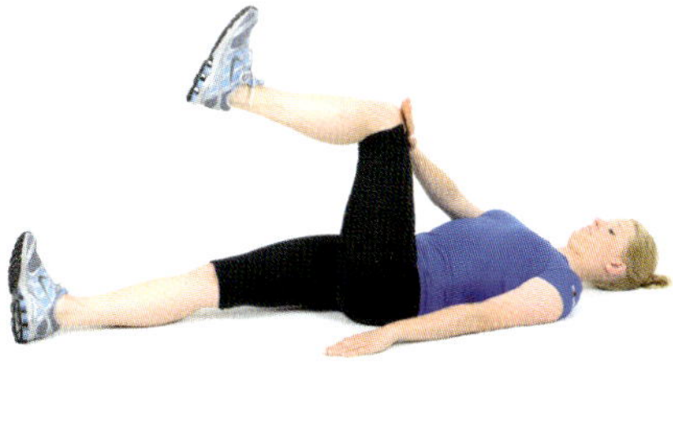

Druck in Rückenlage diagonal gegen Oberschenkel

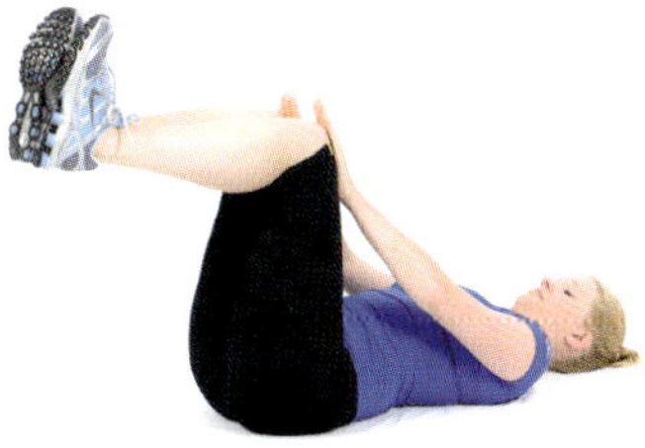

Druck in Rückenlage gegen Oberschenkel

Stand Arme ziehen in unterschiedliche Richtung (Thera-Band, Drehmomente)

- Ziel (Z): Ganzkörperkräftigung, speziell der Bauchmuskulatur
- Ausgangsstellungen (AS): Stand, Sitz, Vierfüßlerstand, Einbeinstand
- Übungsausführung (ÜA): Das Thera-Band in Brusthöhe an einer Tür fixieren. Im aufrechten Stand das Thera-Band in einer Hand vor dem Körper halten. Die Knie- und Hüftgelenke beugen und gleichzeitig das Thera-Band aus unterschiedlichen Richtungen neben den Körper ziehen.
- Variation (VA): Partnerweise gegenüberstehen
- Übungsausführung (ÜA) im Vierfüßlerstand: Das vorgedehnte Thera-Band in einer Hand halten. Die Knie zusätzlich etwas von der Unterlage heben. Das Thera-Band aus unterschiedlichen Richtungen zum Körper ziehen.
- Fehlerquellen (FQ): Körper dreht, Wirbelsäule / Rumpf wird nicht stabilisiert.
- Übungshinweise (ÜH): Übung schult gleichzeitig günstige Gelenkstellungen für Hebevorgänge.

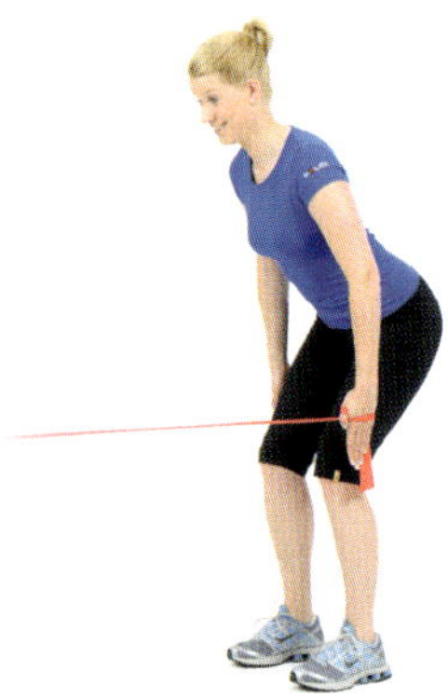

Ziehen Theraband nach vorne im Stand

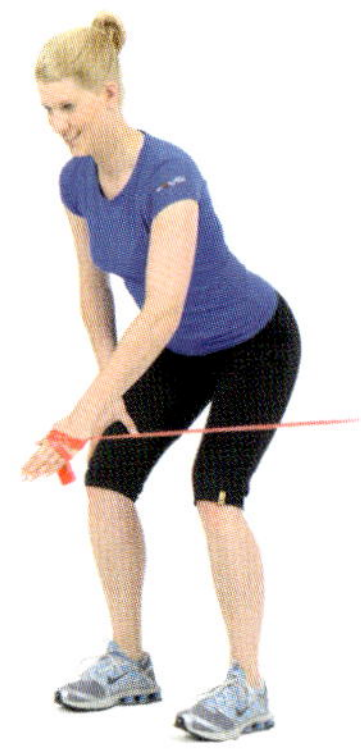

Ziehen Theraband nach hinten im Stand

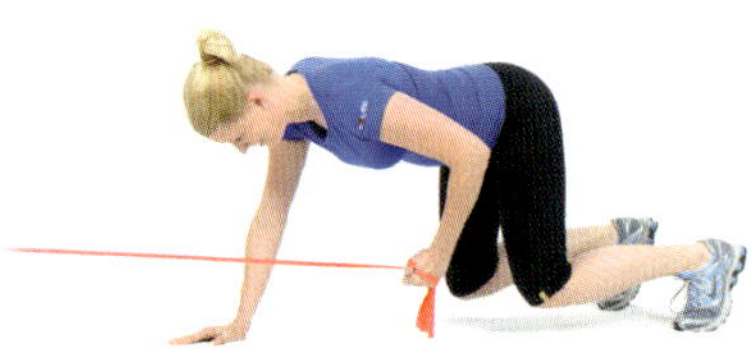

Thera-Band Ziehen im Vierfüßler

Stabilisation Reaktiv

- Ziel (Z): Kräftigung der Rumpfmuskulatur, speziell der Bauchmuskulatur
- Ausgangsstellung (AS): Stand, parallel oder in Schrittstellung einem Partner gegenüber (vor einer Wand)
- Übungsausführung (ÜA): Beide Hände in Brusthöhe gegeneinander drücken, jeder der Partner kann schnell die Hände wegziehen, der andere Partner muss versuchen zu stabilisieren.
- Variation (VA): Beide Personen springen aufeinander zu in die Ausgangsstellung (AS) und drücken sofort gegeneinander
- Variation (VA): Beide Personen springen nach oben, drücken die Hände gegeneinander und versuchen, den Körper dabei zu stabilisieren (Block Volleyball).
- Übungsausführung (ÜA): Paarweise einen Medizinball (Gewichtball oder anderen Ball) in Brusthöhe zuwerfen, bzw. alleine gegen eine Wand werfen.
- Variation (VA): Den Ball recht und links, oben und unten, mit Antäuschen zuwerfen.
- Übungsausführung (ÜA): „Diagonal drücken“ – Frontal gegenüber stehen und die rechten Hände in Höhe des Brustbeins gegeneinander drücken. Schnell zwischen der rechten und linken Hand wechseln.
- Übungsausführung (ÜA): Mit zwei Stäben frontal (rücklings) gegenüberstehen und „Lokomotive fahren“, dabei dem Partner Widerstände geben.
- Übungsausführung (ÜA): „Klatschen“ – so nebeneinander stellen, dass sich die rechten Hände berühren, die Hände leicht gegeneinander schlagen.
- Übungsausführung (ÜA): Mit stabilem Rumpf die Arme gegen den Zug des Thera-Bandes schnell wechselseitig nach vorne und nach hinten bewegen.
- Übungshinweise (ÜH): Der Druck sollte immer nur so stark sein, dass das Becken, die Schulter und der Rumpf noch stabilisiert werden kann.

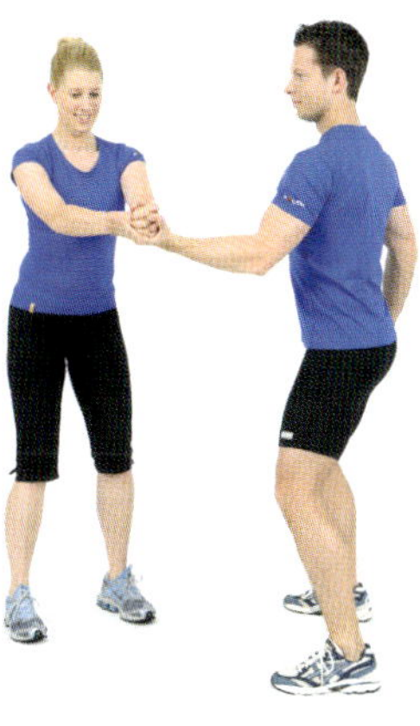

Diagonal drücken

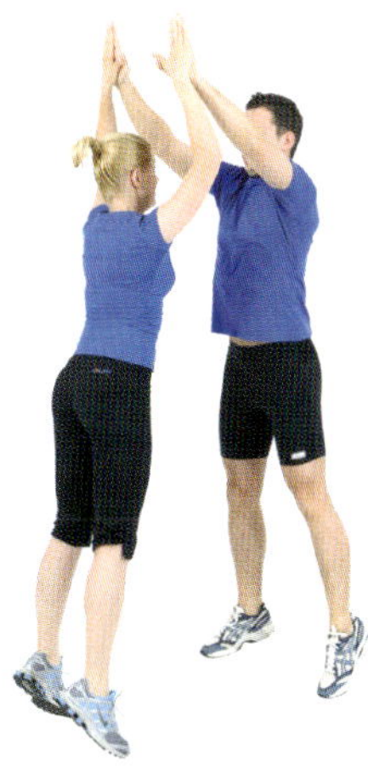

Block Volleyball

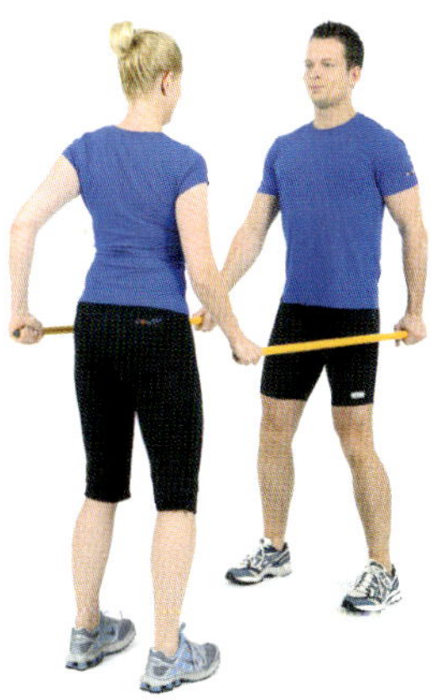

Lokomotive

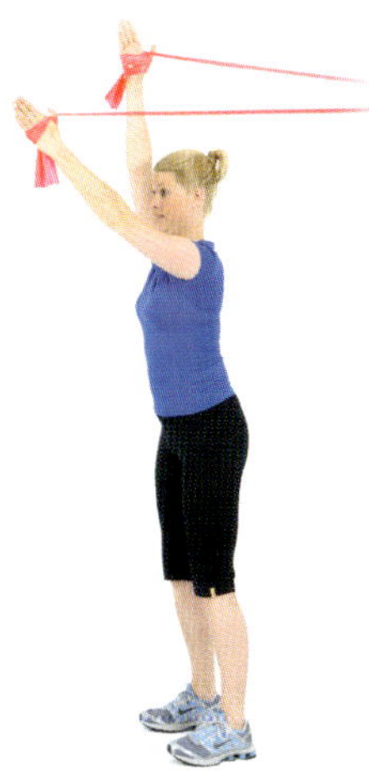

Stand Arme schnell nach vorne bewegen

Curl-up mit Handunterlage

- Ziel (Z): Kräftigung der Bauchmuskulatur
- Ausgangsstellung (AS): Rückenlage, Hände seitlich an die LWS legen, ein Bein 90 Grad anwinkeln.
- Übungsausführung (ÜA): Das Kinn heranziehen (Nacken lang machen) und den Kopf leicht heben, zusätzlich die Ellbogen einige Zentimeter vom Boden abheben (McGill 2007).
- Variation (VA): Das gestreckte Bein abheben und zusätzlich den diagonalen Arm neben dem Kopf anheben.
- Fehlerquellen (FQ): Kopf und Oberkörper rollen zu stark ein, die Lendenwirbelsäule macht eine Bewegung.

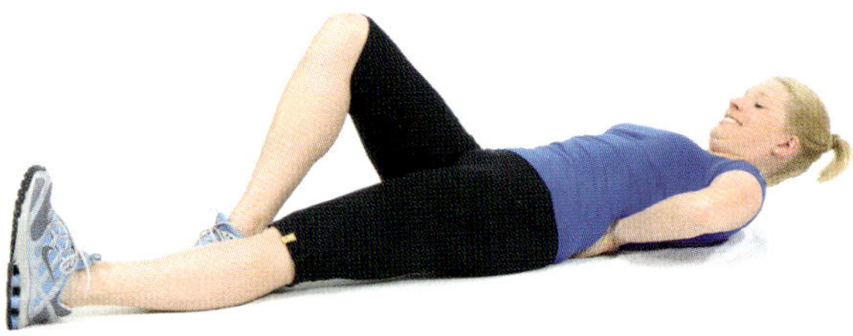

Diagonal anheben

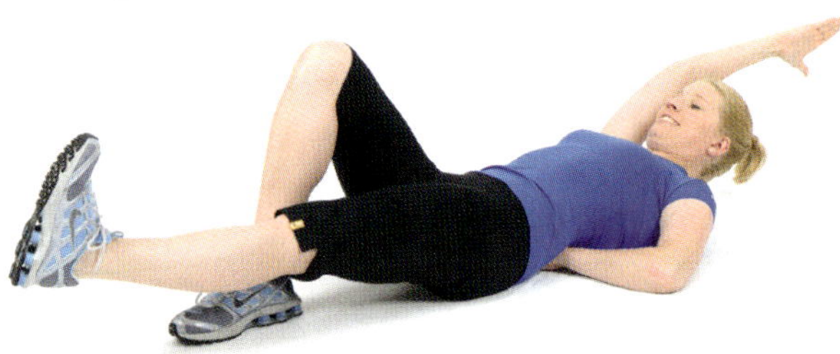

Sitzbeinhöcker zusammenziehen / Luft einziehen

- Ziel (Z): Aktivierung des Beckenbodens
- Ausgangsstellungen (AS): Stand
- Übungsausführung (ÜA): In Gedanken die Sitzbeinhöcker zusammenziehen, ohne dabei die Gesäßmuskeln zusammenzukneifen. Männer versuchen jetzt in Gedanken das Glied auf und ab zu bewegen, Frauen ihre Schamlippen zusammenzukneifen.
- Übungsausführung (ÜA): Zwei Fingerkuppen einer Hand auf den Bauchnaben legen, mit der anderen Hand die Nase zuhalten. Versuchen durch die Nase einzuatmen. 3-5mal wiederholen.
- Übungshinweise (ÜH): Auf eine aufrechte Haltung achten.

Beine herausschieben

- Ziel (Z): Kräftigung der Bauchmuskulatur
- Ausgangstellung (AS): Rückenlage
- Übungsausführung (ÜA): Die Beine 90° anwinkeln, den Kopf leicht anheben und die Beine wechselseitig nach vorne herausschieben, bis das Bein gestreckt über dem Boden ist.
- Variation (VA): Auf dem Stabilisationstrainer die Beine herausschieben und dabei das Becken und die Schulter oben halten.
- Variation (VA): Den Körper 45 Grad zur Seite drehen, den Rumpfstabilisieren und die Beine schräg nach vorne schieben.
- Variation (VA): Beide Beine gestreckt absenken, bis zu dem Punkt, an dem die Beckenstellung noch gehalten werden kann.
- Variation (VA) mit Gymstick: Beide Beine nach oben strecken, den Stab unter die Schultern legen und mit den Händen fixieren. Ein Bein nach unten bis knapp über den Boden absenken und wieder nach oben heben, das Heben eines Beines mit dem Senken des anderen Beines kombinieren.
- Fehlerquellen (FQ): Das Becken kippt nach vorne, der Kopf ist zu stark eingerollt
- Kontrolle: Die Beine nur so weit nach vorne schieben, dass die Lendenwirbelsäule noch Kontakt zum Boden behält.
- Übungshinweise (ÜH): Bei diesen Übungen muss die Bauchmuskulatur durch den Hebel der Beine der das Becken kippenden Hüftbeugemuskulatur entgegenwirken.(s.a. S.). Das angewinkelte Bein unterstützt Sie dabei, das Becken aufgerichtet (Entlordosierung der LWS) zu halten, die Position der LWS soll sich nicht verändern. Die Variation (VA) „Absenken der gestreckten Beine“ ist auch ein Test für die Leistungsfähigkeit der Bauchmuskulatur, dazu wird der Winkel notiert und mit dem Winkelgrad nach der Maßnahme verglichen.

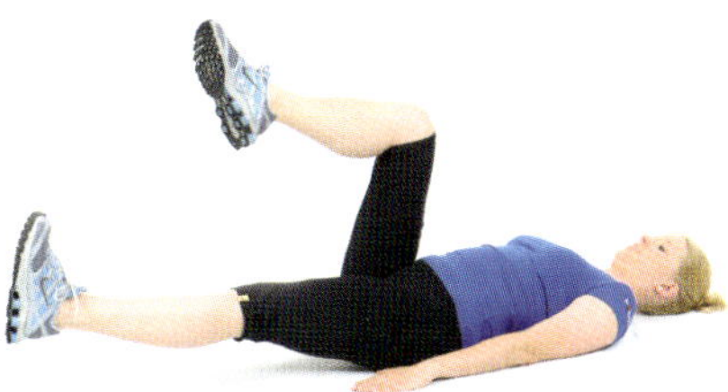

Beine schieben / unterschiedlicher Hebel

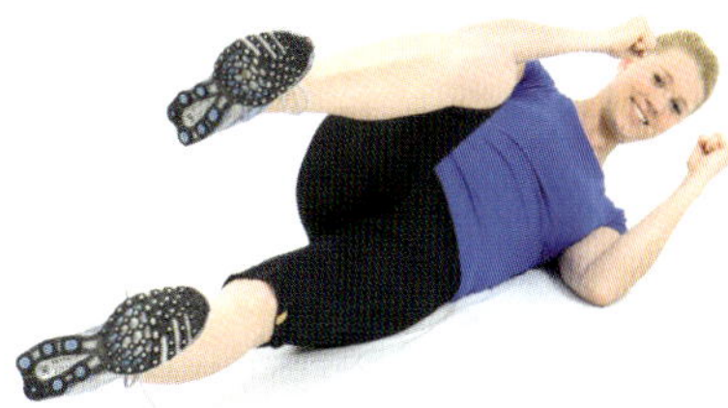

Beine schräg nach vorne schieben

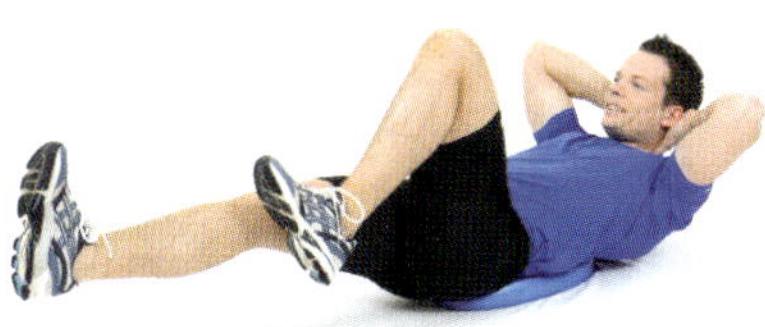

Auf Pad vorschieben

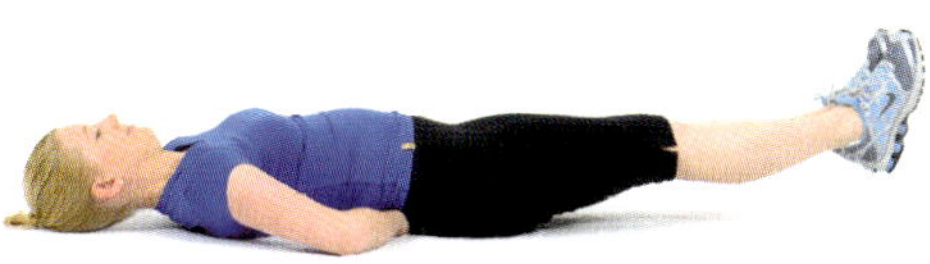

Gestreckte Beine absenken

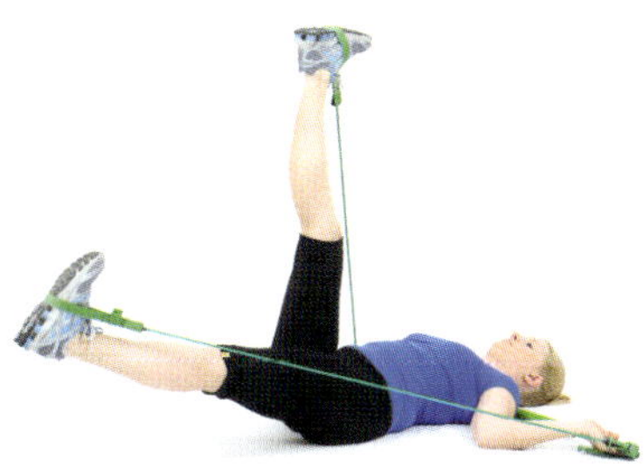

Mit Gymstick

Körperstreckung in Rückenlage

- Ziel (Z): Ganzkörperkräftigung, mit Schwerpunkt Bauchmuskulatur
- Ausgangsstellung (AS) mit Gymstick: Rückenlage, beide Beine beugen und den Stab vor der Brust halten.
- Übungsausführung (ÜA): Ein Bein knapp über den Boden und gleichzeitig dabei die Arme über den Kopf strecken.
- Variation (VA): Beide Arme und Beine (sehr intensive Übung) strecken.
- Übungshinweise (ÜH): Das Becken und die Lendenwirbelsäule stabilisieren.

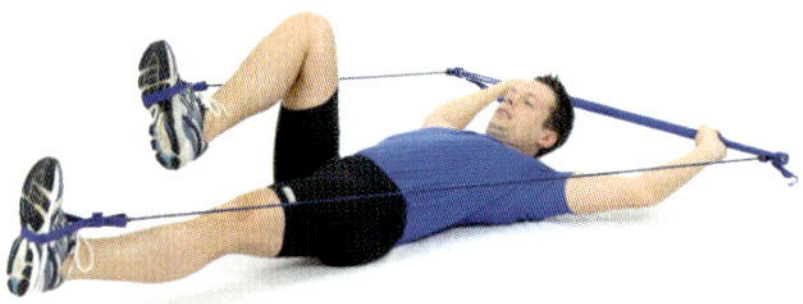

Körperstreckung in Rückenlage (einbeinig)

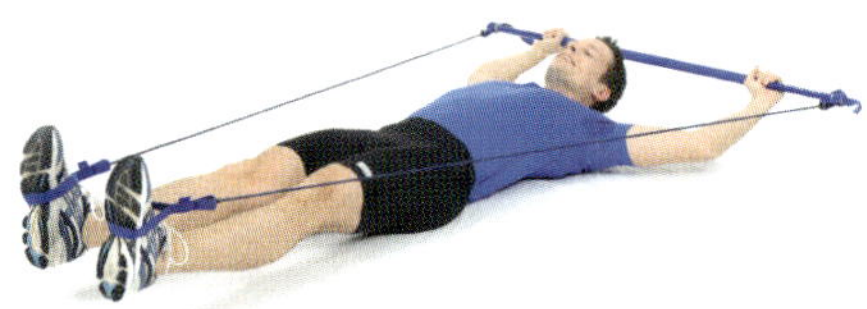

Körperstreckung in Rückenlage (beidbeinig)

Beine nach oben schieben (Hebel Beine)

- Ziel (Z): Kräftigung der Bauchmuskulatur
- Ausgangstellung (AS): Rückenlage
- Übungsausführung (ÜA): In Rückenlage beide Beine nach oben strecken und im Wechsel die rechte und die linke Gesäßhälfte anheben (leichtere Übung).
- Variation (VA): Das Gesäß heben, indem beide Fußsohlen senkrecht nach oben geschoben werden.
- Variation (VA) mit Gymstick / Thera-Band: Den Stab an das Gesäß legen und ihn mit den Händen fixieren.
- Variation (VA) mit Partner: die Fußgelenke des Partners umfassen, das Becken von der Unterlage abheben und die Beine wechselweise nach vorne oder nach oben schieben.
- Fehlerquellen (FQ): Die Beine werden herangezogen.
- Kontrolle: Übung an einer Wand, mit Partnerkontrolle
- Übungshinweise (ÜH): Die Ansteuerung durch mehrmaliges Üben zu verbessern, die Beine dienen als Hebel.

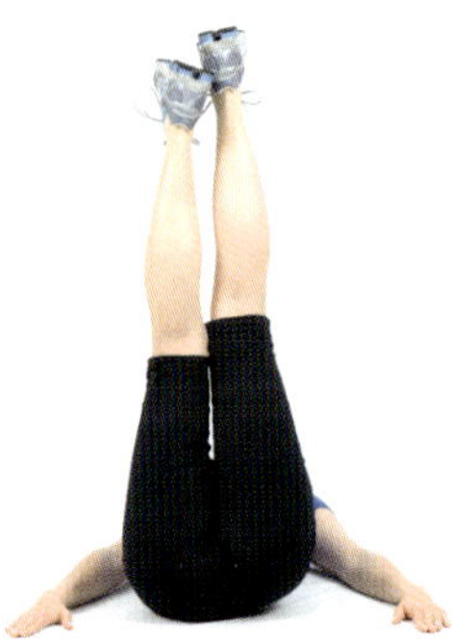

Hüfte wechselseitig heben

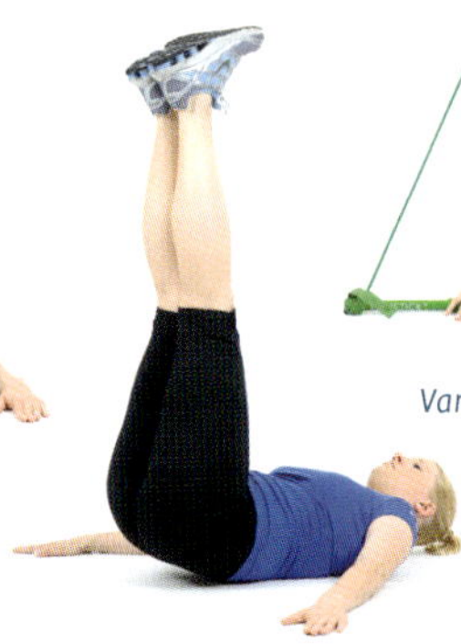

Beide Hüften heben

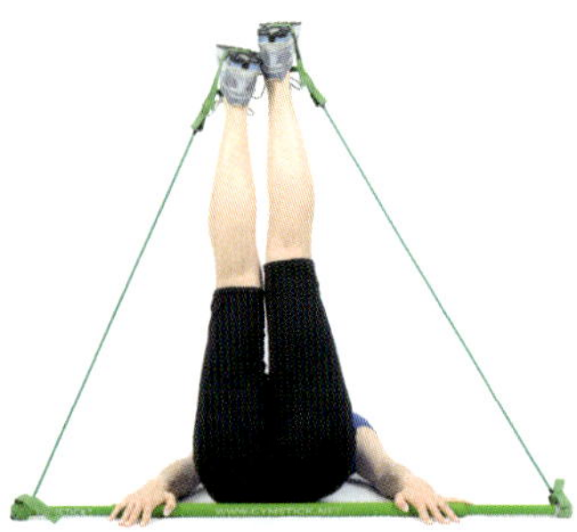

Variation mit Gymstick

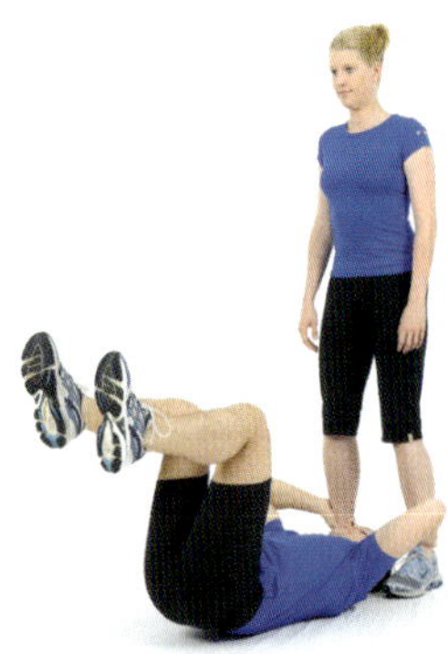

Variation Knie anheben und Knie drehen (mit Partner)

Beine anheben (Hebel Beine)

- o Ziel (Z): Kräftigung der Rumpfmuskulatur, speziell der Bauchmuskeln
- o Ausgangsstellung (AS): Sitz auf Boden, Hocker oder Fitnessball
- o Übungsausführung (ÜA): Abwechselnd ein Bein anheben und heran ziehen, einen Gewichtsball unter dem angehobenen Bein hindurch führen.
- o Variation (VA): Beide Beine anheben und Gewichtsball in Achterkreisen um die Beine herum führen.
- o Übungsausführung (ÜA): Die Beine mit dem Gewichtsball wie ein Scheibenwischer nach rechts und nach links bewegen.
- o Fehlerquellen /FQ): Rücken wird gerundet
- o Übungshinweise (ÜH): Diese Übung ist auch für die Rückenmuskulatur intensiv, da die Wirbelsäule in der gestreckten Position fixiert werden sollte (Kokontraktion).

Im Sitzen abwechseln die Beine heben und Ball durchgeben

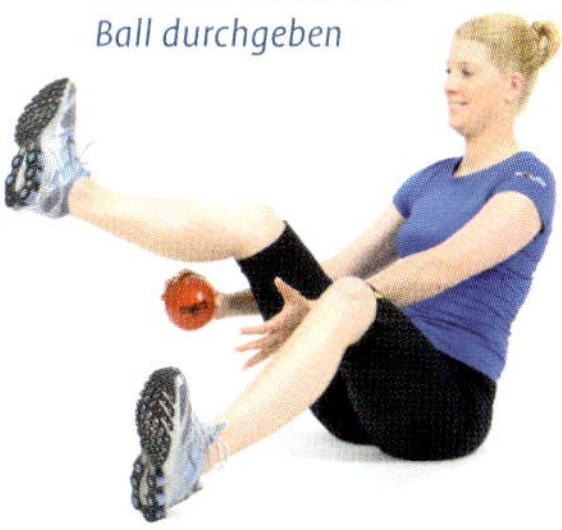

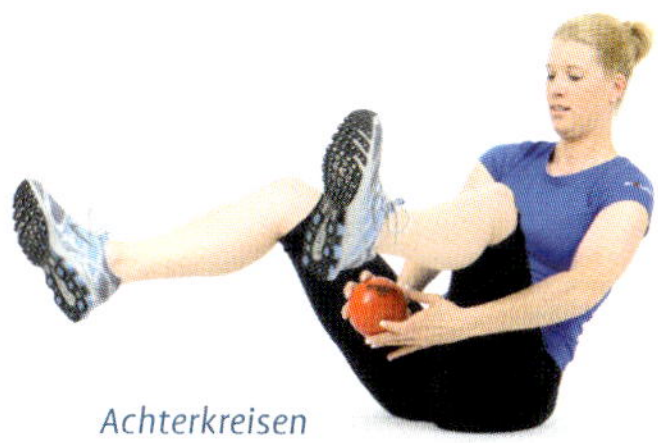

Achterkreisen

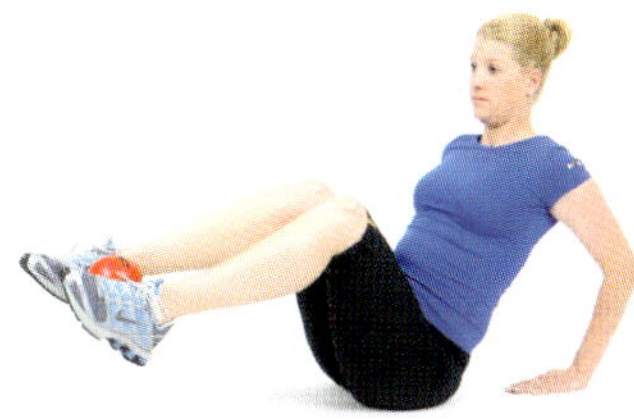

Scheibenwischer

Beine drehen (Hebel Beine)

- o Ziel (Z): Kräftigung der Rumpfmuskulatur, speziell der Bauchmuskeln
- o Ausgangsstellung (AS): Rückenlage
- o Übungsausführung (ÜA):Die nach oben gestreckte Beine nach rechts und links neigen.
- o Variation (VA) mit Gewichtsball: Die angewinkelten Beine nach rechts und links drehen.
- o Variation (VA) mit Thera-Band: die angewinkelten (gestreckten) Beine umwickeln, die Arme liegen locker neben dem Körper, die Handrücken in die Unterlage drücken und die Unterschenkel (gestreckten Beine) nach außen drehen.
- o Variation (VA) mit Partner: Fußgelenke umfassen, Becken anheben, Bein seitlich absenken (langsam!).
- o Fehlerquellen (FQ): Die Bewegung läuft unkontrolliert ab.
- o Übungshinweise (ÜH): Langsam die Hebel steigern.

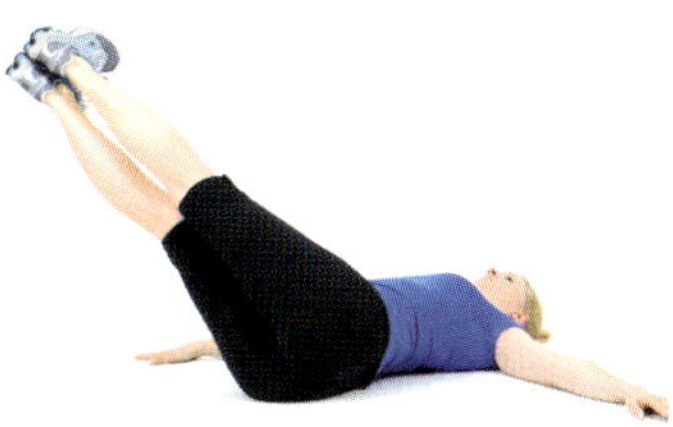

Nach oben gestreckte Beine seitlich absenken

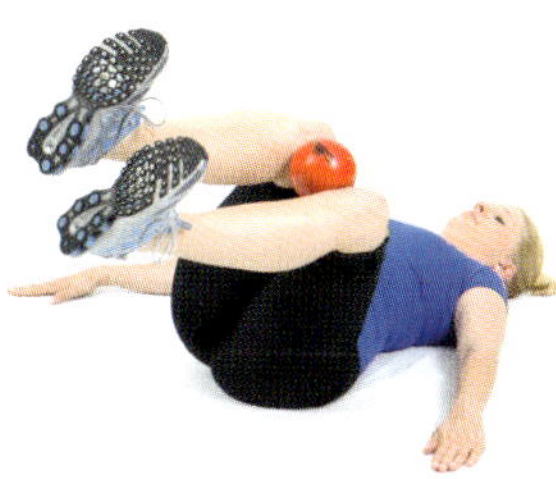

Nach oben gebeugte Beine mit Gewichtsball seitlich absenken

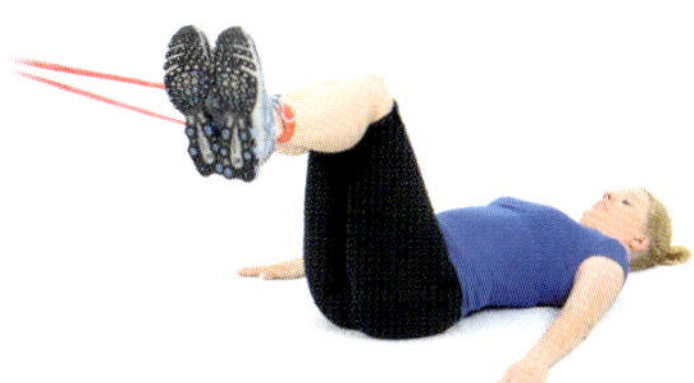

In Rückenlage Unterschenkel gegen Widerstand Thera-Band drehen

Curl Up – Crunch

- Ziel (Z): Kräftigung der Bauchmuskulatur
- Ausgangsstellung (AS): Rückenlage, Beine angewinkelt, Arme vor der Brust verschränkt
- Übungsausführung (ÜA): Die Halswirbelsäule fixieren (Doppelkinn), die Schultern mit fixiertem Nacken minimal von der Unterlage abheben, das Brustbein nach oben und vorne in Richtung Decke bewegen und auch den Blick dorthin richten.
- Variante (VA): Den Rumpf kontrolliert „Wirbel für Wirbel“ einrollen.
- Variation (VA): Zur Intensivierung der Übung den Hebel vergrößern. Die Hände unter den Kopf legen oder die Arme weiter nach oben nehmen.
- Variation (VA) Stabitrainer: Crunch auf kleiner, instabiler Unterlage, Becken und Schultern müssen gehalten werden (sehr intensiv!).
- Variation (VA) Fitnessball: Aus der Rückenlage auf einem Fitnessball den Oberkörper leicht heben, eine labile Unterlage verursacht mehr Kokontraktion, bei denen der Rectus und die Obliquii deutlich erhöhte EMG-Ableitungen zeigen (McGill 2007).
- Übungshinweise (ÜH): Der Crunch kann auch als quantitative Testübung dienen (s. S. 139).

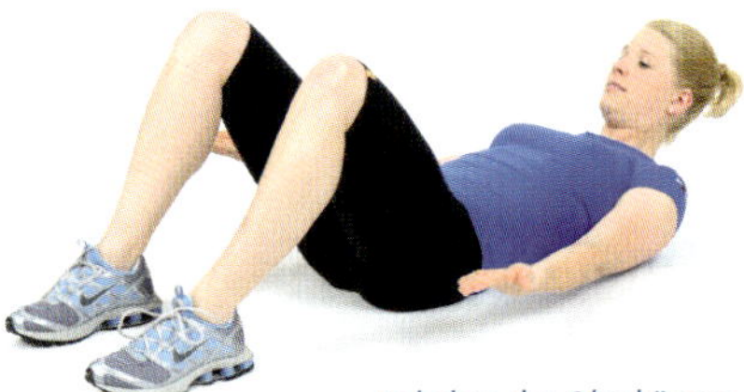

Anheben des Oberkörpers

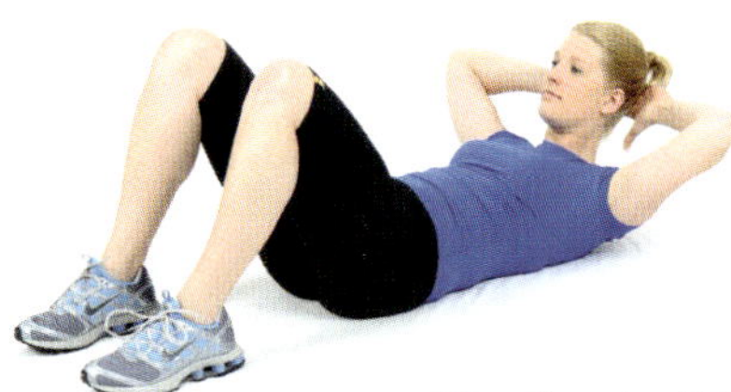

Mit verlängertem Hebel

Variation Stabitrainer

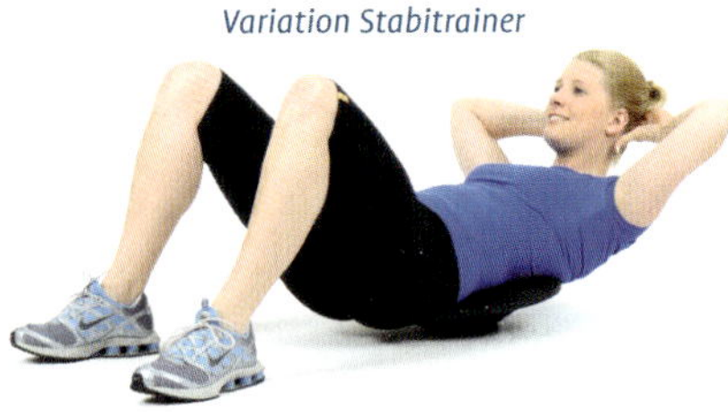

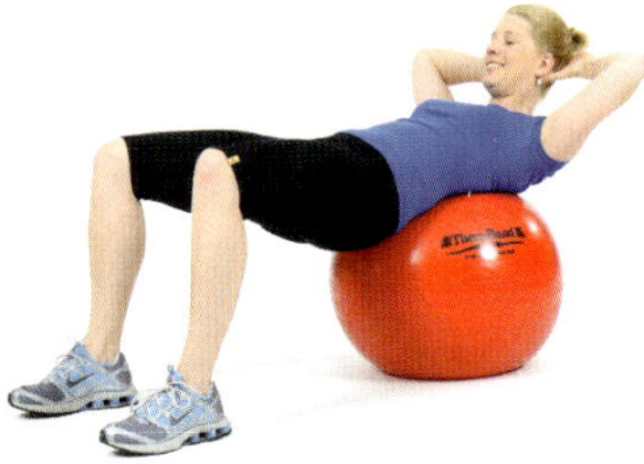

Variationen Fitnessball

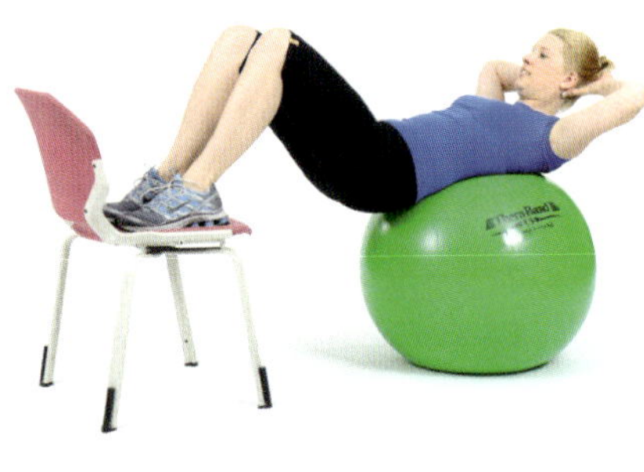

Curl Up – Crunch mit Widerständen

- Ziel (Z): Kräftigung der Bauchmuskulatur
- Ausgangsstellungen (AS): Stand, Kniestand, Sitz, Rückenlage,
- Übungsausführung (ÜA): Das Thera-Band etwa 10 bis 20 Zentimeter über dem Boden an einer Tür o.ä. befestigen, in Rückenlage davor legen, das Thera-Band nach vorne über die Brust ziehen, zusätzlich den Kopf und die Schultern leicht anheben.
- Übungsausführung (ÜA): In Schrittstellung das Thera-Band über dem Kopf halten, den Körper nach vorne neigen, dabei bewusst das Becken etwas aufrichten (nach hinten kippen) (Overhead cable pulls McGill 2007)
- Variation (VA) im Kniestand: Das Thera-Band vor der Brust halten und den Oberkörper nach vorne neigen.
- Variation (VA) im Kniestand: Das Thera-Band vor der Brust halten (über dem Kopf), den Oberkörper nach vorne neigen und dabei einrollen – Salamübung (Gottlob 2001)
- Variation (VA) in Rückenlage: In der oberen Position einen Medizinball werfen und fangen.
- Variation (VA): Mit Gewichtsball auf- und abrollen, in der oberen Position hin- und her werfen.
- Übungshinweise (ÜH): Das Aufrollen kann aus verschiedenen Ebenen erfolgen, waagerecht, schräg nach unten, schräg nach oben

Kniestand Vorneigen, Abrollen im Sitz, Kniestand mit Thera-Band – Salamübung

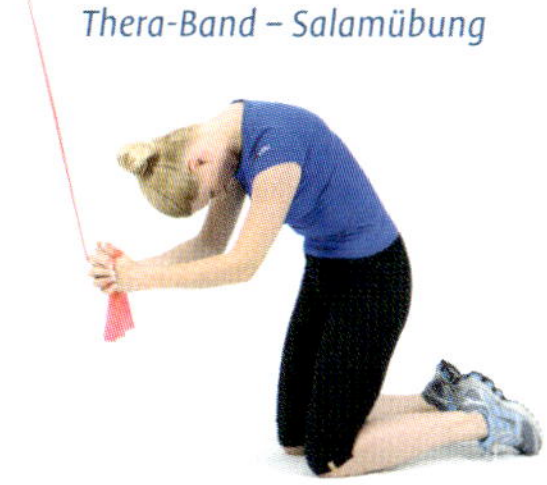

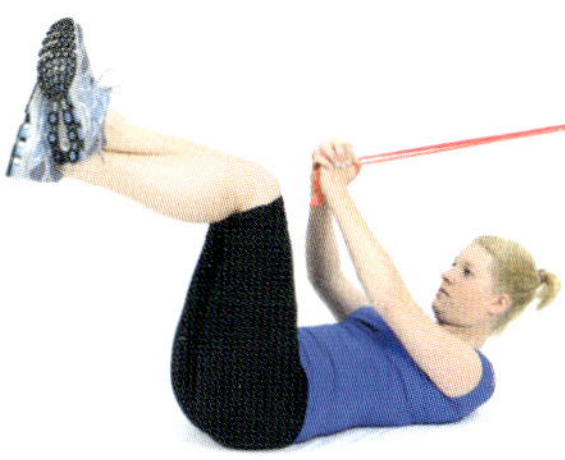

Rückenlage Thera-Band ziehen

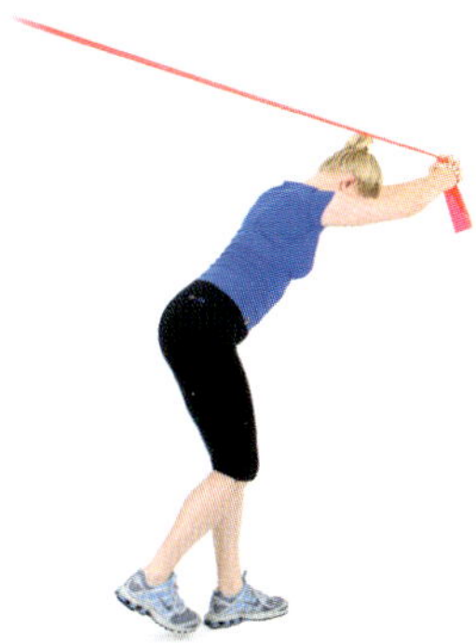

Stand, Kniestand Oberkörper nach vorne neigen mit Thera-Band

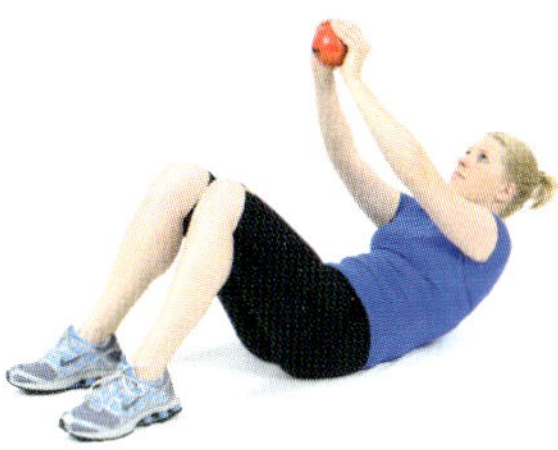

Aufrollen mit Gewichtsball (Hantel, Medizinball)

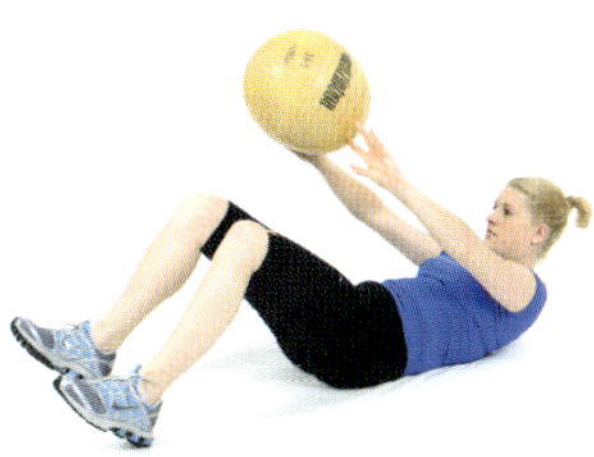

Curl-Up, Sit-Up mit Werfen/ Fangen eines Balls

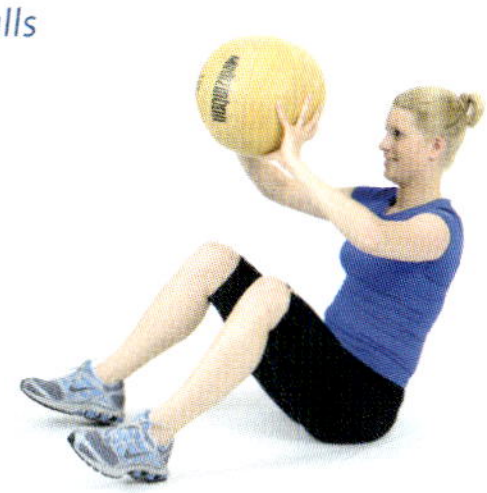

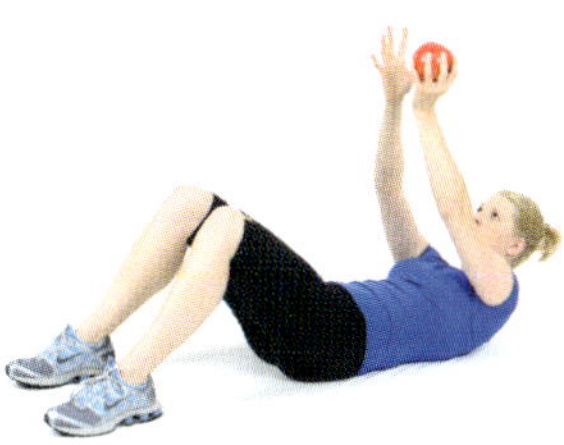

In der oberen Position Ball hin- und her werfen

Curl up diagonal

- Ziel (Z): Kräftigung der Bauchmuskulatur
- Ausgangsstellungen (AS): Rückenlage, Beine angewinkelt, Kniestand, Seitenlage
- Übungsausführung (ÜA): Den Oberkörper und den Kopf anheben und seitlich bis zum vollen Bewegungsausmaß aufrollen (verschiedene Arm- und Beinpositionen).
- Variation (VA) mit Thera-Band: Aufrollen und die Arme nach rechts und links ziehen
- Übungsausführung (ÜA) mit Thera-Band: das Thera-Band etwa 10 bis 20 Zentimeter über dem Boden an einer Tür o.ä. befestigen, seitlich zum Band legen und die Arme vor der Brust verschränken, den Oberkörper schräg nach vorne und oben aufrichten.
- Variation (VA) mit Thera-Band: Aufrollen und die Arme abwechselnd nach oben schieben
- Variation (VA) mit Thera-Band: Salam-Übung seitlich
- Variation (VA): In Rückenlage den Oberkörper aufrollen und den Ball nach rechts und links werfen oder einem Partner übergeben.
- Übungshinweise (ÜH): Das Becken bleibt bei der Grundübung am Boden.

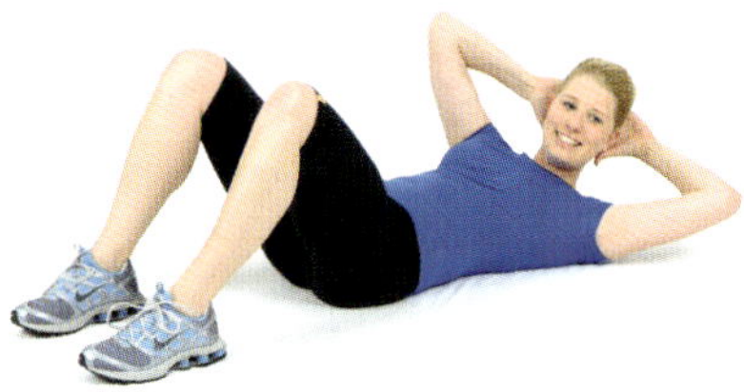

Seitlich Aufrichten (unterschiedliche Armhaltungen)

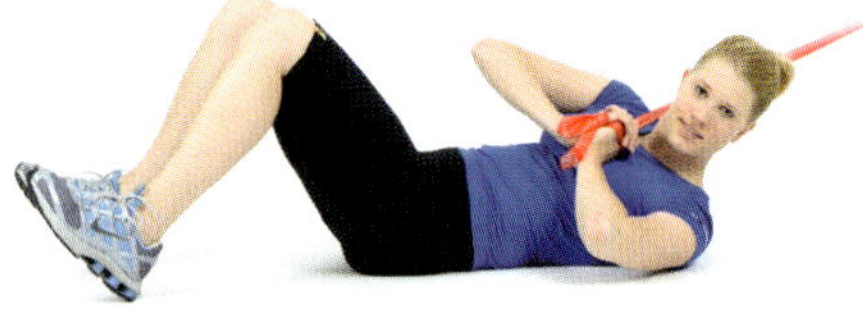

Seitlich Aufrichten mit Theraband von seitlich

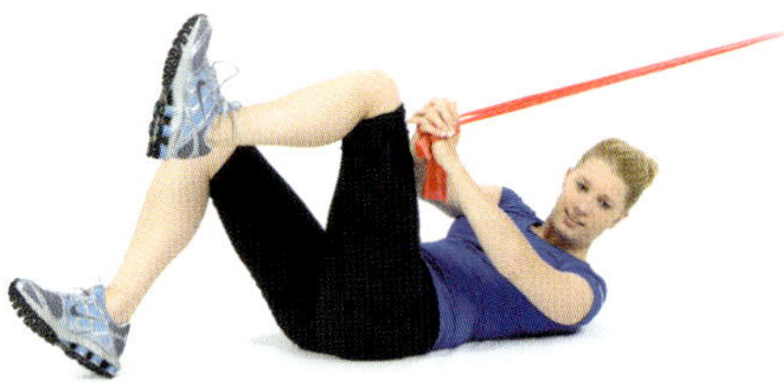

Seitlich Aufrichten mit Thera-Band von hinten

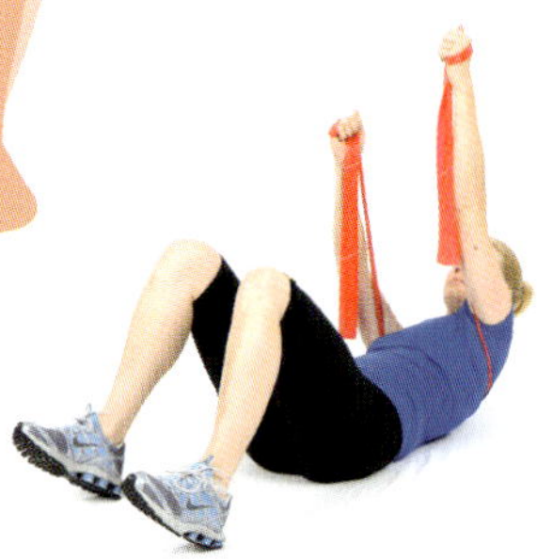

Abwechselnd die Hände nach oben schieben

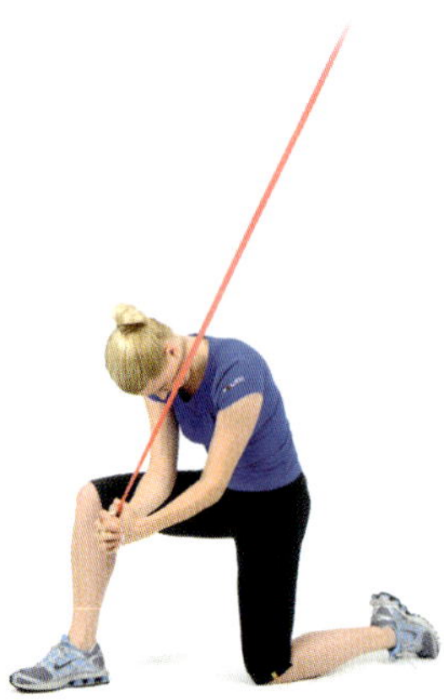

Seitlich nach unten ziehen im Kniestand

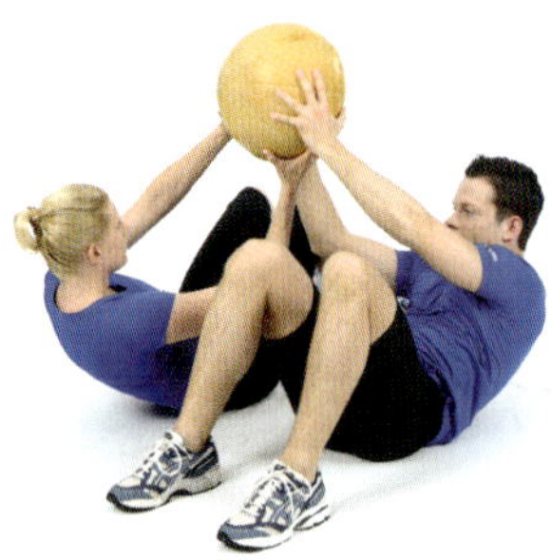

Ball Partner übergeben

Kombinationsbewegungen Arme und Beine

- o Ziel (Z): Kräftigung der Bauchmuskulatur
- o Ausgangsstellung (AS): Rückenlage, Bauchlage auf dem Ball
- o Übungsausführung (ÜA): Mit dem Unterarm oder dem Ellbogen das diagonal herangezogene Knie berühren (Käfer), der andere Arm geht nach hinten.
- o Variation (VA): Mit der Hand den Fuß des diagonal herangezogenen (gebeugten, gestreckten) Beines berühren, der andere Arm wird nach hinten gestreckt.
- o Übungsausführung (ÜA): Die angewinkelten Knie heranziehen und gleichzeitig den Oberkörper heben.
- o Übungsausführung (ÜA) mit Thera-Band: Beide Beine beugen und die Füße umschlingen, die Enden des Bandes über Kreuz fassen und die Arme in die U-Halte neben den Körper nehmen, das Gehen simulieren, indem ein Bein und der gegenüberliegenden Arm nach hinten gestreckt werden oder als Frosch beide Arme und Beine beugen und strecken.
- o Übungsausführung (ÜA): In Bauchlage auf dem Fitnessball den Ball unter den Bauch rollen und am Bewegungsende auf dem Ball knien (Igel), langsam wieder abrollen.
- o Übungshinweise (ÜH): Durch die Veränderung der AS und der Hebel sind die Übungen in ihrer Intensität beliebig zu variieren

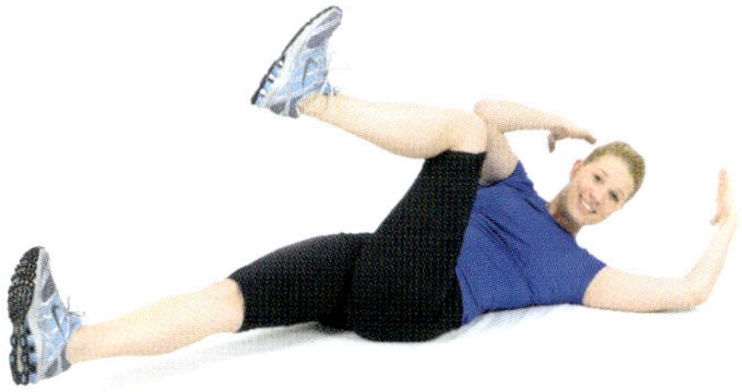

Käfer Ellbogen und Knie zusammenführen

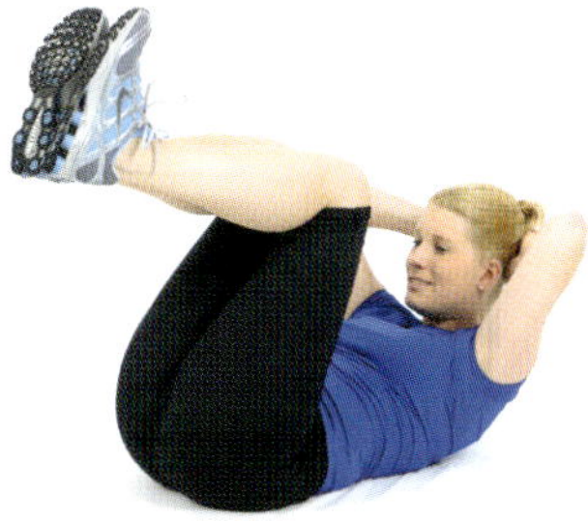

Oberkörper und Knie zusammenführen

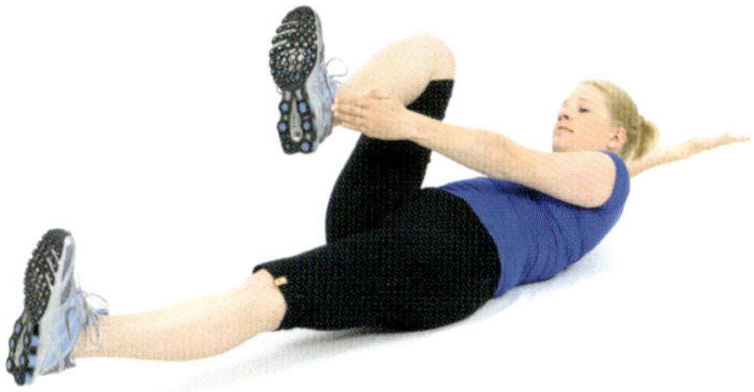

Käfer Hand und Fuß zusammenführen

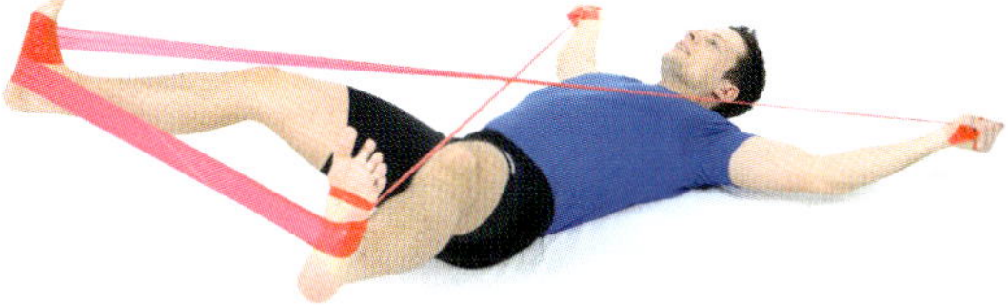

Frosch mit Thera-Band

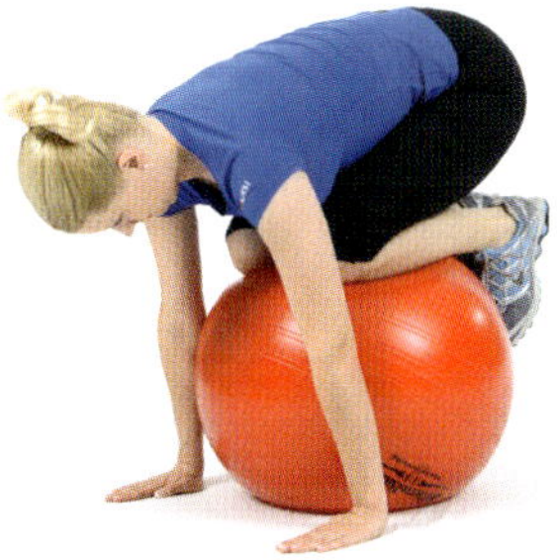

Igel auf Pezziball

Rumpfdrehen

- Ziel (Z): Kräftigung der Bauchmuskulatur
- Ausgangsstellungen (AS): Sitzen auf dem Stuhl, Boden oder Stand
- Übungsausführung (ÜA): Das Thera-Band mit gebeugten Armen vor dem Körper halten, den Rumpf nach rechts und nach links drehen, die Knie zeigen den Bewegungsumfang an, während der Übungsausführung den Händen nachschauen.
- Variation (VA): Die Übung mit gestreckten Armen ausführen.
- Übungsausführung (ÜA) mit Gymstick: Den Stab auf die Schulter legen oder ihn vor der Brust halten und in den Einbeinkniestand gehen, den Oberkörper in Richtung des aufgestellten Beines drehen und wieder in die Ausgangsstellung zurückkehren.
- Variation (VA): In der Mittel-/ Endposition kleine Drehbewegungen durchführen.
- Übungsausführung (ÜA): Im Stand die Langhantelstange nach rechts und nach links drehen.
- Übungshinweise (ÜH): Die Rumpfdrehung kann auch im Stehen durchgeführt werden, dabei ist auf eine stabile Beckenstellung zu achten, die Beine sind bei der Drehbewegung des Oberkörpers stabil zu halten, bei Schulterproblemen kann der Stab auch dicht vor dem Körper halten werden. Rumpfneigung nach vorne, bzw. hinten beansprucht mehr die hinteren, bzw. vorderen Rumpfrotatoren

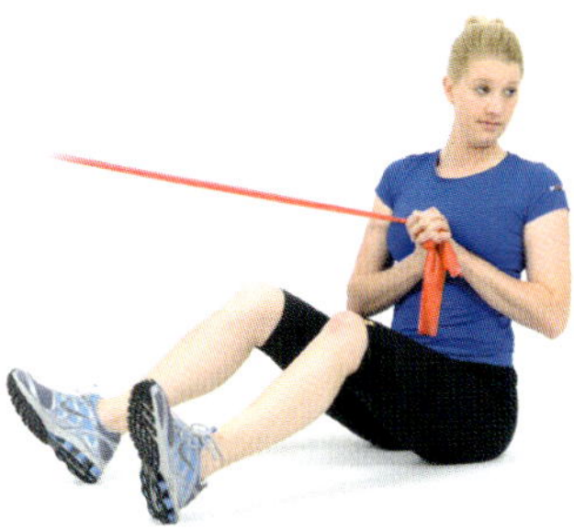

Mit Thera-Band gebeugte Arme

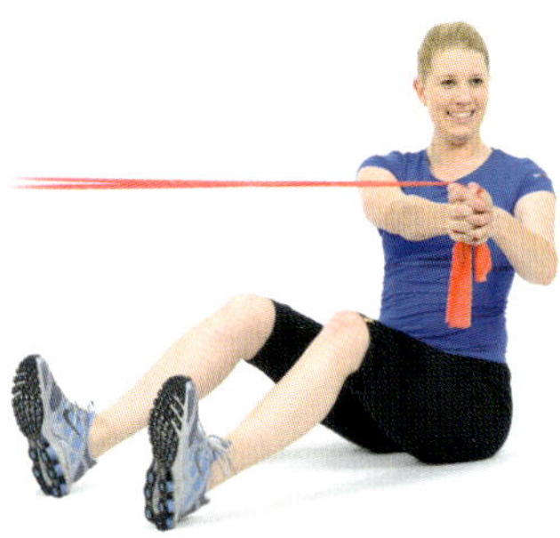

Mit Thera-Band lange Arme

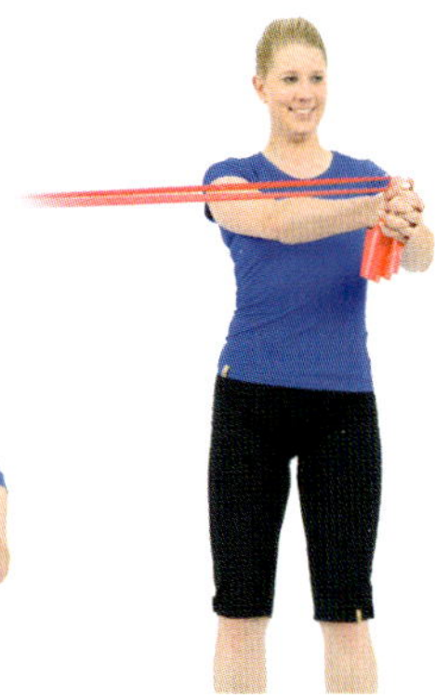

Langer Hebel Stand

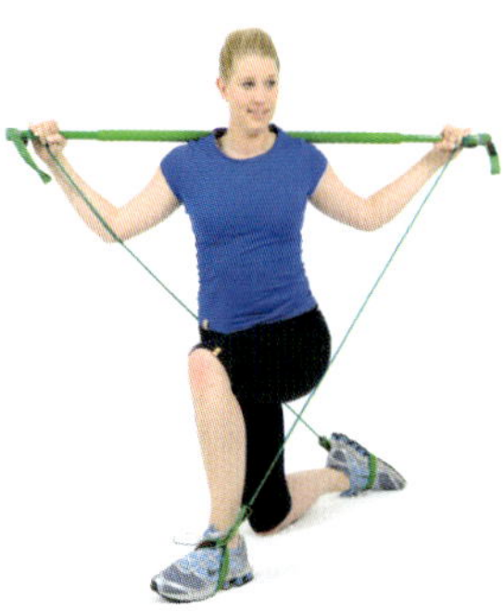

Rumpfdrehen im Kniestand

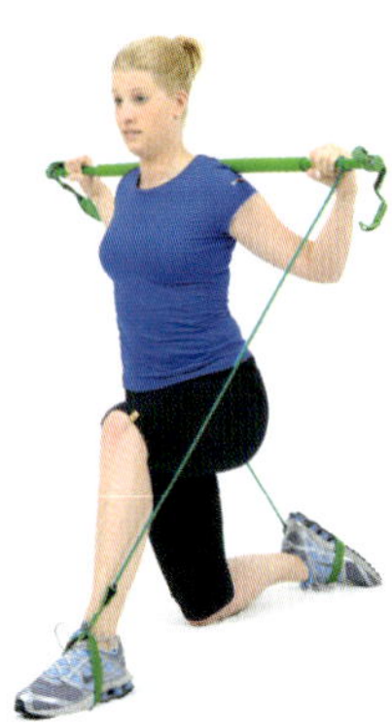

Position Halten mit Drehmoment

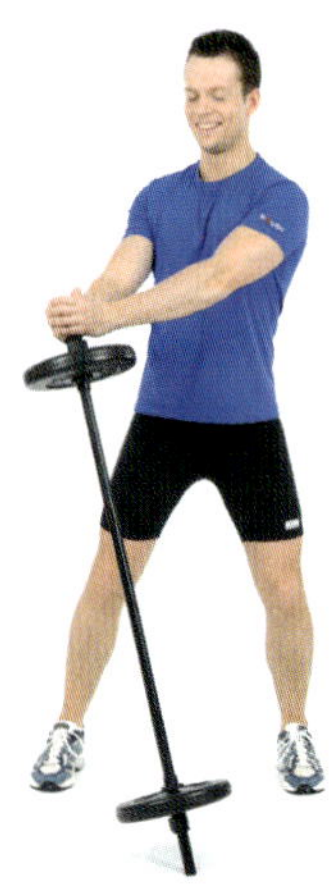

Drehbewegung mit Langhantelstange

7.1.2 Autochtone Rückenmuskulatur

- **Hintergrundwissen: Funktionell-anatomische Grundlagen (Verlauf und Funktion)**
  - Die autochtone Rückenmuskulatur verläuft beiderseits entlang der Wirbelsäule vom Steißbein und Becken bis zum Kopf.
  - Sie besteht aus eine Reihe von kurzen, mittellangen und langen Muskelzügen, die sich räumlich und funktionell unterteilen in den medialen und lateralen Trakt, die schrägverlaufend (Quer- und Dornfortsatz) oder geradeverlaufend (Quer-Quer- und Dorn-Dornfortsatz) eine oder mehrere Wirbel miteinander verbinden.
  - Der mediale Trakt verläuft in der Rinne zwischen Dorn- und Querfortsätzen und besteht aus den am tiefsten gelegenen kurzen Rückenmuskeln, die benachbarte Wirbel miteinander verbinden (z.B. interspinales, rotatores) und den mittellangen Muskeln, die an mehreren Wirbeln vorbeiziehen (multifidus), sie dienen zur Streckung, zur Seitneigung und zur Drehung einzelner Wirbelsäulensegmente und somit der kontrollierten Feinsteuerung und einer segmentalen Stabilisation.
  - Der laterale, äußere Trakt der tiefen Rückenmuskulatur besteht vorwiegend aus längeren Muskelzügen, die auch an den Rippen ansetzen (z.B. M.iliocostalis, M.longissimus), sie dienen der globalen Bewegung der Wirbelsäule, wie die Streckung, Seitneigung und Drehung des Rumpfes, bei hohen äußeren Kräften, z.B. im Sport oder bei körperlicher Arbeit dienen sie auch der Stabilisierung. Sie haben die größten Drehmomentarme und sind somit der effizienteste Strecker für die lumbale Region (McGill 2007) (s. a. Tab. 20, S. 102).

- **Effektwissen**
  - Bei Rückenschmerzpatienten hat man eine verspätete und reduzierte Aktivierung des M. transversus abdomonis und der Mm.multifidii sowie Abbau- und Umbauprozessen der Mm.multifidii festgestellt (Richardson et al. 1999, Mengiardi et al. 2006, Wagner et al. 2008). Dadurch geht nach Ansicht der Autoren die stabilisierende Schutzfunktion dieser Muskeln verloren (Abb. 19). Aus diesem Grunde und weil die Übungen die Körperwahrnehmung, im Besonderen die Beckenkontrolle fördern, sollten entsprechende Übungen für die segmentale Muskulatur immer wieder eingebunden werden. Lumbale Stabilisationsübungen sind wirksam in der Verbesserung von Schmerzen und der Funktion bei einer heterogenen Gruppe von Patienten mit chronischen Rückenschmerzen (Standaert et al. 2008).

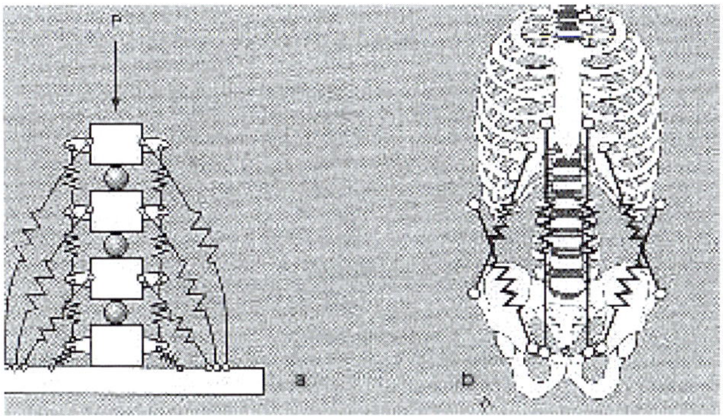

Abb. 19: Steifheit und Stabilität der Wirbelsäule wird durch ein komplexes Zusammenwirken verschiedener versteifender Strukturen entlang der Wirbelsäule (a) und des Rumpfes (b) erzielt (McGill 2007, 117).

  - Bei Personen mit Rückenschmerzen findet man eine geringere Muskelkraft (Kankaanpaa et al. 1998, Lee et al. 1999), wobei die eindeutigen Beziehungen zwischen Muskelkraft, Muskelausdauerfähigkeit und Rückenschmerz nicht unumstritten sind (Hamberg-van Reenen et al. 2007, Paalanne et al. 2008). Vermutlich ist eher eine reduzierte Kraftausdauer der Rückenstreckmuskulatur mit Rückenschmerzen verbunden als eine reduzierte maximale Kraft. Rückenschmerzen sind durch ein gestörtes Verhältnis der Kraftausdauer von Streckung zu Beugung gekennzeichnet (McGill 2007). Übungsformen zur Verbesserung der Leistungsfähigkeit der Rücken- und Rumpfmuskulatur beheben diese Defizite (Dekonditionierung) oder beugen ihnen vor (Mayer et al. 2008, Goebel et al. 2005, Richardson et al. 1999, McGill 2001, Gatchel et al. 2008).

– Extensionsübungen bewirken neben einer Aktivierung der Rückenstrecker auch eine mechanische Belastung der Wirbelsäule. So erzielen manche Übungen (in Bauchlage Arme und Beine heben) zwar eine hohe Aktivierung aller Rückenmuskeln, aber auch eine hohe Druckbelastung, während andere Übungen (Vierfüßlerstand, Arm und Bein wegstrecken) eine deutlich geringe Aktivierung zeigen, aber auch für Bandscheibenpatienten tolerierbare Druckbelastungen (Abb. 19) (McGill 2007)

Kompressionskraft	~2000N	~3000N	> 4000N	> 6000N
EMG M.erect. thoracal (rechts)	5,5–13,7%	11,5–46,8%	45,4%	66,1%
EMG M.erect. lumbal (rechts)	11,7–19,7%	19,4–28,4%	57,8%	59,2%
EMG M.multifidus (rechts)	10,8–21,9%	16,1–51,9%	47,5%	51,9%

Abb. 19: Muskelaktivität und Kompressionskraft bei verschiedenen Extensionsübungen (aus McGill 2007, 92/93 , Callaghan et al 1998)

o **Handlungswissen (Wie wird trainiert?)**

– Lokale Muskulatur: die Muskeln sind ständig auf sehr geringem Niveau aktiv und reduzieren zusammen mit der Gelenkkapsel die auf das Gelenk wirkenden Scherkräfte. Aktiviert werden diese Muskeln deshalb isoliert von den anderen Rumpfmuskeln durch eine langsame, sanfte und länger andauernde Ansteuerung (Hamilton 1999). Eine weitere Möglichkeit zur Ansteuerung der lokalen Muskeln scheint das Trainieren mit schwingenden Systemen (S. 42, 87) und das sensomotorische Trining (S. 32, 118) zu sein.
– Neben isometrischen Extensionsübungen sind auch dynamische Übungen wichtig, um mehr/andere motorische Einheiten anzusteuern. Schon eine Übung in Bauchlage mit einseitigem Widerstand und leichtem Beugen und Strecken der Wirbelsäule um die Neutrallage kann die Kraft und Ausdauer der Rückenmuskulatur stärken.
– Viele Extensionsübungen finden in der Bauchlage statt. Dabei wird der Kopf möglichst in Verlängerung des Rumpfes (Blick zum Boden) gehalten. Einer Hyperlordosierung kann durch Anspannen von Bauch- und Gesäßmuskulatur, durch Unterlagerung mit einer Handtuchrolle oder der Nutzung eines Fitballs entgegengewirkt werden. Auf der anderen Seite erreicht man durch eine verstärkte Lordosierung auch eine stärke Aktivierung der Rücken sowie der Hüftstreckmuskulatur.
– Alle Beinrückhebeübungen aktivieren gleichzeitig die Hüftstreck- und die Rückenmuskulatur (Boeck-Behrens-Buskies 2000, McGill 2007). Für alle Menschen mit Facettengelenkproblematik und Wirbelgleiten ist auf eine Ausführung zu achten, bei der sie noch in der Lage sind, eine leicht gestreckte Form der Lendenwirbelsäule (Becken leicht aufrichten) muskulär zu halten, z.B. durch Reduzierung der Hebel, in dem ein Bein herangezogen wird, ein Bein nicht weit angehoben und mit Widerständen gearbeitet wird.
– Übungen, bei denen die Arme / Schultern nach hinten geführt werden (Reverse Fly), aktivieren je nach Winkel von Arm und Oberkörper unterschiedliche Muskeln des oberen Rückens, bzw. der heterochthonen Rückenmuskulatur (s. Kap.7.4)

Ansteuerung Rückenmuskulatur im Stand (mit Oberkörperneigung)

- Ziel (Z): Ansteuerung der Rückenmuskulatur
- Ausgangsstellungen (AS): Stand, Sitz, Rückenlage
- Übungsausführung (ÜA): Hüftbreit mit leicht gebeugten Beinen, geradem Oberkörper und gestreckten Armen einem Partner/Fensterbank gegenüber stellen, die Fußsohlen leicht in den Boden und Rumpfmuskulatur anspannen. Von unten gegen die Fensterbank drücken, bzw. gegen den Widerstand des von oben drückenden Partners (s. S. 57)
- Variation (VA): Unterschiedliche Arm- und Oberkörperpositionen (schräg nach oben, senkrecht)
- Variation (VA): Mit dynamischen Armbewegungen, ggf. mit Widerständen
- Übungsausführung (ÜA mit Thera-Band (Partner): In Rückenlage das Band mit gestreckten Armen über der Brust halten, Richtung Kopf ziehen.
- Übungsausführung (ÜA) mit Gewichtsball: Im Stand oder in Bauchlage auf einem Ball mit fixierten Beinen und gestrecktem Rücken einen Gewichtsball hin- und her werfen.
- Fehlerquellen (FQ): durchgedrückte Knien, im Hohlkreuz und mit zurückgelegtem Oberkörper, Ausgangsstellung (AS) wird nicht stabilisiert .
- Übungshinweise (ÜH): die Widerstände sollten immer nur so stark sein, dass das Becken, der Rumpf oder die Ausgangsstellung noch stabilisiert werden kann.

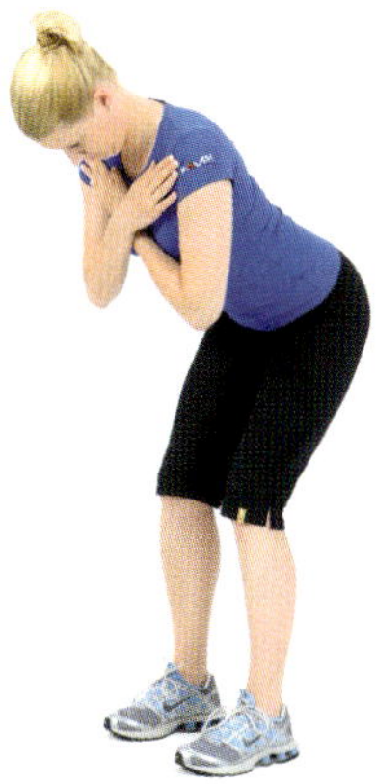

Oberkörper schräg nach vorne

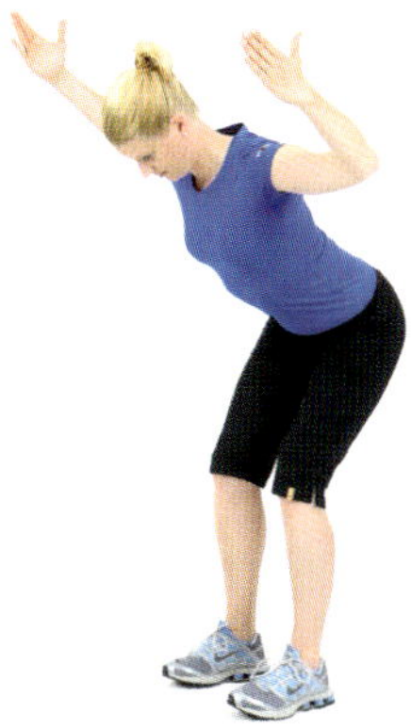

Mit U-Halte

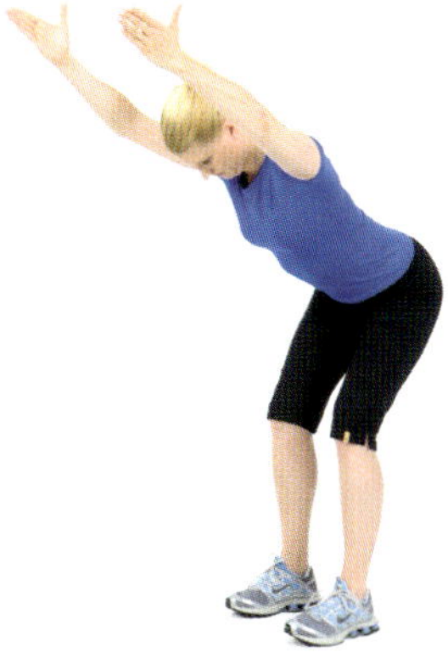

Oberkörper schräg nach vorne Arme über dem Kopf

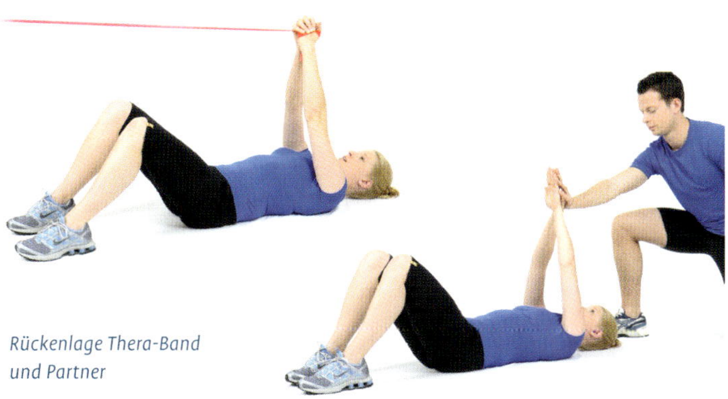

Rückenlage Thera-Band und Partner

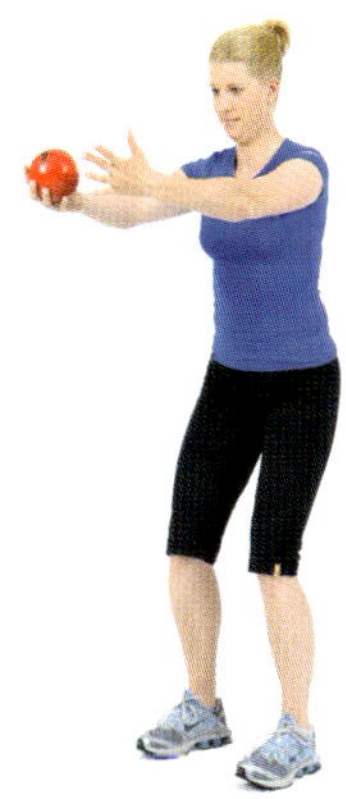

Gewichtsball hin- und herwerfen

Diagonale Vierfüßlerübung (Bird-Dog)

- Ziel (Z): Ansteuerung der Rückenmuskulatur, aktive Gelenksicherung der Lendenwirbelsäule
- Ausgangsstellungen (AS): Vierfüßlerstand, Seitenlage
- Übungsausführung (ÜA): Die Hände unter den Schultern und Knie schulterbreit geöffnet unter der Hüfte aufstellen, Bauchmuskulatur anspannen, Nacken strecken (Segmentale Stabilisation im Vierfüßlerstand), das linke (rechte) Bein nach hinten strecken.
- Variation (VA): Den diagonalen Arm nach vorne strecken, mit dem Daumen nach oben.
- Variation (VA): Zusätzlich den unteren Fuß anheben.
- Variation (VA): Knie und Hand unter dem Körper zusammenführen und wieder strecken.
- Variation (VA): Arm und Bein bewegen sich hoch und tief oder zur Seite.
- Variation (VA): Partner gibt Widerstände an Rumpf und Extremitäten.
- Fehlerquellen FQ): Wirbelsäule hängt durch (→Bauchspannung), Kopf wird in Überstreckung gehalten (→ Kinn heranziehen), Hüftseite des gestreckten Beines dreht auf (→ Zehen nach innen drehen).
- Übungsausführung (ÜA) in Seitenlage mit Thera-Band: Prinzipiell ist die Streckbewegung auch mit Geräten und ein der Seitenlage möglich. Dabei strecken sich der obere Arm und das obere Bein.
- Kontrolle: Handkontolle an LWS und Becken, taktile Kontrolle mit Hilfe eines Stabes auf der Wirbelsäule, Partnerkontrolle, Kontrolle mit Ball auf der LWS.
- Übungshinweise (ÜH): Die Intensität ist für einen Muskelmasseaufbau zwar relativ niedrig, dafür sind die Kompressions- und Scherkräfte auch nicht sehr hoch (s. Abb. 19) (McGill 2007). Falls Schmerzen im Knie entstehen, auf einer weicheren Unterlage üben.

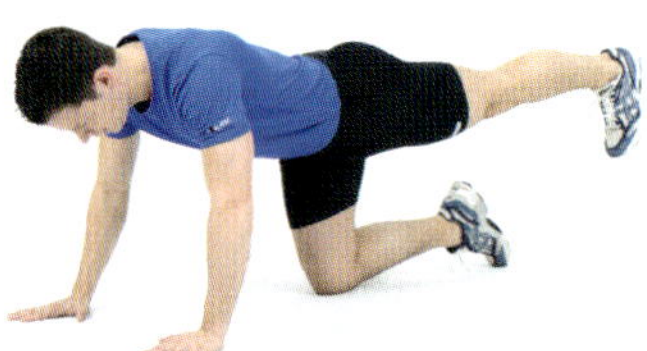

Vierfüßler mit Bein heben

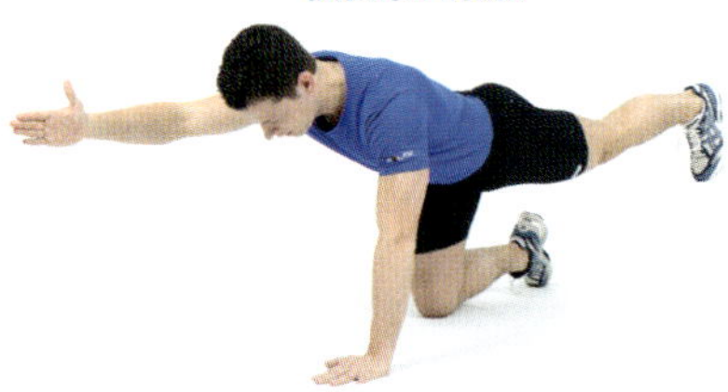

Vierfüßler mit Arm und Bein heben

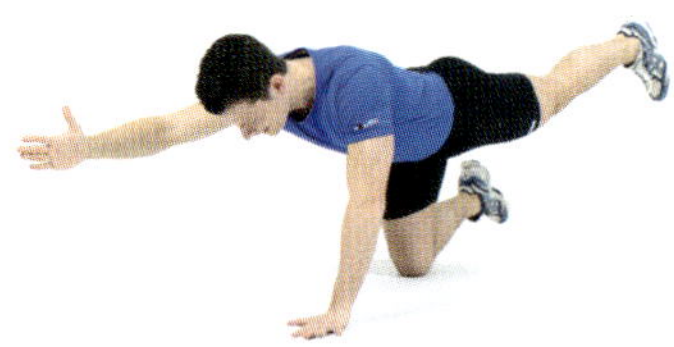

füßler mit Arm und Bein heben, mit Fußanheben

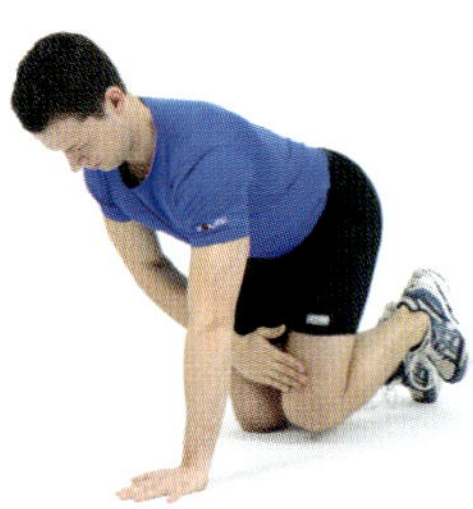

Vierfüßler, Arm und Knie zusammenführen

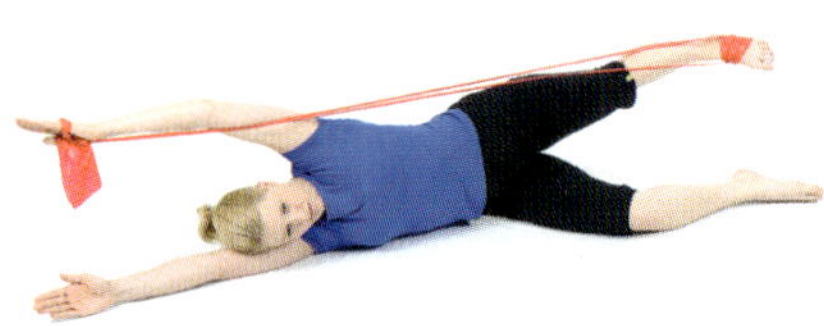

Seitenlage mit Thera-Band oberer Arm und oberes Bein strecken sich

Oberkörper waagrecht halten

- o Ziel (Z): Rückenmuskulatur.
- o Ausgangsstellung (AS) Bauchlage
- o Übungsausführung (ÜA): Gesäß- und Bauchmuskulatur spannen (Hände neben Gesäß oder unter Stirn), den Oberkörper leicht nach oben heben.
- o Variation (VA): Auf einem Schrägbrett, einer Bank oder einem Ball, je weniger der Oberkörper unterstützt ist (bis zum Beckenkamm), desto intensiver die Übung, Hände sind vor der Brust verschränkt, vor dem Körper oder halten Gewichte.
- o Variation (VA): In der gestreckten Position reaktive Übungen mit dem Ball durchführen, z.B. selbst hochwerfen oder in Bauchlage zurollen.
- o Fehlerquellen FQ): Der Kopf wird überstreckt (→ Kinn heranziehen).
- o Übungshinweise (ÜH): Bei Wirbelgleiten ist eine Überstreckung zu vermeiden, die Übung kann auch als Test für die Kraftausdauer der Rückenstreckmuskulatur eingesetzt werden, Becken, Hüfte und Knies sind gesichert, Übung wird abgebrochen, wenn der Oberkörper die Horizontale verlässt (McGill 2007, 211).

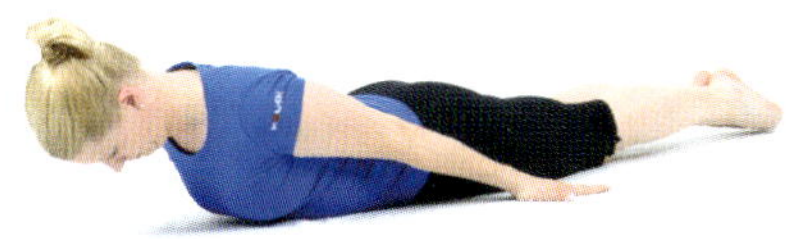

Oberkörperheben in Bauchlage

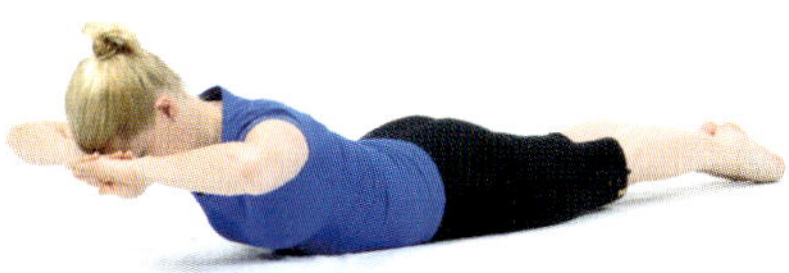

Überhang an der Bank (Tisch, Kasten), ggf. diverse Ausgangsstellung (AS)

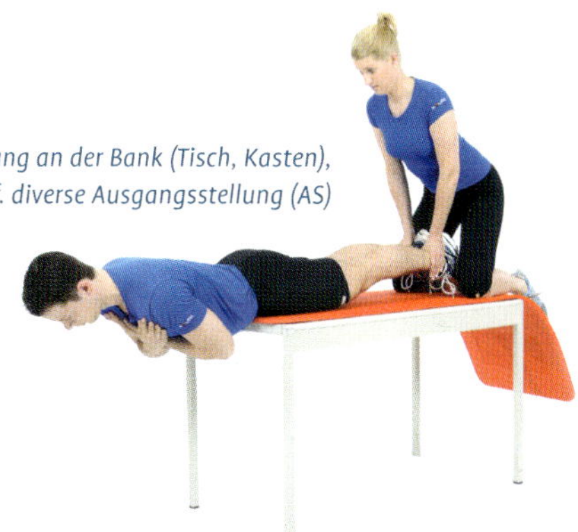

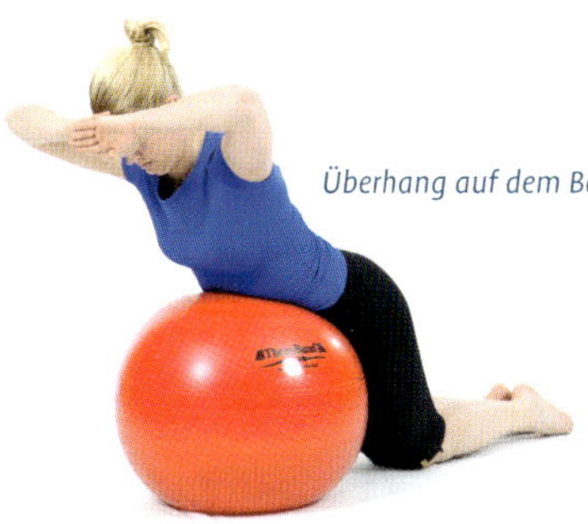

Überhang auf dem Ball

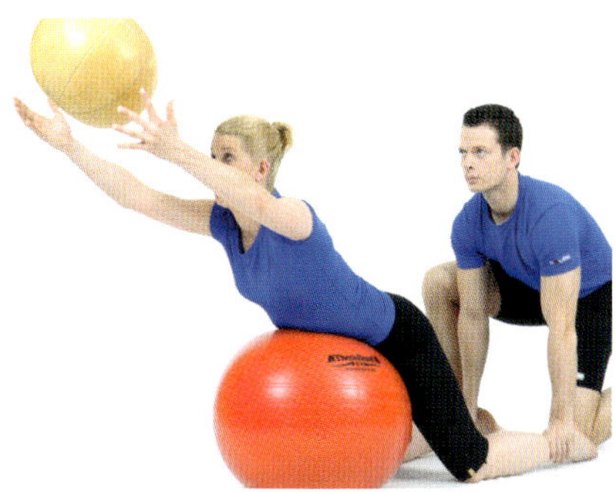

Reaktiv mit Ball zuwerfen / Ball zurollen

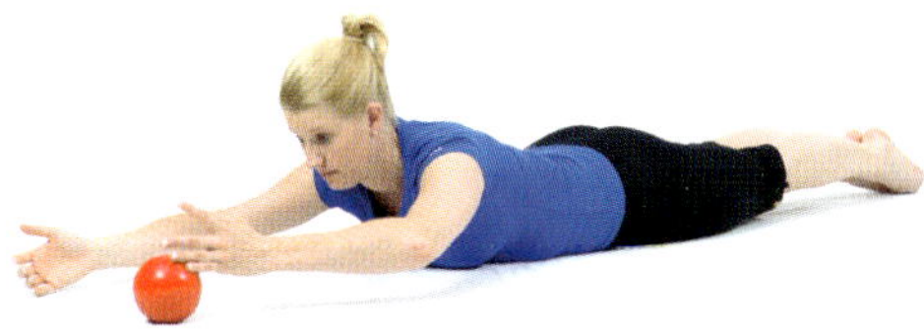

Rücken heben – Good Mornings

- Ziel (Z): Rückenmuskulatur, Hüftstreckmuskulatur
- Ausgangsstellungen (AS): Stand, Bauchlage, Kniestand
- Übungsausführung (ÜA) mit Gymstick (Hantel): Mit leicht gebeugten Beinen, der Stab (Hantel) liegt auf dem Schultergürtel (bei Problemen vor dem Körper halten) den „geraden" Oberkörper langsam nach vorne neigen und wieder langsam aufrichten.
- Variation (VA): Asymmetrisch auf den Schultern halten.
- Übungsausführung (ÜA) mit Bank: In Bauchlage auf einer Bank, Oberkörper hängt frei, die Beine sind fixiert, gestreckten Oberkörper heben und senken.
- Übungsausführung (ÜA) im Kniestand: Das Gesäß etwas nach hinten schieben, das Becken nach vorne kippen und den Oberkörper bis zur Waagerechten anheben, heben und senken des Oberkörpers.
- Fehlerquellen (FQ): Die Wirbelsäule wird gerundet (→ unbedingt gestreckt halten).
- Übungshinweise (ÜH): Die Aufrichtebewegung erfolgt über die Bewegungen des Beckens in den Hüftgelenken, die dynamische Arbeit leistet die Hüftstreckmuskulatur; es handelt sich um eine fortgeschrittene Übung, die ein gutes Körpergefühl erfordert. Die Übung wird durch Hebelverlängerung oder Zusatzgewichte intensiver; das Drehmoment wächst mit Neigewinkel stark an, was höhere Schubbelastungen auf die WS zu Folge hat (McGill 2007, Gottlob 2001, 201).

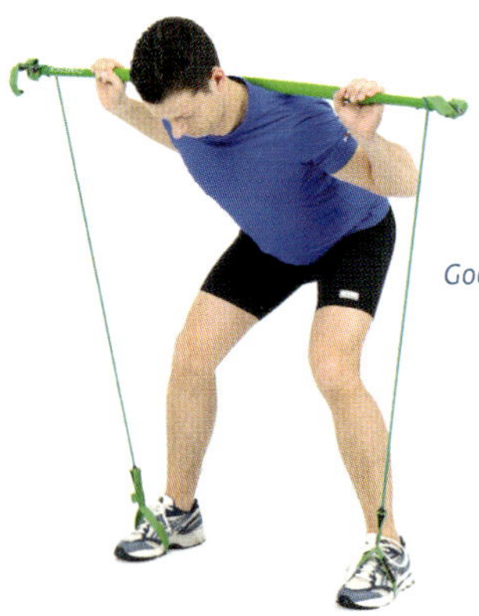

Good Mornings mit Gymstick / Hantel

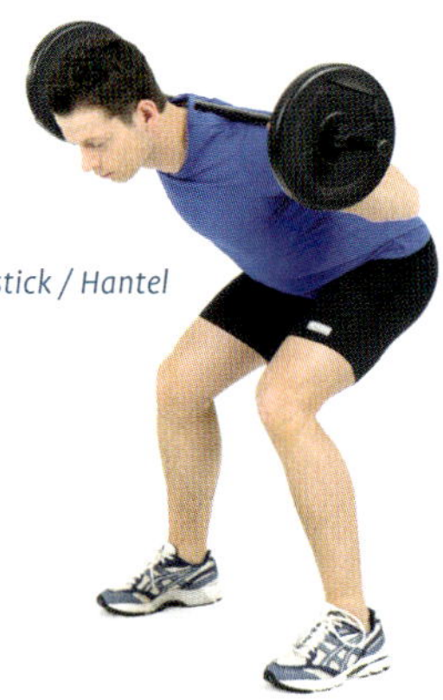

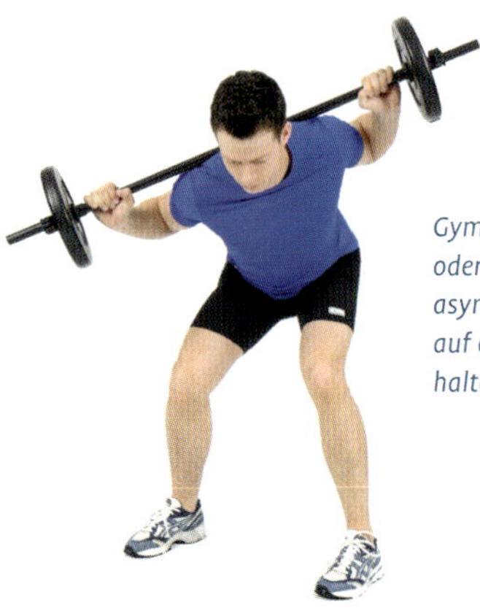

Gymstick oder Hantel asymmetrisch auf den Schultern halten

Kniestand Oberkörper heben

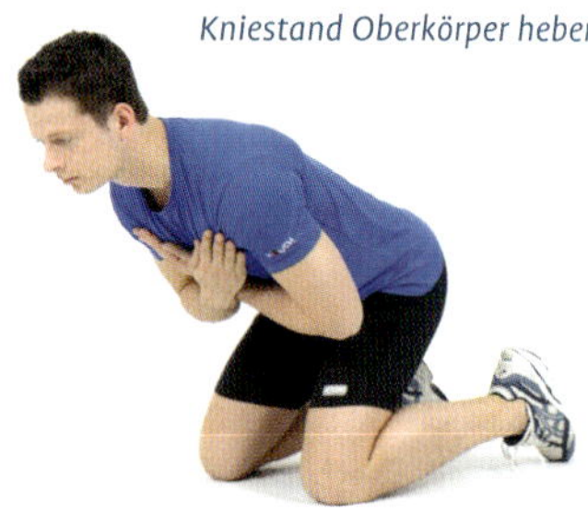

Diagonales Arme- und Beine- Drücken

- Ziel (Z): Kräftigung der Rücken- und Hüftstreckmuskulatur
- Ausgangsstellung (AS): Bauchlage, ggf. Unterlagerung mit Kissen
- Übungsausführung (ÜA): Den rechten Arm und das linke Bein einen Zentimeter vom Boden abheben und gleichzeitig den linken Arm und das rechte Bein gegen die Unterlage drücken.
- Variation (VA): Ein Partner gibt Widerstände an den abgehobenen Extremitäten.
- Übungshinweise (ÜH): Zuvor Bauch anspannen und Bauch ggf. mit einem Kissen unterlagern.

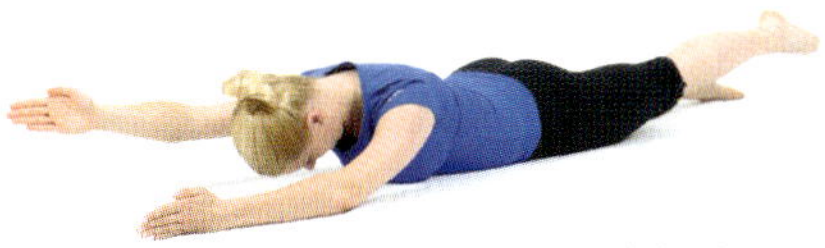

Diagonal drücken

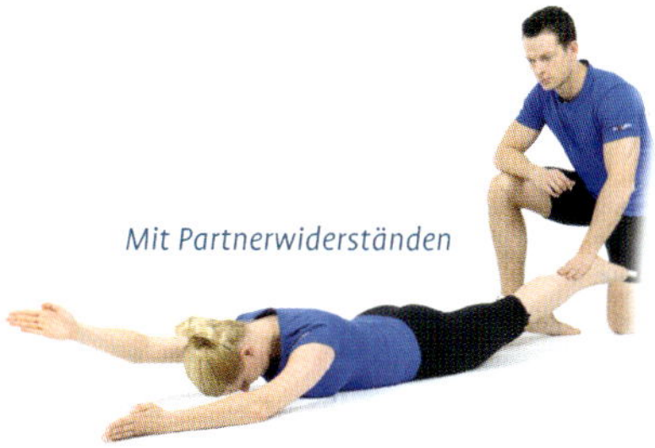

Mit Partnerwiderständen

Beinrückheben am Stuhl / auf der Bank

- Ziel (Z) : Rücken- und Gesäßmuskulatur
- Ausgangsstellungen (AS): Bauchlage
- Übungsausführung (ÜA): Bäuchlings mit dem Oberkörper bis zum Becken auf einem Stuhl/ Tisch/ Bank liegen, die Beine anwinkeln, die Tischkante umfassen und die Oberarme leicht zum Körper heranziehen, die Beine im Wechsel nach hinten bis zur Waagrechten strecken.
- Variation (VA): Beide Beine nach hinten strecken.
- Variation (VA): Bauchlage auf dem Ball, die Hände sind fixiert, die Beine werden gestreckt.
- Übungshinweise (ÜH): Durch das angewinkelte Bein sind das Becken und die Lendenwirbelsäule recht gut stabilisiert, Becken und Beine hängen frei, bei der Übung wirken hohe Scherkräfte auf Bandscheibe und Bandapparat (McGill 2007, 91).

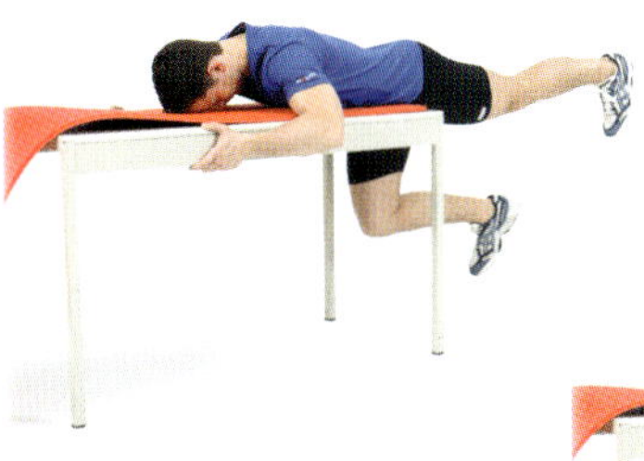

Auf Bank, abwechselnd die Beine strecken

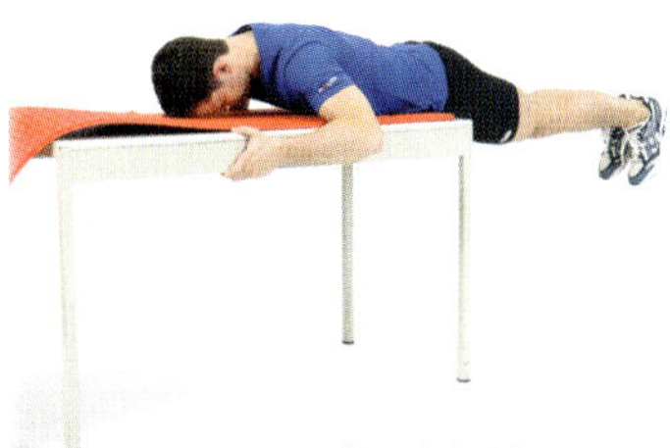

Auf Bank, beide Beine strecken

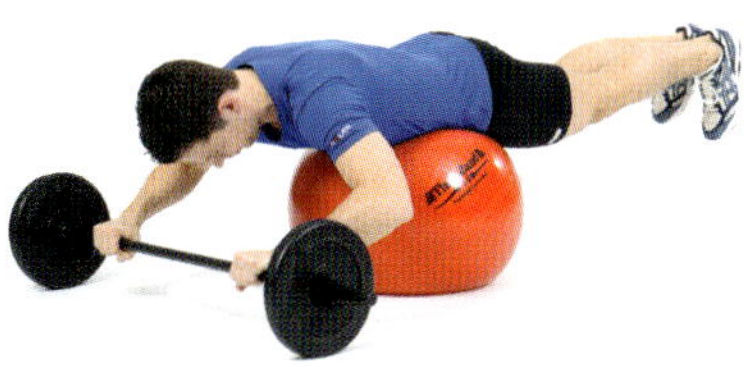

Auf Ball mit Fixation der Hände, Beine heben

Beckenkippen in Bauchlage (Reverse Hyper Extension)

- Ziel (Z): Rücken- und Gesäßmuskulatur
- Ausgangsstellung (AS): Bauchlage auf der Bank, das Becken hängt frei.
- Übungsausführung (ÜA): Becken kippen und langsam wieder absinken lassen (Gottlob 2001,224).
- Übungshinweise (ÜH): Die Übung sollte langsam ablaufen.

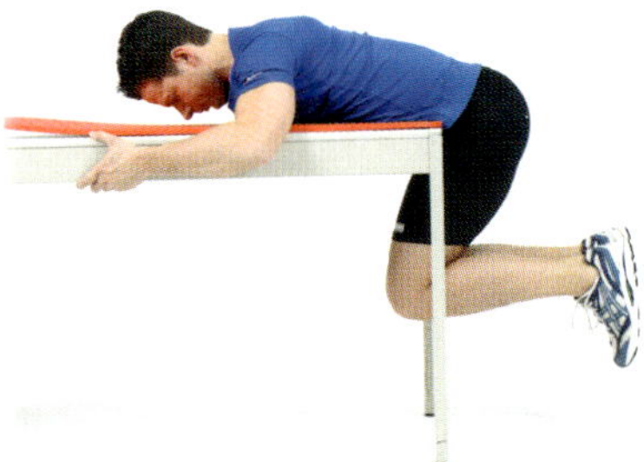

Beckenkippen

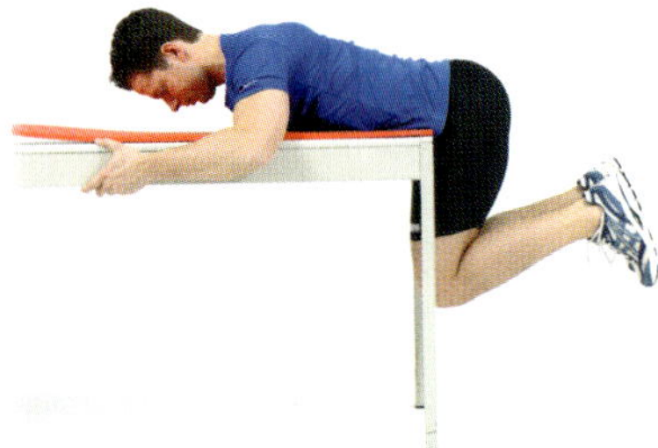

Kreuzheben / Langhantelheben

- Ziel (Z): Rücken- und Hüftstreckmuskulatur, Bein- und Schultermuskulatur
- Ausgangsstellung (AS): Stand, mindestens schulterbreit mit paralleler oder leicht nach außen gedrehter Fußstellung (linker Fuß 5 vor, rechter Fuß 5 nach 12.00 Uhr), Blick nach vorne, Gymstick oder Langhantel im Normalgriff / Kreuzgriff (eine Hand greift von oben, eine von unten) fassen.
- Übungsausführung (ÜA) Gymstick: Heben des Gymsticks (an den Beinen entlangfahren) mit geradem und vorgeneigten Rücken (Neutral-O-Stellung) nur durch Streckung und Beugung von Knie- und Hüftgelenken.
- Fehlerquelle (FQ): Der Rücken ist gebeugt, Beine sind gestreckt, die Hantel wird zu weit vor dem Körper gehoben.
- Übungshinweise (ÜH): Erst Streckung der Knie, dann der Hüftgelenke im zweiten Teil, Schulter zieht gegen Ende zurück (Radlinger 1998).

Normalgriff

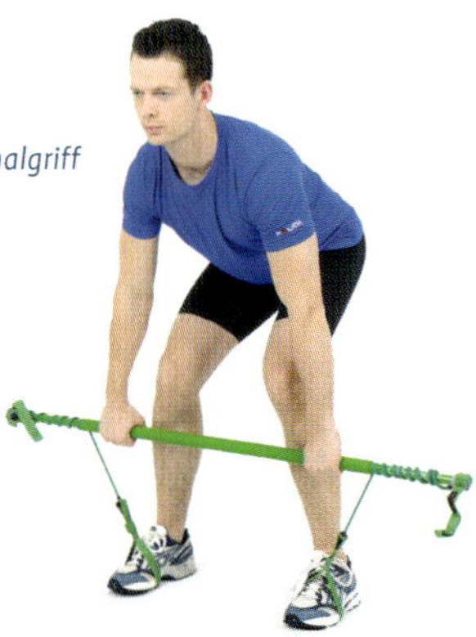

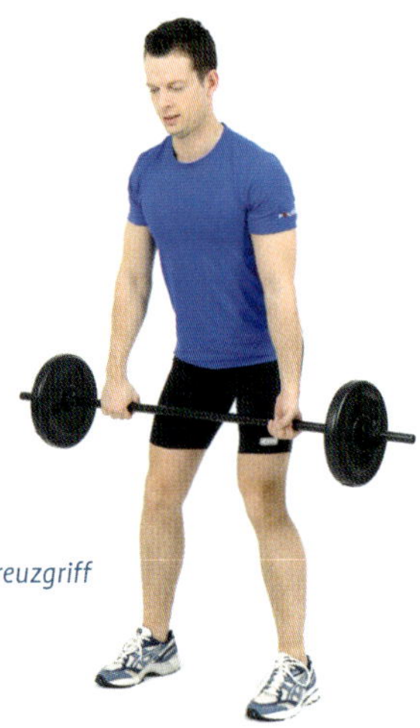

Kreuzgriff

Oberkörper aufrollen – mit Unterstützung

- Ziel (Z): Rückenmuskulatur
- Ausgangsstellungen (AS): Stand, Bauchlage auf Ball
- Übungsausführung (ÜA): In der Kniebeuge die Hände an den Knien abstützen, zuerst den Rücken nach oben runden und nach unten strecken. Danach das Becken durch Gesäßspannung stabilisieren, den Oberkörper kontrolliert nach unten beugen und wieder aufrollen.
- Variation (VA) mit Ball: Über den Ball legen und Füße an die Wand stellen, Wirbelsäule bewusst Wirbel für Wirbel nach oben rollen oder den Oberkörper „Rippe für Rippe" anheben.
- Fehlerquellen (FQ): Die Beckenstellung verändert sich im zweiten Teil der ÜA.
- Kontrolle: Handkontrolle am Becken, Theraband in der Leiste fixieren, taktile Kontrolle mit dem Gesäß zur Wand.
- Übungshinweise (ÜH): Bei Wirbelgleiten behutsam strecken und eine Überstreckung vermeiden.

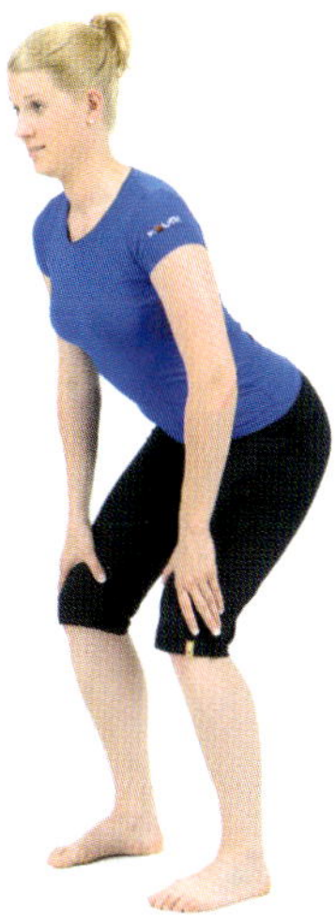

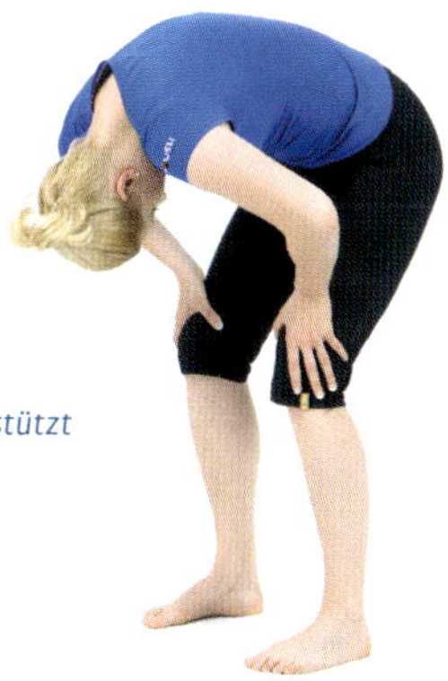

Kniebeuge mit beiden Händen abgestützt – WS rund, WS überstreckt

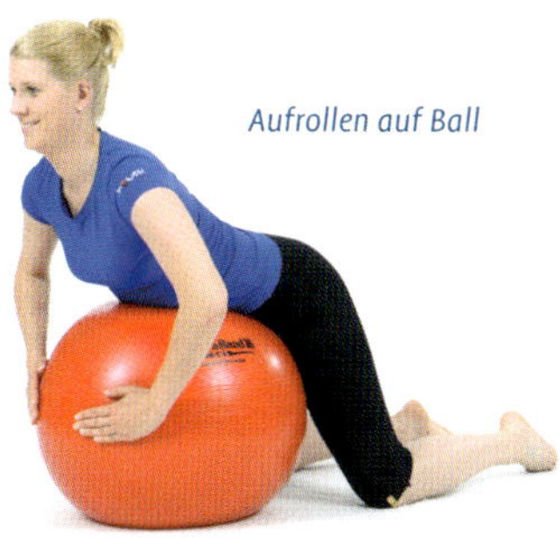

Aufrollen auf Ball

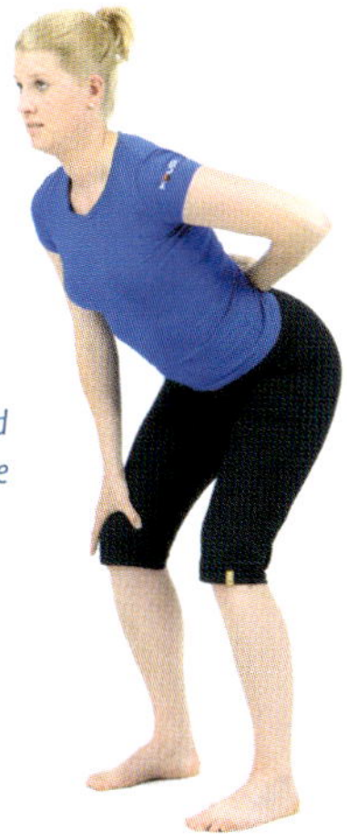

Kniebeuge mit einer Hand abgestützt – Handkontrolle

Oberkörper aufrollen

- Ziel (Z): autochtone Rückenmuskulatur
- Ausgangsstellungen (AS): Stand, Kniestand, im Sitz,
- Übungsausführung (ÜA):Mit leicht gebeugten Beinen stehen, Oberkörper aus den Becken heraus nach vorne neigen, Gesäßmuskulatur anspannen um das Becken zu stabilisieren, den Oberkörper kontrolliert nach unten beugen und wieder aufrollen.
- Variation (VA) im Fersensitz: Gleiche Ausführung, dabei mit vorderen Darmbeinstachel Kontakt zu den Oberschenkeln halten. Zur Intensivierung kann ein Gewichtspunkt am Bewegungsende nach vorne geschoben werden.
- Variation (VA) im Sitz: Gleiche Ausführung, Darmbeinstachel haben Kontakt zum Oberschenkel.
- Variation (VA) in Bauchlage: Oberkörper anheben und absenken (Endpunkt der Bewegung).
- Variation (VA) mit Thera-Band: Auf das Thera-Band setzen und großflächig das Band über beide Unterarme legen. Die Ellbogen in Schulterhöhe halten und mit beiden Händen an Ihren Nacken fassen. Beugen und strecken der Brustwirbelsäule. Bei der Streckung (Aufrichtung) der Brustwirbelsäule zeigen die Ellbogen nach vorne.
- Variation (VA) mit Thera-Band im Stand: Band an der Brust Fassen, Band in U-Halte ziehen.
- Variation (VA) mit Gymstick: Den Stab wie beim Heben vor dem Körper greifen / auf die Schultern legen.
- Übungshinweise (ÜH): Stärkere Beckenkippung verstärkt Intensität; bei Fixierung der LWS (Handkontrolle) und Bewegung im Brustkorb („Brust rein – Brust raus") wird verstärkt die Rückenstrecker im Brustwirbelsäulenbereich trainiert.
- Übungshinweise (ÜH): Eine Fixierung des Beckens ist durch einen Partner (4-Punkte-Griff) möglich, das Aufrollen lässt sich gut am Unterarm des Partners wahrnehmen (Ellbogen stützt am Kreuzbein), durch die Auflage der Darmbeinstachel am Oberschenkel kann die Übungsausführung (ÜA) sehr gut kontrollieren werden, nicht vollständig abrollen, um den Körper nicht in eine Zwangslage zu bringen (Gottlob 2001, 211). Im Kniestand kann die Übung auch als quantitative Testübung dienen (s. S. 139).

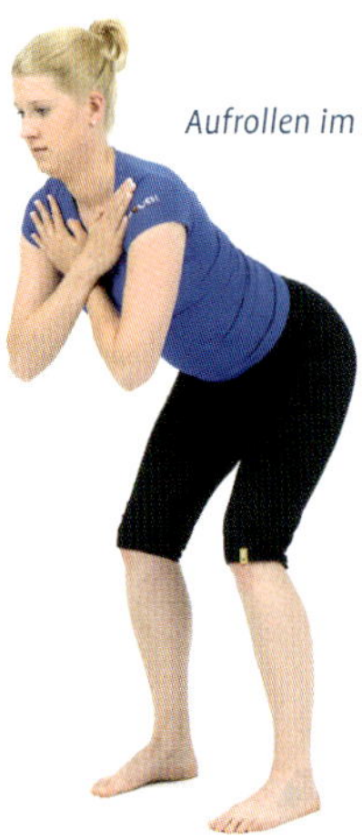

Aufrollen im Stand

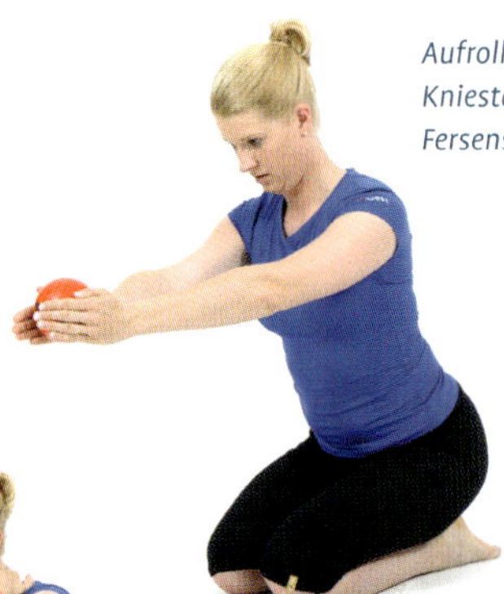

Aufrollen im Kniestand, im Fersensitz

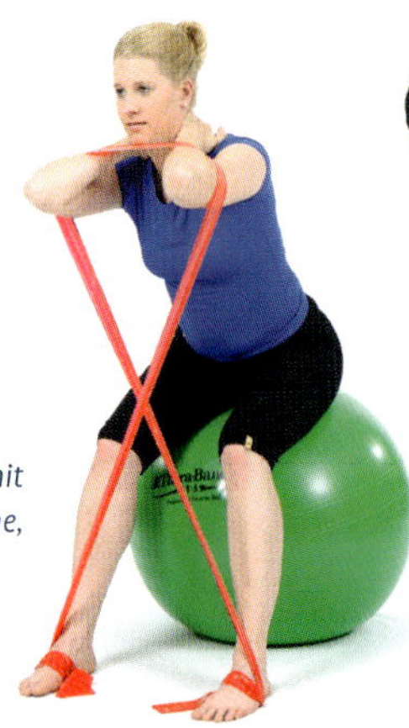

Aufrollen im Sitz mit Theraband von vorne,

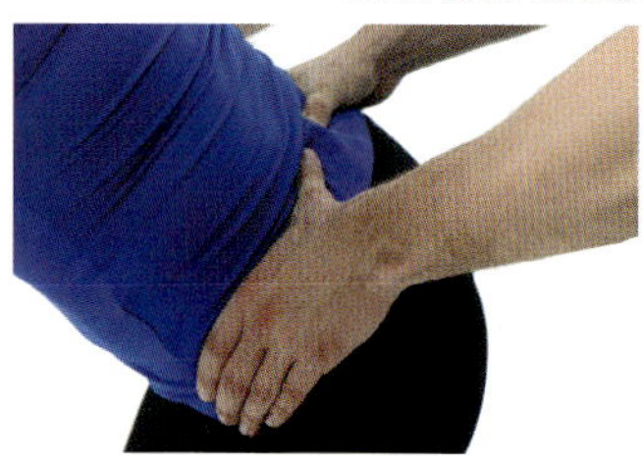

Fixierung des Beckens durch einen Partner

Einseitiges Oberkörperstrecken

- Ziel (Z): autochtone Rückenmuskulatur
- Ausgangsstellung (AS): Bauchlage auf Ball, Bank
- Übungsausführung (ÜA): Der Ball unterstützt Bauch und mittleren Rippenbogen, eine Hand hält eine Hantel oder ein Thera-Band, diese Seite der Wirbelsäule beugt und streckt sich mit einer kleinen Drehbewegung der Schulter.
- Übungshinweise (ÜH): Die Aufmerksamkeit ist weniger auf die Drehbewegung zu legen, sondern auf die Beugung und Streckung der Wirbelsäule; diese Übung scheint eine hohe Anzahl von motorischen Einheiten der Rückenmuskulatur anzusteuern und ist sehr gut geeignet um Kraft und Ausdauer der Rückenstrecker aufzubauen (McGill 2007, 234).

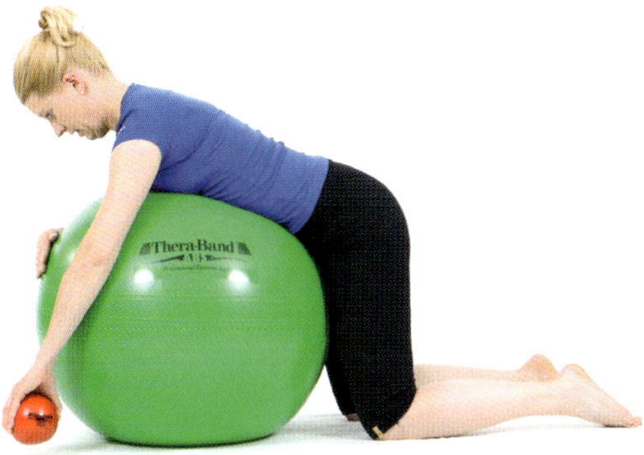

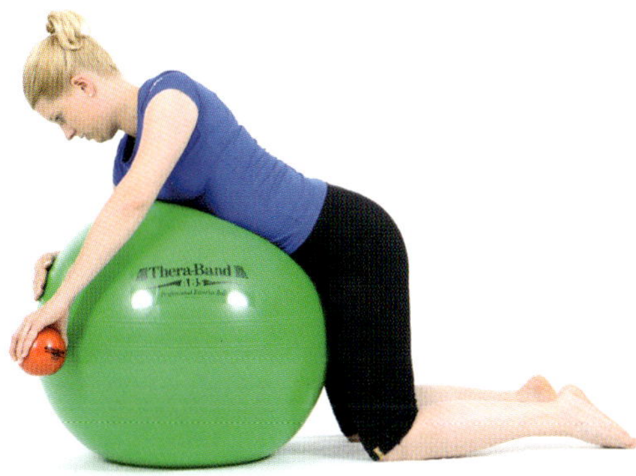

Beugen und Strecken in Bauchlage auf einem Ball

Rumpfdrehen in Vorneige

- Ziel (Z): Kräftigung der Rumpfmuskulatur
- Ausgangsstellung (AS): leichte Kniebeuge, Sitz, mit einer Hand am Knie abstützen (s. a. S. 68)
- Übungsausführung (ÜA): Mit stabilem Becken die linke Hand von der Körpermitte über die linke Schulter nach hinten und oben in Richtung Ohr führen und der Hand dabei nachschauen
- Variation (VA): Mit den Unterarmen auf den Knien aufstützen und die Hand vom rechten Fuß nach oben und nach links führen.
- Variation (VA) im Stand: Im Unterarmstütz den Oberkörper einseitig nach hinten drehen und dabei das Becken stabil halten
- Übungsausführung (ÜA) mit Gymstick: Im aufrechten Stand den Stab auf die Schulter legen Den Oberkörper nach vorne neigen. Den Stab im Wechsel nach rechts und nach links drehen. Dabei in die zu drehende Richtung schauen (s. S. 74).
- Variation (VA) mit Gewichtsball oder Thera-Band: In der Grätschstellung den Gewichtsball/ Thera-Band nahe an Ihrem Knie umfassen. Den Ball/Thera-Band vom Fuß weg nach oben zur anderen Seite ziehen. Den ganzen Körper strecken und während der Übungsausführung (ÜA) den Händen nachschauen (aus Vordrehung nach hinten drehen).
- Übungshinweise: Den Oberköper während der Übung möglichst „gerade" und das Becken stabil halten, je weiter der Oberkörper nach vorne geneigt ist (Hüftbeweglichkeit beachten), desto intensiver ist die Übung.

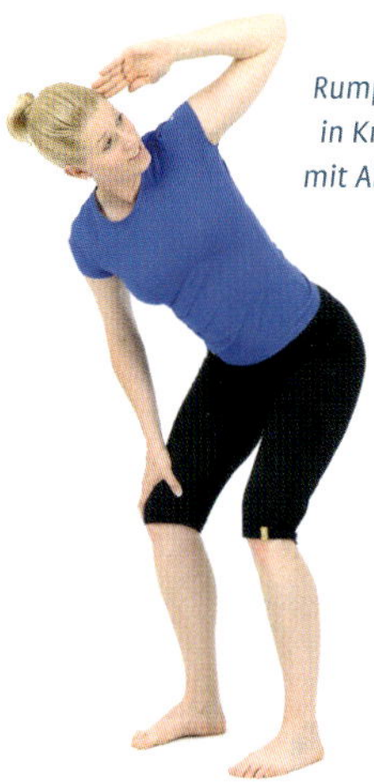

Rumpfdrehen in Kniebeuge mit Abstützen Hand

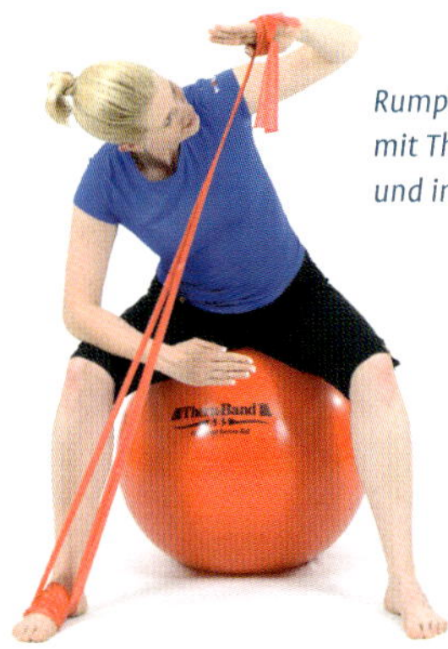

Rumpfdrehen mit Theraband und im Sitzen

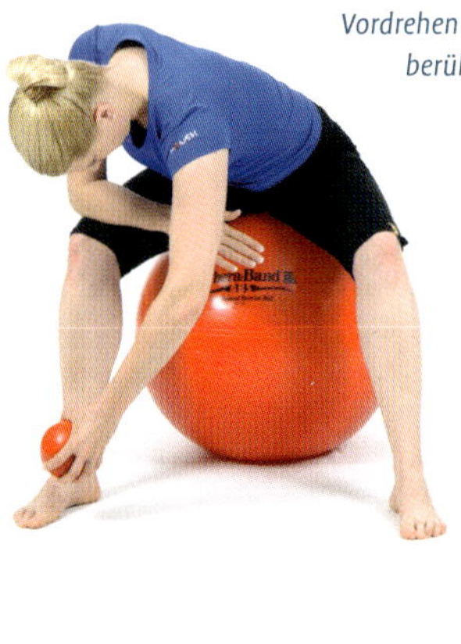

Drehen mit Vordrehen (Hantel berührt Fuß)

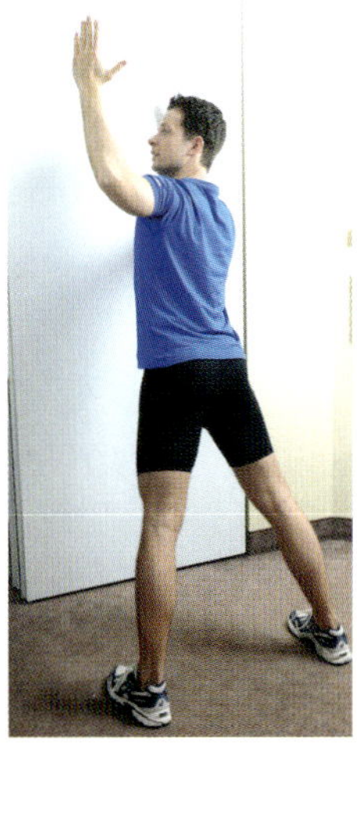

Drehen im Unterarmstütz

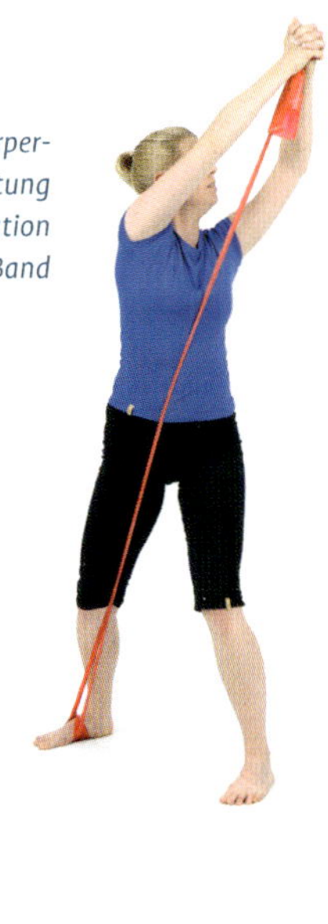

Ganzkörperaufrichtung in Rotation mit Band

7.1.3 Komplexe Rumpfübungen

Vierfüßlerstand

- o Ziel (Z): Ganzkörperkräftigung, speziell der vorderen Rumpfmuskulatur
- o Ausgangsstellung (AS): Vierfüßlerstand, leicht die Ellbogen beugen, die Knie sind hüftbreit geöffnet.
- o Übungsausführung (ÜA): den Bauch anspannen und die Knie eine Handbreite vom Boden abheben.
- o Variation (VA): Mit den Händen in verschiedene Richtungen schieben, ohne dass eine sichtbare Bewegung stattfindet – in Richtung Füße, nach innen und nach außen.
- o Variation (VA): Tippeln – die Hände oder Füße schnell abwechselnd in den Boden drücken.
- o Variation (VA): Diagonal eine Hand und ein Fuß anheben.
- o Variation (VA): Die Knie „leicht" machen. Das ist eine ganz leichte Ausführungsform, falls das Knieheben noch zu schwierig ist.
- o Variation (VA): Übung gestreckt ausführen, beim Anheben einer Hand/Fuß soll das Becken stabil bleiben (Torsionskontrolltest, McGill 2007, 203).
- o Fehlerquellen (FQ): Wirbelsäule wird rund oder hängt durch, Oberkörper sinkt zwischen die Arme, Kopf ist überstreckt.
- o Übungshinweise (ÜH): Durch Hebelverlängerung die Übung intensivieren, den Abstand zwischen Unterarmen und Knien vergrößern. Ein Ball auf der Lendenwirbelsäule dient als Kontrolle. Wird der Rumpf zu stark bewegt, rollt der Ball herunter.

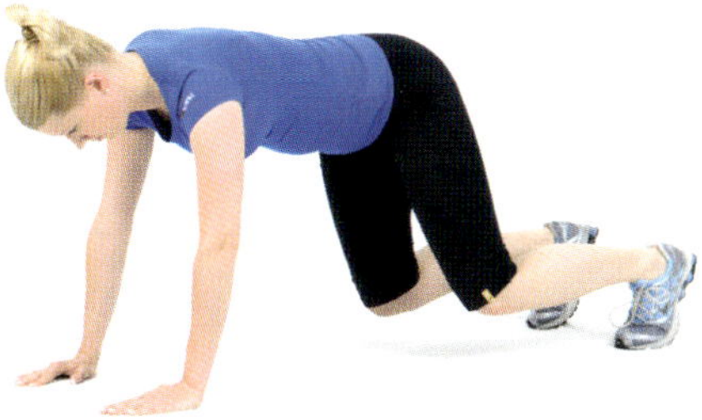

Vierfüßler anheben der Knie

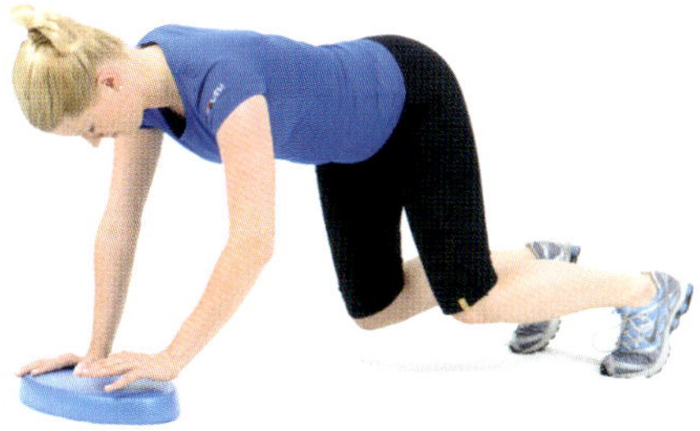

Tippeln mit den Händen (mit Pad)

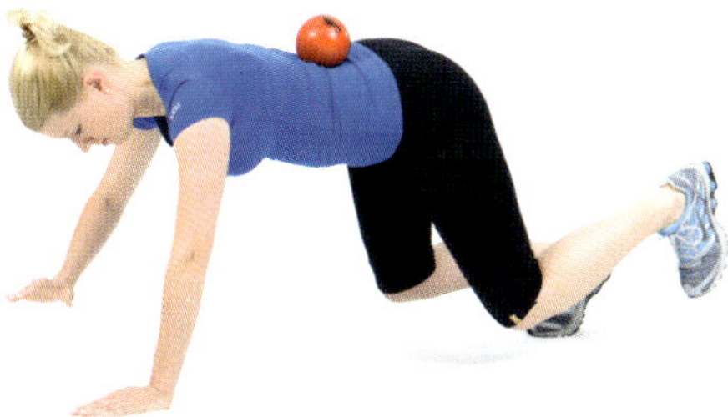

Anheben eines Beines / Armes / diagonal mit Ball

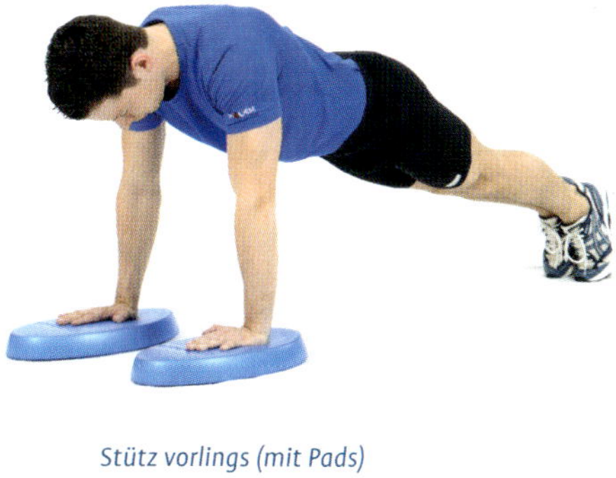

Stütz vorlings (mit Pads)

Unterarmstütz

- o Ziel (Z): Ganzkörperkräftigung, speziell der vorderen Rumpfmuskulatur
- o Ausgangsstellung (AS): Unterarmstütz am Boden, auf den Unterarmen und den Knien abstützen, die Zehen sind aufgestellt, die Knie stehen ca. 10 cm hinter den Hüftgelenken
- o Übungsausführung (ÜA): Bauch anspannen und die Knie einen Zentimeter vom Boden abheben
- o Variation (VA) an der Wand: Den Körper vom Unterarmstütz in den Seitstütz drehen.
- o Variation (VA): Abwechselnd die Füße (Unterarme) anheben oder gehen, ohne dabei den Rumpf (Becken) zudrehen.
- o Variation (VA): Diagonal einen Unterarm und einen Fuß anheben.
- o Variation (VA): Nacheinander Unterarme und Füße anheben.
- o Variation (VA): Im Kreis robben
- o Variation (VA): Drehen in den Seitstütz, Becken bleibt stabil (McGill 2007, 260)
- o Variation (VA): Trainingsgeräte wie Fitnessball, Pad einsetzen
- o Fehlerquellen (FQ): Wirbelsäule hängt durch oder der Rücken wird gerundet.
- o Übungshinweise (ÜH): Die Wirbelsäule sollte im Bereich der Wirbelsäule nicht absinken, als Kontrolle dient z.B. eine Hand in der Lendenwirbelsäule, auf genügend Bauchspannung achten und ggf. den Hebel verkleinern. Als qualitative Testübung Torsionstest dient sie zur Überprüfung der Rumpfstabilisierung z.B. bei Anheben eines Beines/Armes muss das Becken stabil bleiben und nicht absinken, als quantitative Testübung mit Vergleichsdaten (s. S. 139).

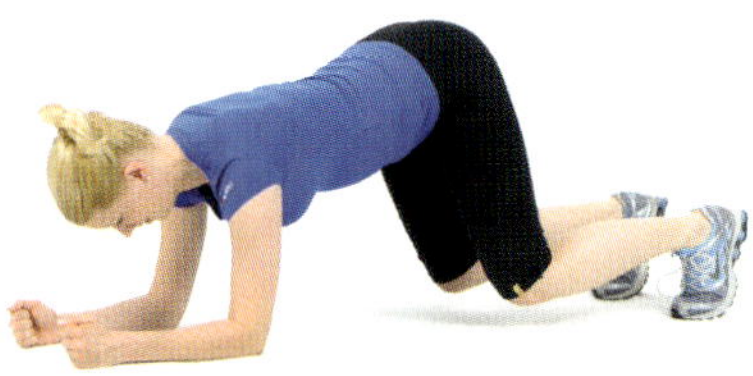

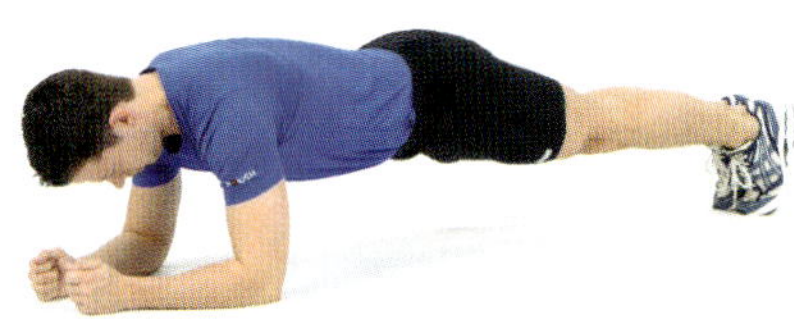

Unterarmstütz, verschiedene Hebel

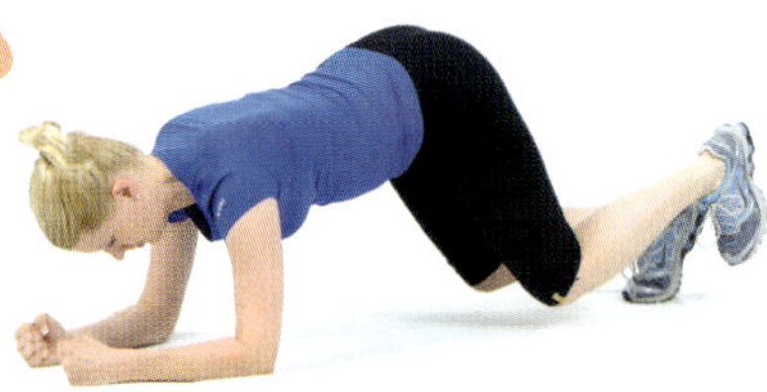

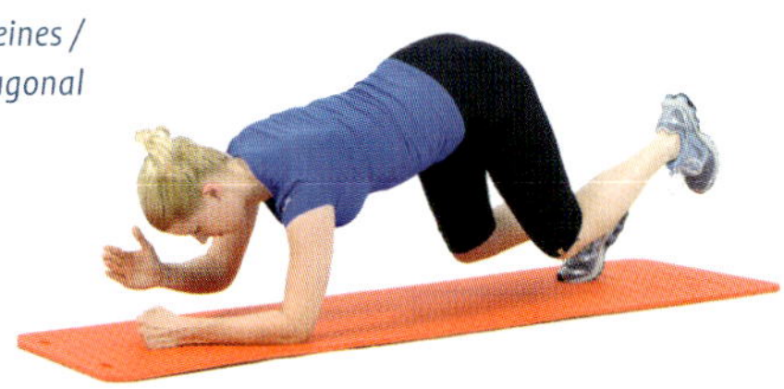

Anheben eines Beines / Armes / diagonal

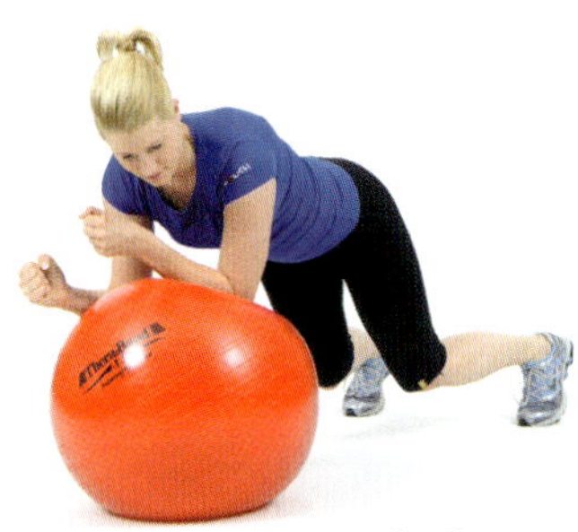

Auf Ball

Körperzusammenschluss

- Ziel (Z): Ganzkörpermuskulatur, speziell der vorderen Rumpfseite
- Ausgangsstellung (AS): Handstütz
- Übungsausführung (ÜA): Langsam die Beine und die Arme auseinandergleiten lassen, bis der Rumpf fast den Boden berührt und den Rumpf durch die Anspannung möglichst stabil halten.
- Variation (VA): Hand und Fuß im Wechsel anheben, im Kreis bewegen.
- Fehlerquellen (FQ): Absinken der Lendenwirbelsäule, Absinken des Oberkörpers zwischen den Schultern
- Übungshinweise (ÜH): Eine Übung für sehr gut trainierte Personen

Körperzusammenschluss

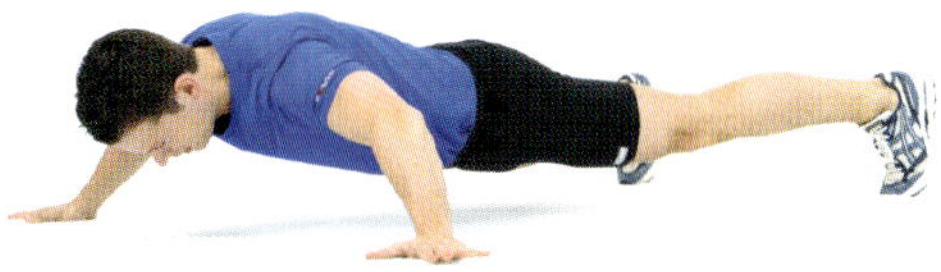

Rumpfdrehen als Komplexübung

- Ziel (Z): Kräftigung der Rumpf- und Beinmuskulatur
- Ausgangsstellung (AS): Stand
- Übungsausführung (ÜA) mit Gymstick: Ein Bein nach vorne setzen (Ausfallschritt) und den Oberkörper zum aufgestellten vorderen Bein drehen, danach zurückdrehen und wieder aufrichten.
- Übungsausführung (ÜA): Ausfallschritt, Oberkörper zum hinteren Bein drehen, die Hand berührt den hinteren Fuß.
- Übungsausführung (ÜA): In Bauchlage auf einem Fitnessball den Ball zuerst nach rechts und nach links rollen und dabei den Körper stabil halten. Danach den Körper mit aufdrehen.
- Übungshinweise (ÜH): Beim Drehen des Rumpfes die Beine ohne Ausweichbewegungen stabil im Einbeinstand halten, beide Bewegungen zunächst nacheinander durchführen.

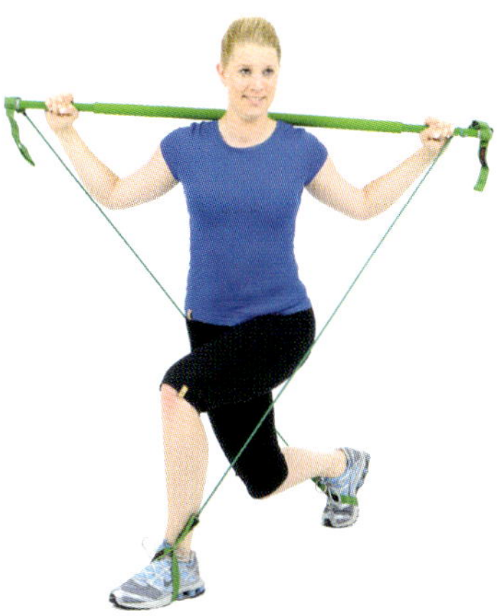

Ausfallschritt mit Rumpfdrehen

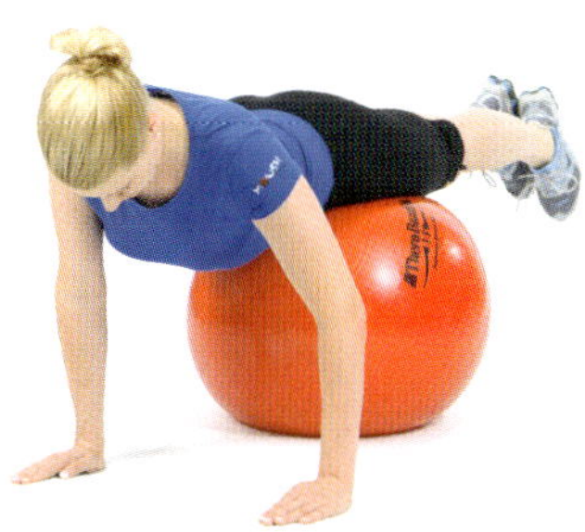

Rumpfdrehen auf Pezziball

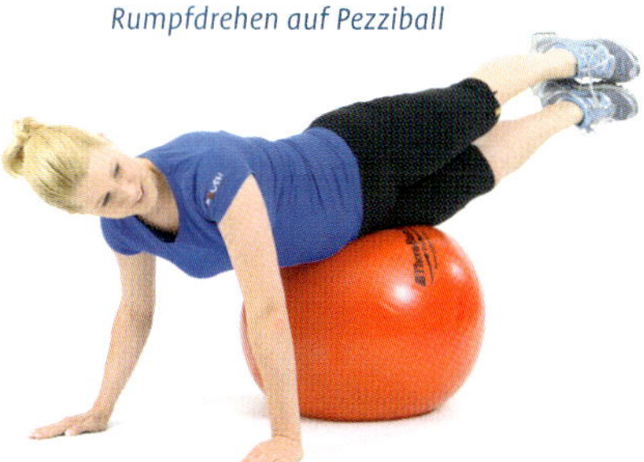

Seitneigen

- Ziel (Z): Seitliche Rumpfmuskulatur, speziell des viereckigen Lendenmuskels
- Ausgangsstellung (AS): Stand, Kniestand, Sitz, Rückenlage
- Übungsausführung (ÜA) mit Thera-Band: Im Stand (Sitz) das Thera-Band von der Seite greifen und vor die Brust führen, den Oberkörper zur Seite neigen
- Variation (VA): Zur Intensivierung (Hebelverlängerung) das Thera-Band über dem Kopf halten.
- Übungsausführung (ÜA) mit Thera-Band: Das Theraband von unten greifen und den Oberkörper zur Seite neigen (kein idealer Hebelverlauf des Bandes).
- Übungsausführung (ÜA) mit Thera-Band: Das Thera-Band mit angewinkeltem Arm greifen und nach unten ziehen.
- Übungsausführung (ÜA): Im Einbeinstand eine Hüfte anheben und absenken.
- Übungsausführung (ÜA): In Rückenlage den Oberkörper zur Seite neigen und gleichseitiges Becken hochziehen.
- Variation (VA) mit Thera-Band im Sitz: Einen Arm nach oben schieben und gegenseitiges Becken anheben.
- Übungshinweise (ÜH): Eine Kräftigung der Rumpfseitneiger ist über eine Seitneigung des Brustkorbs und des Beckens möglich.

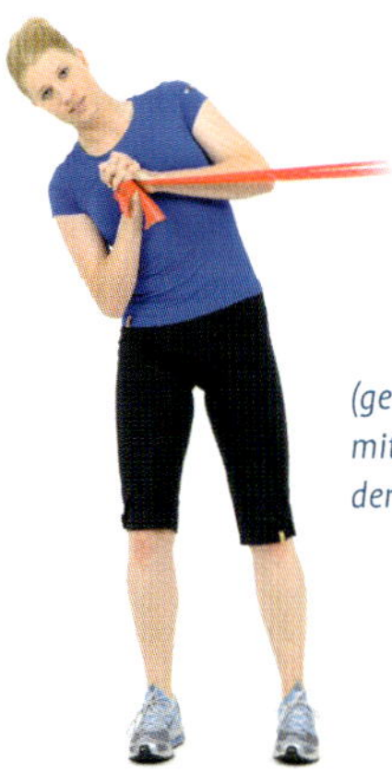

(gestreckt) Im Stand mit Thera-Band von der Seite

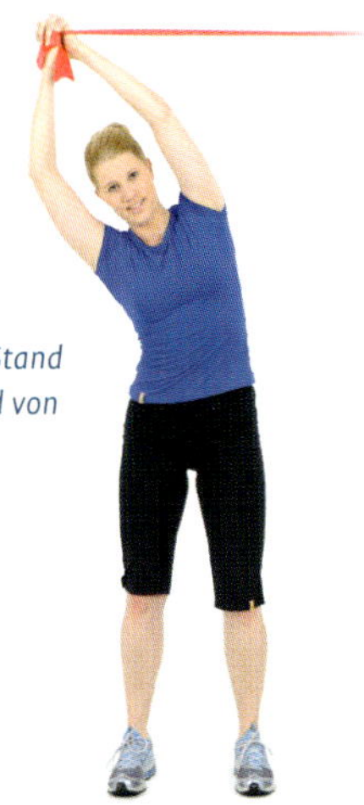

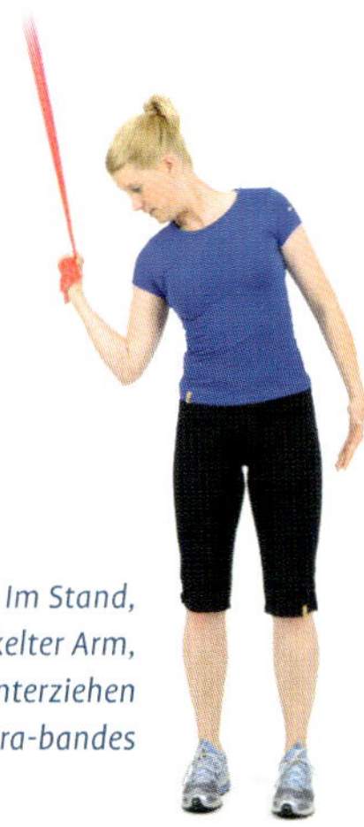

Im Stand, angewinkelter Arm, herunterziehen des Thera-bandes

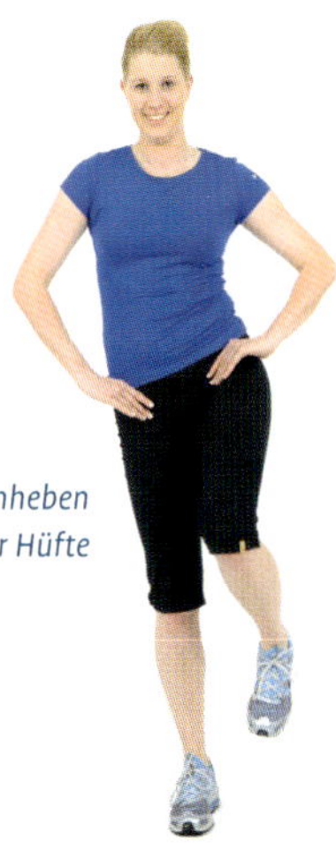

Im Stand mit Anheben der Hüfte

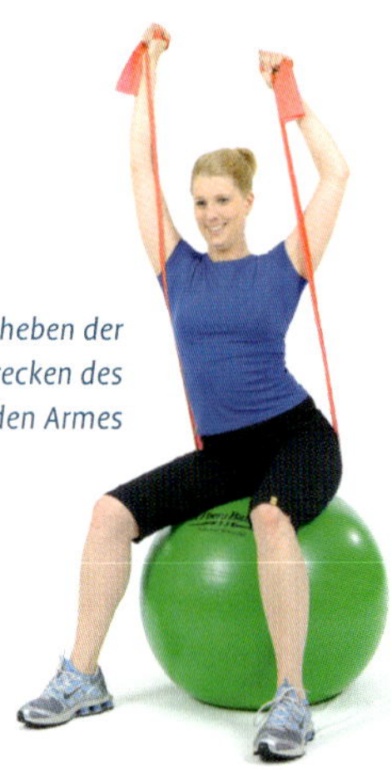

Im Sitz mit Anheben der Hüfte und Strecken des gegenüberliegenden Armes

Seitstütz

- Ziel (Z): Ganzkörpermuskulatur, speziell seitliche Rumpfmuskulatur
- Ausgangsstellung (AS): Seitstütz, Ellenbogen befindet sich dabei unter dem Schultergelenk, die Beine anwinkeln.
- Übungsausführung (ÜA): Das Becken heben bis der Körper vom Kopf bis zu den Knien eine Linie bildet (Seitstütz).
- Variation (VA): Beide Beine strecken, das obere Bein liegt vor dem unteren Bein, die Knie stabilisieren, z.B. durch Zehen heranziehen und die Hüfte anheben (gestreckter Seitstütz).
- Variation (VA): Den Oberkörper leicht nach vorne und nach hinten rollen, um unterschiedliche Anteile der Rumpfmuskulatur anzusprechen.
- Variation (VA): Im 2-Sekunden-Rhythmus Becken bis knapp über den Boden absenken und wieder anheben. Diese Übung kann auch als Testübung verwendet werden (s. S. 139)
- Variation (VA): Die Übung durch Anheben des oberen Beines intensivieren.
- Variation (VA) dynamischen Ausführung: Oberes Bein und oberer Arm führen eine Laufbewegung durch.
- Variation (VA): Die Übung mit gestrecktem Arm durchführen (Handgelenke!) und ggf. in Stütz vorlings/rücklings weiterdrehen.
- Übungshinweise (ÜH): Das Becken und den Schultergürtel in einer Ebene halten. Beim gestreckten Seitstütz beträgt die LWS-Belastung etwa 2500N, die Aktivität des unteren Quadratus aber schon 50% des Aktivitätsmaximums. (McGill 2007).

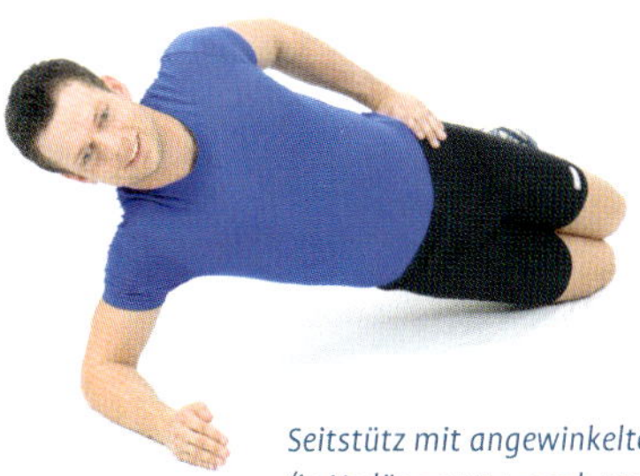

Seitstütz mit angewinkelten Beinen (in Verlängerung, nach vorne)

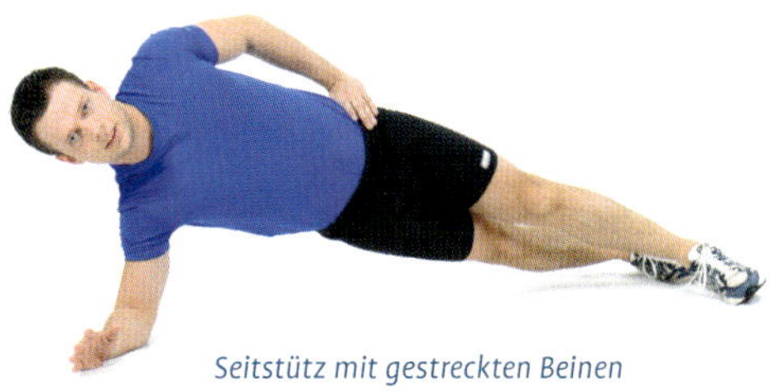

Seitstütz mit gestreckten Beinen

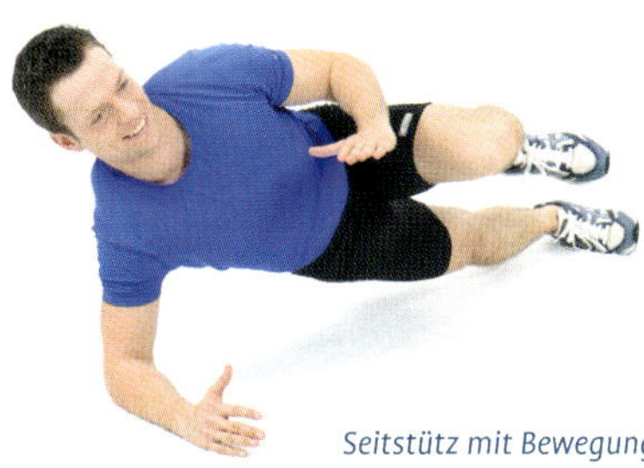

Seitstütz mit Bewegungen

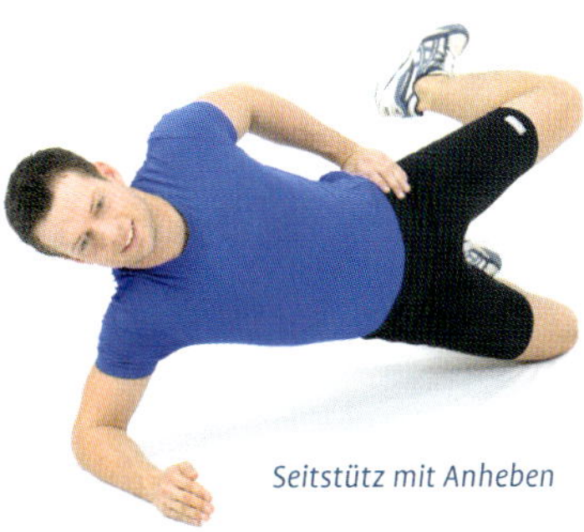

Seitstütz mit Anheben

Rumpfseitheben

- o Ziel (Z): Ganzkörpermuskulatur, speziell seitliche Rumpfmuskulatur
- o Ausgangsstellung (AS) Seitenlage
- o Übungsausführung (ÜA): Arme sind vor der Brust verschränkt, das Becken steht senkrecht (kleine Höhle unter der Taille), Beine leicht vom Boden abheben
- o Variation (VA): Beine und Oberkörper anheben, ggf. durch Unterlage eines Pads oder zusätzliche Gewichte die Übung erschweren
- o Variation (VA) mit Partner: Die gestreckten Beine werden von einem Partner fixiert, die Arme sind vor dem Brustkorb verschränkt, den Oberkörper vom Boden abheben
- o Variation (VA) auf dem Ball: Aus der Seitlage auf dem Ball den Oberkörper anheben, dabei die Beine an der Wand oder mit einem Partner fixieren.
- o Übungshinweise (ÜH): Den Hebel verlängern, indem die Arme nach oben gestreckt werden, die Übung dient auch Menschen mit Schulterproblemen als Alternative zum Seitstütz.

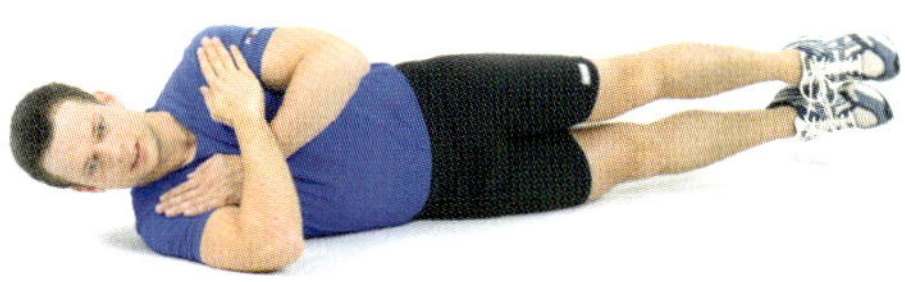

Seitliches Anheben der Beine

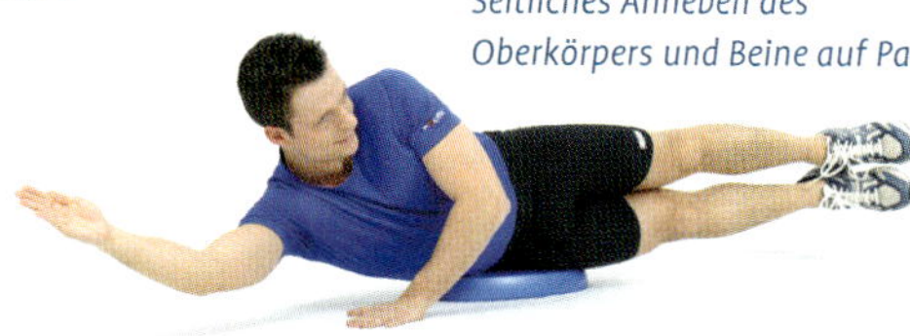

Seitliches Anheben des Oberkörpers und Beine auf Pad

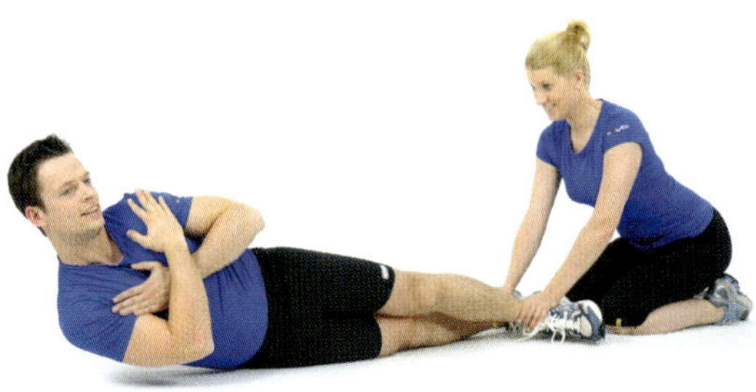

Seitliches Anheben des Oberkörpers, Fixierung des Beine durch Partner

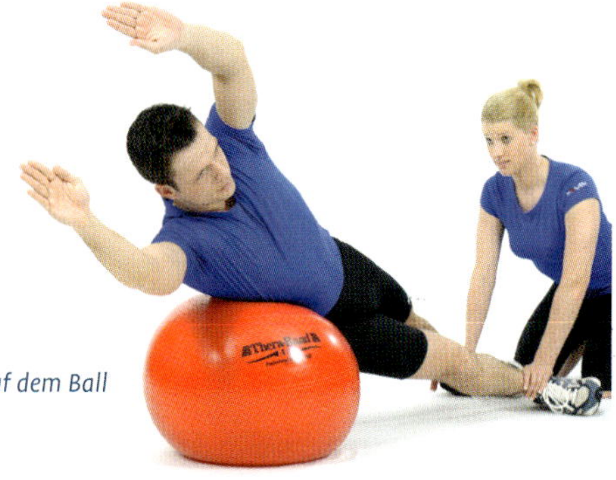

Seitlage auf dem Ball

Stabilisationsübungen mit dem Bioswing (Propriomed)

- Ziel (Z): Ganzkörpermuskulatur, speziell der intersegmentalen Muskulatur
- Ausgangsstellung (AS) Stand
- Übungsausführung (ÜA): Aufrechter Stand, Impulsübertragung durch kleine Vor- und Rückbewegungen der Hand, bei stabiler Schwingung wird der Oberkörper langsam 10Grad nach rechts und nach links gedreht
- Übungsausführung (ÜA): Aufrechter Stand, Impulsübertragung durch kleine Rechts- und Linksbewegungen der Hand, bei stabiler Schwingung kann der Oberkörper leicht nach vorne gebeugt werden
- Übungsausführung (ÜA): Knie sind stärker gebeugt (ca.110Grad) und Oberkörper leicht nach vorne geneigt (bis 30 Grad), Impulsübertragung durch kleine Vor- und Rückbewegungen der Hand.
- Übungsausführung (ÜA): Aufrechter Stand, Impulsübertragung durch kleine Vor- und Rückbewegungen der Hand, die Arme von Brusthöhe über den Kopf und wieder zurück führen.
- Übungsausführung (ÜA): Einbeinstand, Impulsübertragung durch kleine Vor- und Rückbewegungen der Hand.
- Übungsausführung (ÜA): Aufrechter Stand, Impulsübertragung durch kleine Hoch- und Tiefbewegungen der Hand (Puta & Herbsleb 2007).
- Übungshinweise (ÜH): Entscheidend für das Trainieren mit schwingenden Systemen ist, die Schwingung des Gerätes zu erfassen und sie durch die Impulsgebung der Hände zu unterstützen. Der Teilnehmer sollte – angefangen mit niedrigen Frequenzen und vor allem kleinen Bewegungsausschlägen – lernen, die geeignete Rhythmisierung der Impulsgebung wahrzunehmen. Die Teilnehmer merken in der Regel recht schnell, wenn die „Hände gegen das PROPRIOMED" arbeiten (meist ist die Handfrequenz schneller als die Eigenfrequenz des Gerätes), oder wenn sie nicht mehr in der Lage sind, den Körper zu stabilisieren (Kempf et al 2008).

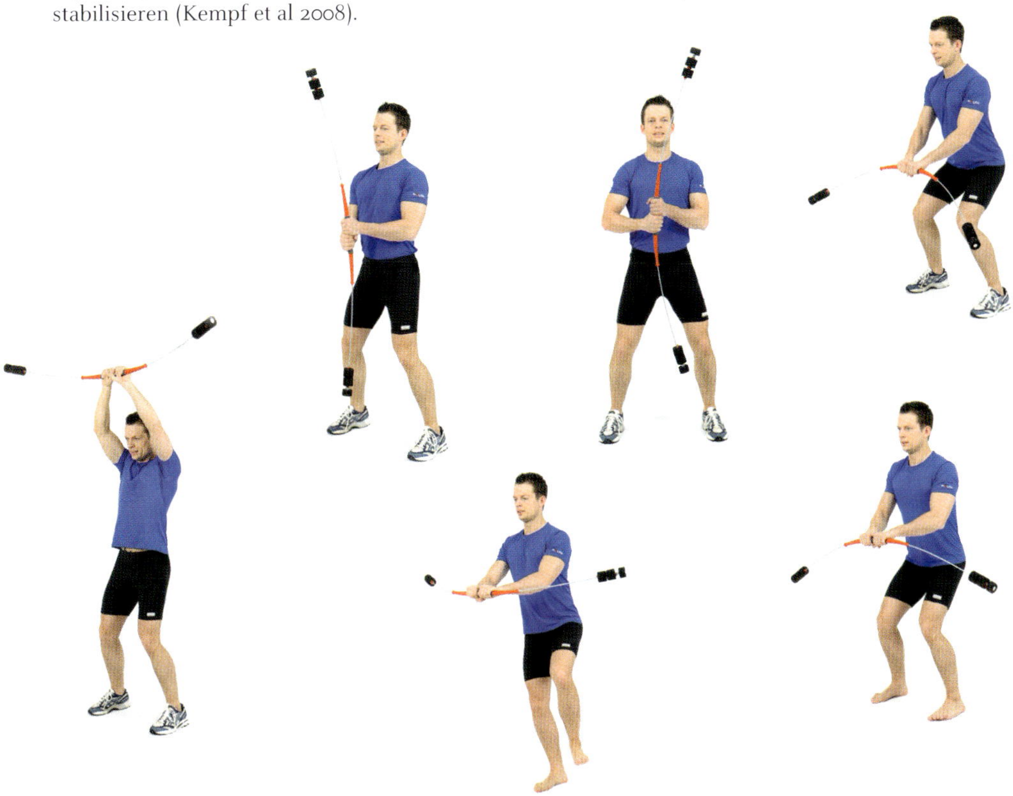

7.2 Hüft-, Gesäß- und Beinmuskulatur

o Hintergrundwissen: Funktionell-anatomische Grundlagen (Verlauf und Funktion)

- Muskeln, die mit dem Becken und den Beinen verbunden sind, haben die Aufgabe den Oberschenkel im Hüftgelenk zu bewegen, nach vorne (Beugung), nach hinten (Streckung), zur Seite (Abspreizen und Anziehen), nach innen und außen zu drehen. Darüber hinaus haben diese Muskeln einen wesentlichen Einfluss auf die Stellung des Beckens, und wenn sie an der Wirbelsäule ansetzen, auch direkt auf die Wirbelsäule.
- Der große Gesäßmuskel (M.glutäus maximus) ist an den meisten Bewegungen beteiligt (Laufen, Bergaufgehen, Aufrichten aus der Hocke) und verhindert das Nachvornefallen beim Vorneigen. Er hat die Aufgabe die Hüfte zu strecken, die Oberschenkel im Hüftgelenk nach außen zu rotieren und abzuspreizen.
- Der *Lendendarmbeinmuskel* (M.iliopsoas) ist der kräftigste Hüftbeugemuskel und ein wichtiger Muskel für die Funktion und Statik des Hüftgelenks und der Wirbelsäule. Daneben bewirkt er eine Außendrehung im Hüftgelenk, kippt das Becken nach vorne und kann die Lendenwirbelsäule durch seine direkte Verbindung mir den Lendenwirbeln nach vorne (Hyperlordose) ziehen.
- Der *vierköpfige Oberschenkelmuskel* (M. quadrizeps femoris), der größte und kräftigste Muskel des Menschen (Tittel 2003, 200), ist bei jeder Fortbewegung beteiligt. Er streckt das Bein im Kniegelenk, unterstützt mit einem Teil (M.rectus fermoris) die Hüftbeugung (resp. Beckenkippung), sorgt für die richtige Stabilität der Kniescheibe und verhindert ein Einknicken beim Stehen.
- Die Muskeln der Oberschenkelrückseite (Mm. I*schiocrurales)*, bewirken eine Kniebeugung, eine Hüftstreckung und eine Aufrichtung des Beckens. Zudem leisten sie einen wichtigen Beitrag bei der Stabilisisation des Kniegelenks.
- Die *Schenkelanzieher*, die Adduktoren, führen die abgespreizten Oberschenkel heran, drehen bei jeder Vorwärtsbewegung das Bein im Verhältnis zur Hüfte nach außen und unterstützen ab einem bestimmten Winkel (≈ 30 Grad) auch die Hüftbeugung. Sie stabilisieren beim Gehen und Laufen das Becken zusammen mit ihren Gegenspielern, dem mittleren und kleinen Gesäßmuskel (M.glutaeus medius et minimus), die das Bein abspreizen und verhindern, dass das Becken zur Schwungbeinseite abkippt. (s. a. Tab. 20, S. 102).

o Handlungswissen
  - Einige Übungen zur Kräftigung der Hüft-Gesäßmuskulatur wurden schon in den vorhergehenden Kapiteln besprochen, da bei diesen Übungen in der Regel auch die Rumpfmuskulatur aktiviert wird.
  - Beinrückhebeübungen aktivieren intensiv die Hüft- und Rückenstreckmuskulatur (Boeck-Beherens & Buskie 2000, McGill 2007). Bei mangelnder Stabilisierung der LWS verstärken sie die Lendenlordose. Das ist in der Regel umso wahrscheinlicher, je weiter das Bein nach oben angehoben wird, auch wenn dadurch eine stärkere Muskelaktivierung stattfindet.
  - Eine weiterlaufende Bewegung kann man vermeiden durch kleine Bewegungsamplituden, kürzere Hebel (angewinkeltes Spielbein) oder Stabilisierung des Beckens (angewinkeltes Bein, Bauchspannung, Unterlagerung). Nach der Hüftstreckung aktiviert die Beinbeugung zusätzlich die ischiocrurale Muskulatur. Auch die verschiedenen Beckenhebeübungen (Beckenlift, Brücke) in Rückenlage haben eine komplexe Wirkung auf die Körperrückseite. Sie wirken stärker auf die rückwärtige Oberschenkelmuskulatur.
  - Bei Kniebeugeübungen sollten sich Fuß-, Knie- und Hüftgelenk möglichst in einer Ebene befinden. Treten dabei Beschwerden auf, ist auch eine andere Ausführung zulässig. Damit der Schwerpunkt sich möglichst über den Füßen befindet, wandert das Gesäß eher nach hinten und unten. Die Knie sollten nicht über die Zehen nach vorne geschoben werden. Es sollte möglichst immer die ganze Fußsohle belastet werden. Tiefe Kniebeugen aktivieren stärker den geraden Schenkelmuskel sowie den Gesäßmuskel (Gewichtheber).

Beinrückheben

- Ziel (Z): Kräftigung der Gesäß-, hinteren Oberschenkel- und Rückenmuskulatur
- Ausgangsstellungen (AS): Unterarmstütz, Vierfüßlerstand, Bauchlage, Stand
- Übungsausführung (ÜA): Das 90 Grad gebeugte linke Bein nach oben führen, bis Oberschenkel und Rücken eine Linie bilden. Senken und heben des Beines.
- Variation (VA) mit Thera-Band: Fuß Richtung Decke schieben
- Variation (VA) mit Gymstick: Im Vierfüßlerstand den Stab in Schulterhöhe am Boden festhalten. Ein Bein nach hinten strecken und das Bein wieder anwinkeln. In einer leichteren Übung können die Schlaufen auch nur am hinteren Bein befestigt werden. Dadurch werden Scherkräfte reduziert.
- Übungshinweise (ÜH): Auf ein stabilisiertes Becken achten.

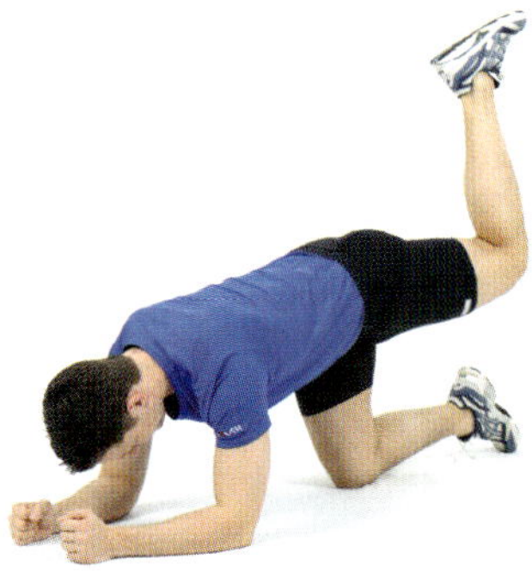

Kickback in Vierfüßlerstand / Unterarmstütz

mit Thera-Band

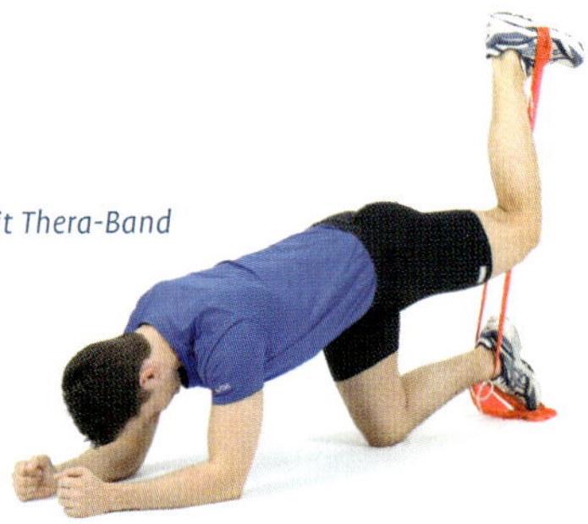

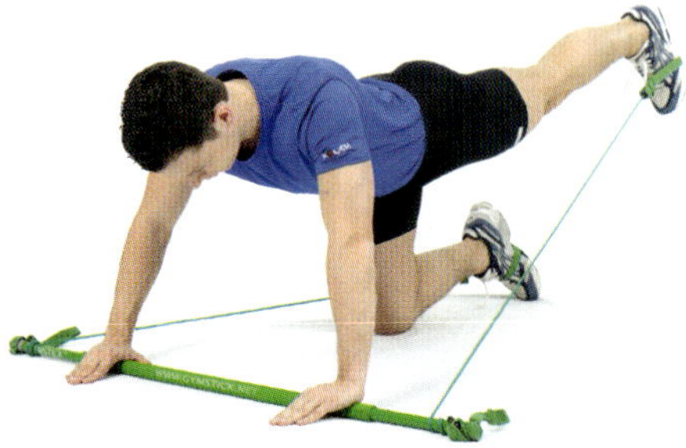

Beinrückführen im Vierfüßlerstand mit Gymstick

Bridging, Brücke, Beckenlift

- o Ziel (Z): Kräftigung der Gesäß-, hinteren Oberschenkel- und Rückenmuskulatur
- o Ausgangsstellung (AS): Rückenlage, die Beine angestellt.
- o Übungsausführung (ÜA): Das Becken vom Steißbein her anheben und die Wirbelsäule „Wirbel für Wirbel" nach oben aufrollen, bis der Oberkörper mit dem Standbein eine Linie bildet, abschließend wieder abrollen.
- o Variation (VA): Das Becken im Wechsel heben und bis knapp über die Unterlage wieder senken.
- o Variation (VA): Ein Bein in Verlängerung des anderen Oberschenkels nach vorne strecken.
- o Variation (VA) mit Thera-Band: Das Band um die Hüfte wickeln, das Becken abwechselnd heben und absenken.
- o Variation (VA) mit Thera-Band: Das Band um ein Knie legen und die Übung einbeinig durchführen.
- o Variation (VA) mit Thera-Band: Der Körper bleibt gestreckt und das Becken dreht sich nach rechts und nach links.
- o Variation (VA) mit Fitnessball: Die Beine auf den Ball legen und den Ball nach rechts und nach links rollen.
- o Variation (VA) mit Fitnessball: Das Becken senken und heben.
- o Variation (VA) mit Fitnessball: Den Ball leicht vor- und zurückrollen.
- o Variation (VA) mit Fitnessball: Ein Bein anheben, zur Intensivierung noch beide Arme anheben.
- o Fehlerquellen (FQ): Becken sinkt beim Anheben des Beines ab.
- o Übungshinweise (ÜH): Je weiter das aufgestellte Bein gestreckt ist (langer Hebel), desto höher ist die Spannung für die rückwärtige Oberschenkelmuskulatur, das gleiche gilt für einen erhöhten Fersenzug (Zehen heranziehen und Fersen statisch in Richtung Gesäß ziehen) und ein höheres Becken, bei einem Krampf, die Fersen an das Gesäß annähern, die Übung mit dem gestreckten Bein ist eine sehr gute Testübung für die Stabilisationsfähigkeit des Beckens und der Lendenwirbelsäule (McGill 2007, 204) und kann auch als quantitative Testübung für die hinter Oberschenkel- und Hüftmuskulatur dienen (s. S. 139).

Brücke beide Beine, Aufrollen

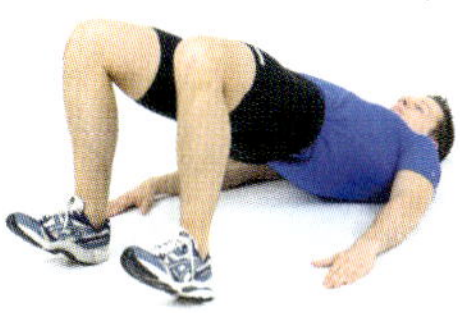

Brücke mit Thera-Band

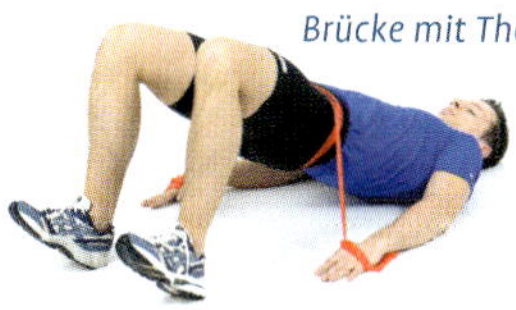

Brücke mit gestrecktem Bein

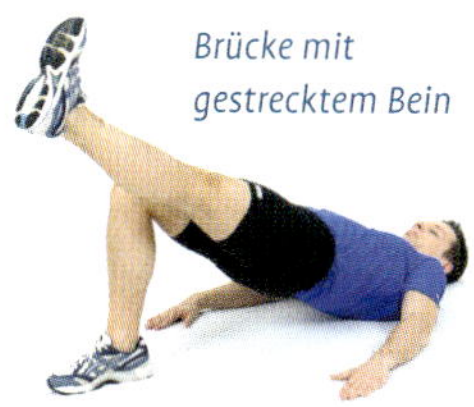

Brücke einbeinig mit Thera-Band

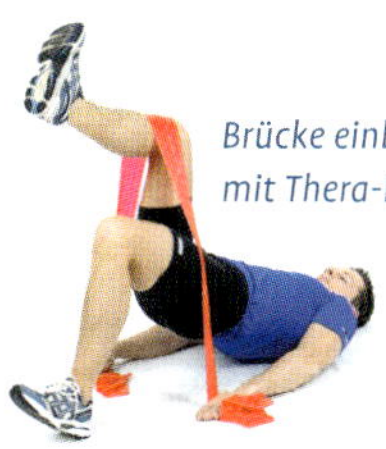

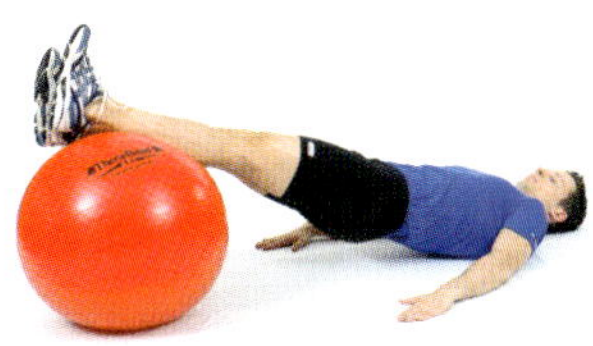

Beine auf Ball, rechts und links rollen

Einbeinig auf Ball, hin- und herrollen

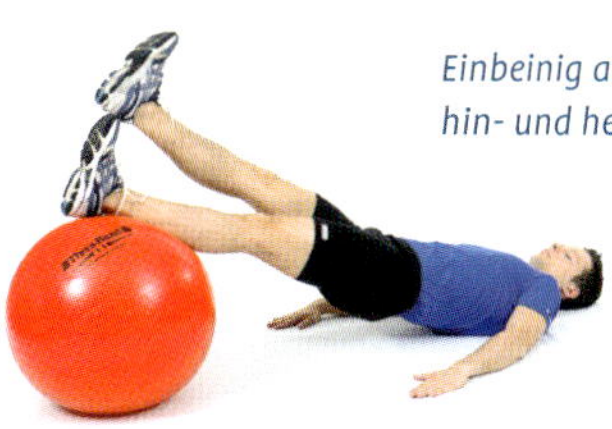

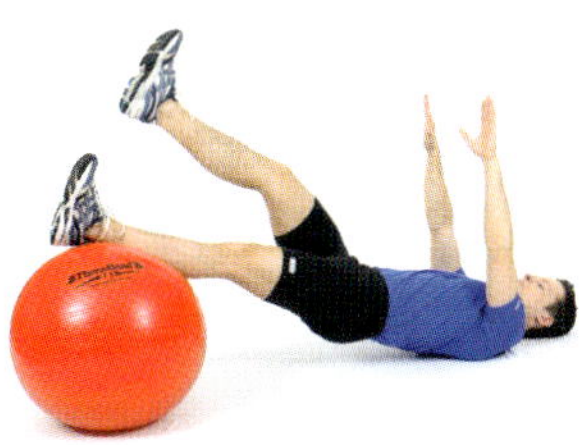

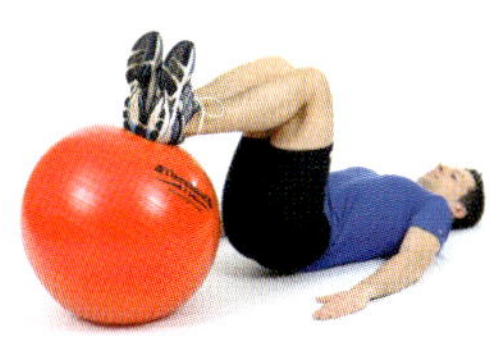

Beidbeinig herrollen

Kniebeuge

- Ziel (Z): Kräftigung der Beinmuskulatur
- Ausgangsstellungen (AS): Stand, mindestens schulterbreit mit paralleler oder leicht nach außen gedrehte Fußstellung, die ganze Fußsohle steht auf dem Boden.
- Übungsausführung (ÜA): Die Beine im Kniegelenk soweit beugen, wie eine korrekte Fuß- und Oberkörperhaltung beibehalten werden kann (etwa 60-80 Grad), dabei den „geraden" Oberkörper leicht nach vorne neigen.
- Variation (VA) : Wippen in der Endposition, auf der Stelle gehen, leicht nach oben springen.
- Variation (VA): Kniebeuge mit Entlastung durch Abstützen der Hände an den Beinen oder an einer Stuhllehne.
- Variation (VA) mit Gymstick (Hantel): Gymstick liegt auf den Schultern.
- Variation (VA): Als Partnerübung, dabei Rumpf anspannen und als Zusatzaufgabe den Partner wegziehen.
- Fehlerquellen (FQ): Da Becken dreht nach hinten, Knie machen Ausweichbewegungen.
- Übungshinweise (ÜH): Komplexübung der Streckerkette, beim Beugen die Knie nicht nach vorne schieben, sondern eher das Gesäß nach hinten, tiefere Kniebeugen (Beugung unter 90 Grad) sind nur für trainierte Personen empfehlenswert, je weiter der Oberkörper aufgerichtet ist, desto intensiver ist die Übung für die Beinmuskulatur und weniger intensiv für die Rückenmuskulatur.

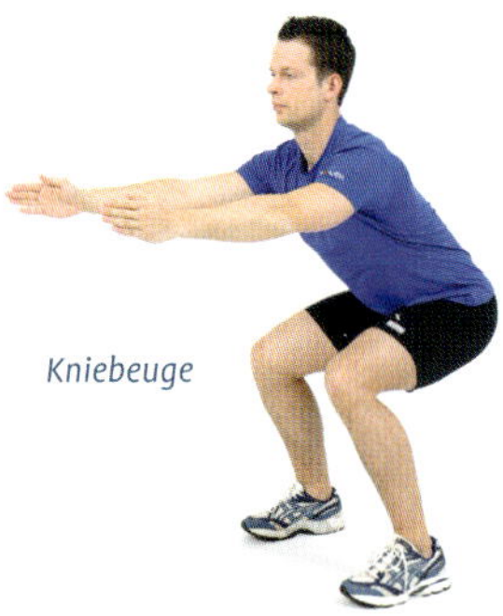

Kniebeuge

Variation (VA) mit Gymstick

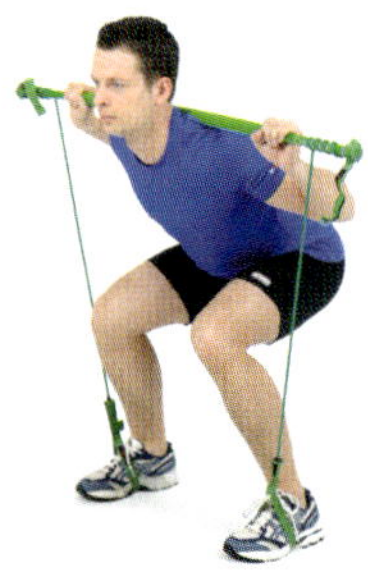

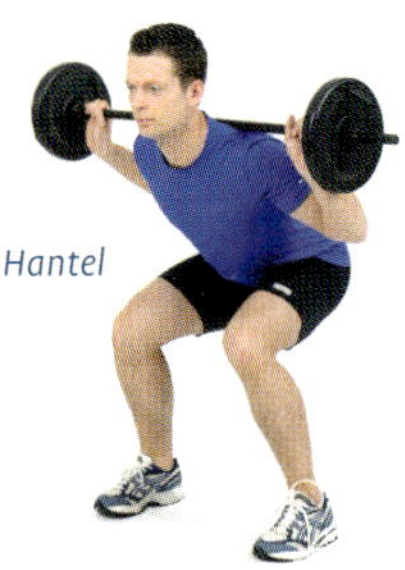

Mit Hantel

Leicht nach oben springen

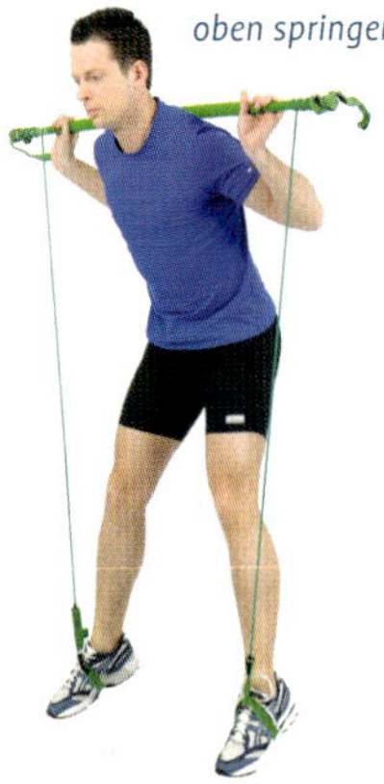

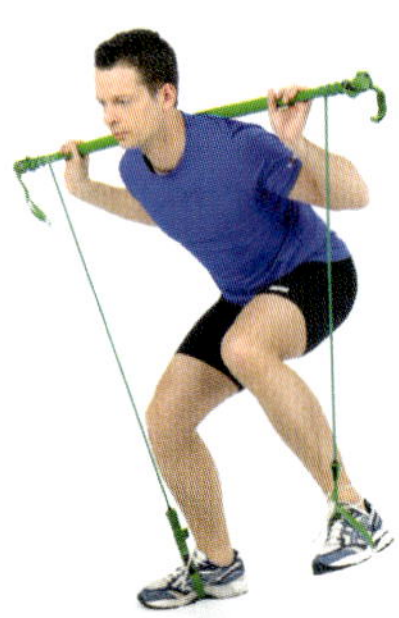

Auf der Stelle gehen

Partnerübung mit Stab zwischen den Händen

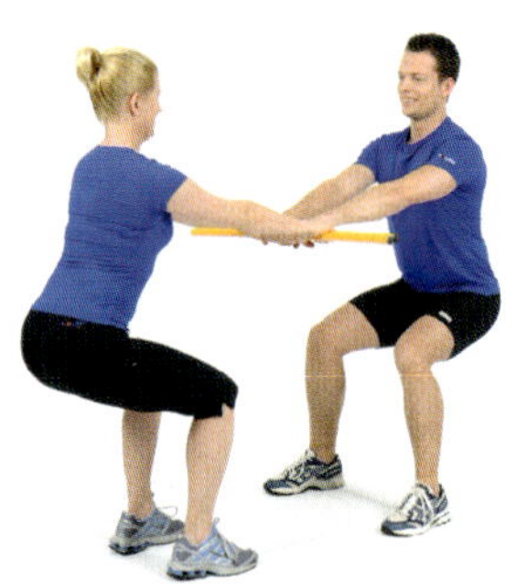

Einbeinkniebeuge

- o Ziel (Z): Kräftigung der Beinmuskulatur
- o Ausgangsstellung (AS): Einbeinkniestand
- o Übungsausführung (ÜA): Strecken und Beugen des Standbeines, Fußsohle bleibt ganz am Boden, zur Entlastung am Stuhl abstützen
- o Variation (VA): Einbeinkniebeuge auf Erhöhung und Abstützen der Hände zur Entlastung des Oberkörpers
- o Übungshinweise (ÜH): Das Körpergewicht wird von einem Bein bewältigt, deshalb auf Zusatzgewichte verzichten, die Einbeinkniebeuge kann auch als quantitative Testübung dienen (s. S. 139), die Knie werden im zwei Sekunden-Takt bis 60 Grad gebeugt und gestreckt.

Einbeinbeuge

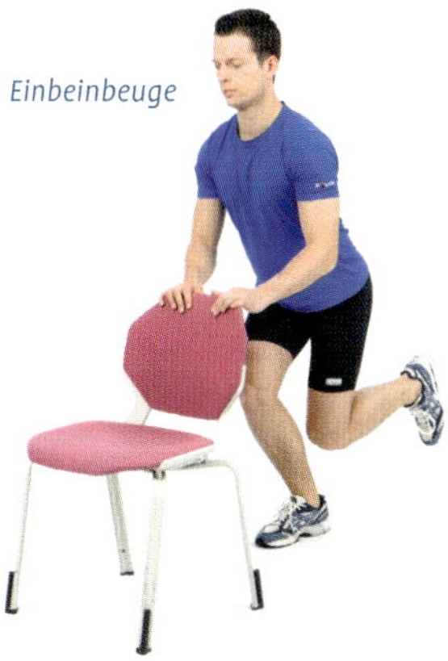

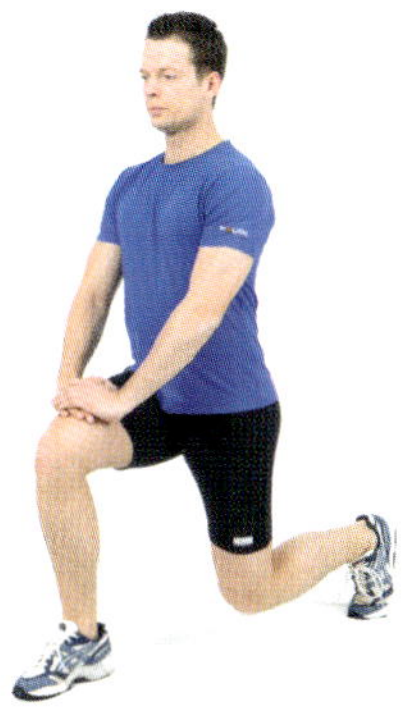

Einbeinkniebeuge

Auf Pad mit Hantel

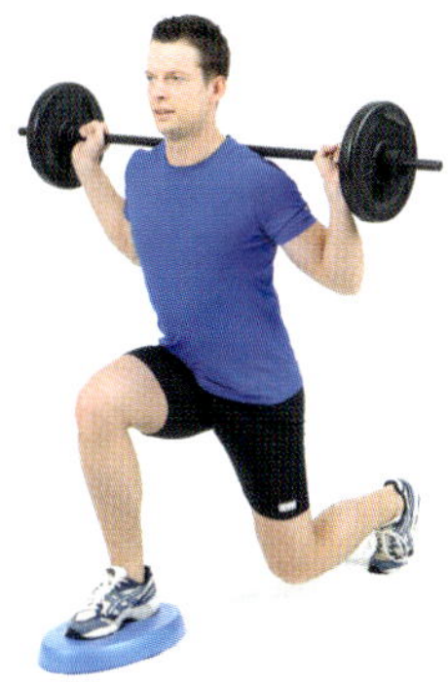

Heben (Lifting)

- o Ziel (Z): Ganzkörperkräftigung
- o Ausgangsstellung (AS): Stand
- o Übungsausführung (ÜA) mit Gymstick oder Hantel: Den Stab vor dem Körper halten, die Knie beugen und den Po nach hinten schieben, dabei gleichzeitig den Stab nach oben über den Kopf ziehen.
- o Variation (VA): Die gleiche Bewegung ist auch mit einem Ausfallschritt möglich.
- o Variation (VA): Beine strecken
- o Fehlerquellen (FQ): Die Knie schieben zu weit nach vorne oder machen eine Ausweichbewegung, der Rumpf wird nicht stabilisiert.
- o Übungshinweise (ÜH): Auf eine gute Stabilisierung Ihres Rumpfes achten.

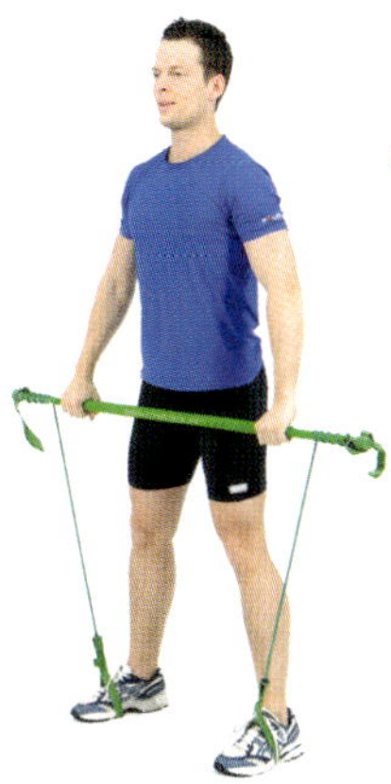

Heben

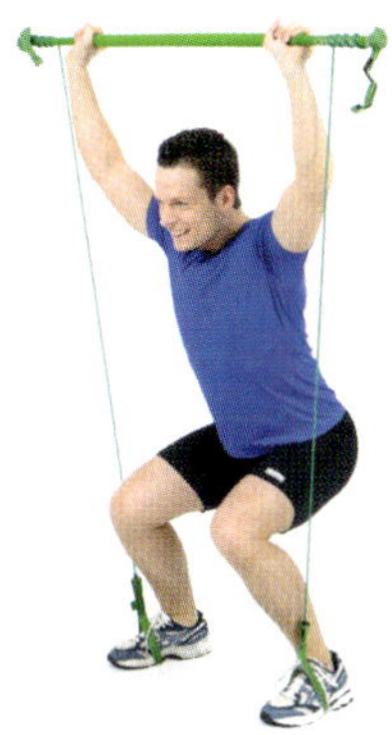

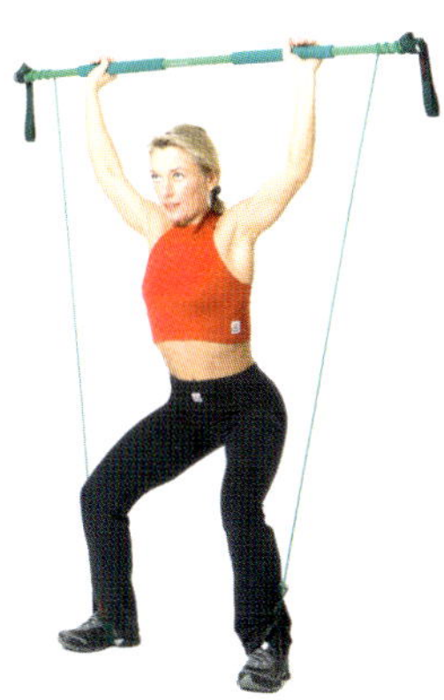

Bein nach vorne / nach hinten und zur Seite bewegen

- Ziel (Z): Kräftigung der Hüft- und Beinmuskulatur
- Ausgangsstellungen (AS): Seitenlage, Stand
- Übungsausführung (ÜA): Das untere Bein 90 Grad anwinkeln, das obere Bein seitlich anheben und absenken. Dabei die Zehen leicht nach unten drehen und das Becken senkrecht zum Boden halten. Die Übung kann auch als Testübung für die Hüftmuskulatur verwendet werden (s. S. 139).
- Übungsausführung (ÜA) im Stand: Mit beiden Beinen in eine Thera-Band-Schlinge stehen, das äußere Bein bewegt sich vom Standbein weg nach außen, die Füße zeigen nach vorne oder etwas nach innen (nicht das Becken aufdrehen).
- Variation (VA) im Stand: Das Thera-Band ist am Partner, Sprossenwand oder Tür fixiert, das dem Band abgewandte Bein von innen hinter dem Standbein vorbei nach außen führen.
- Variation (VA) im Stand mit Medizinball: Den Ball mit der Außenkante des Fußes stoppen und spielen.
- Variation (VA) im Stand: Seitsprünge
- Übungsausführung (ÜA) im Stand: Das Thera-Band ist am Partner, Sprossenwand oder Tür fixiert, das dem Band zugewandte Bein von außen vor dem Standbein vorbei nach innen führen.
- Variation (VA) in Seitenlage: Das Band mit dem oberen angewinkelten Bein am Boden fixiert, das untere gestreckte Bein wird nach oben geführt (hier ist nur das Ende der gesamten Bewegung möglich).
- Variation (VA) im Stand: Medizinball mit der Inneneite des Fußes stoppen und spielen
- Übungsausführung (ÜA) im Stand: Mit beiden Beinen in eine Thera-Band-Schlinge stehen. Das hintere Bein bewegt sich vom Standbein weg nach hinten.
- Variation (VA): Mit beiden Beinen in eine Thera-Band-Schlinge stehen. Das vordere Bein bewegt sich vom Standbein weg nach vorne.
- Übungsausführung (ÜA) im Stand: Der Oberschenkel wird vorne fixiert und nur den Unterschenkel bewegt sich nach vorne und nach hinten. Dadurch wird stärker der Kniegelenkstrecker trainiert.
- Übungshinweise (ÜH): Das Standbein ist leicht gebeugt und der Rumpf wird stabilisiert. Die Muskulatur des Standbeines wird statisch mitgekräftigt.

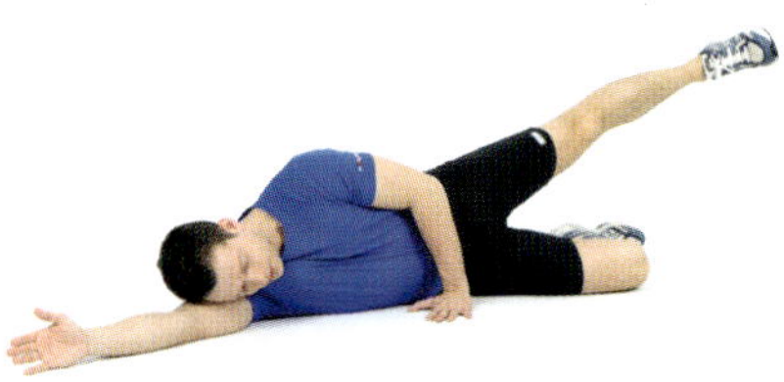

Seitenlage Abspreizen

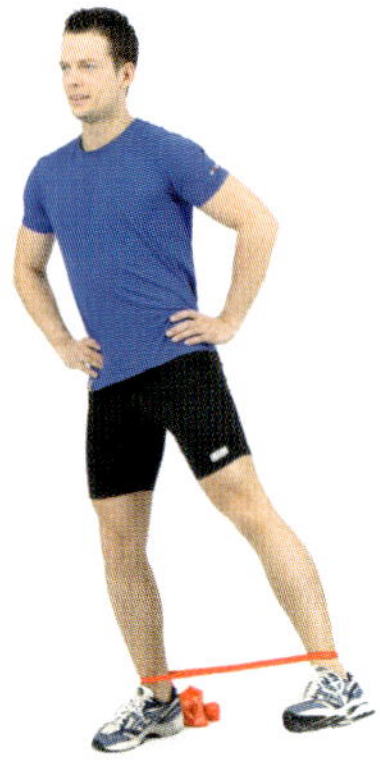

Stand – Abspreizen mit Theraband (Schlinge)

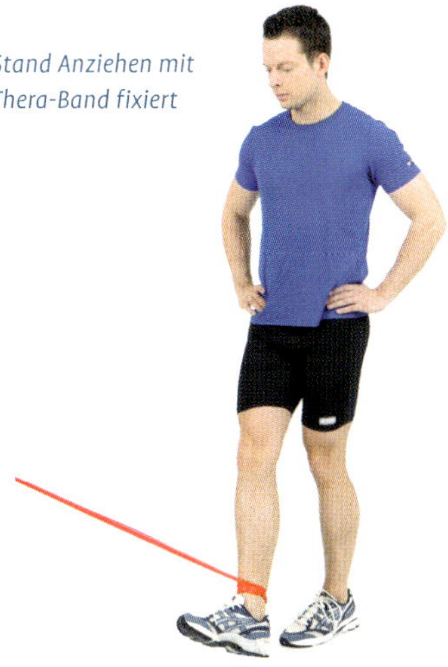

Stand Anziehen mit Thera-Band fixiert

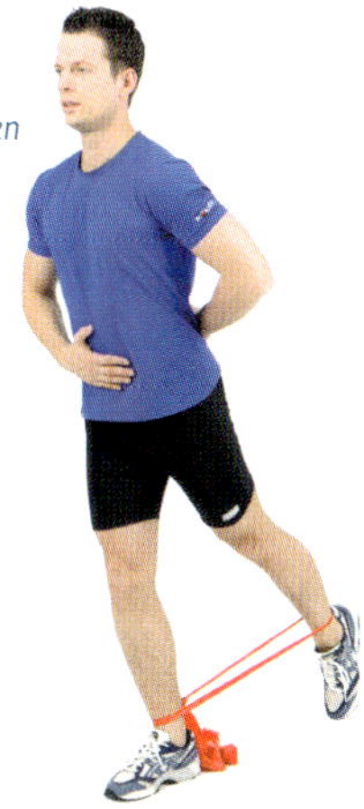

Stand nach hinten ziehen

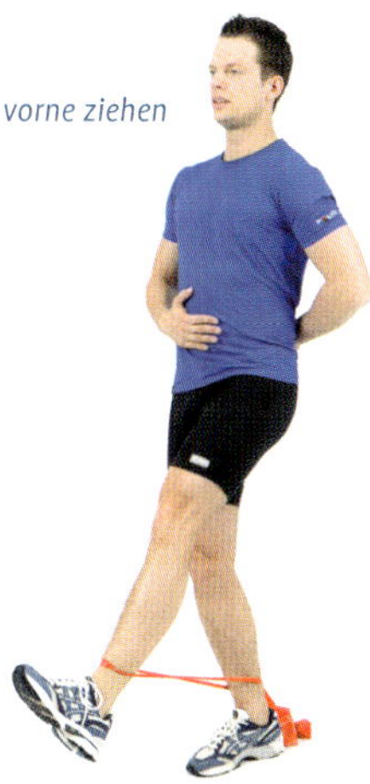

Stand nach vorne ziehen

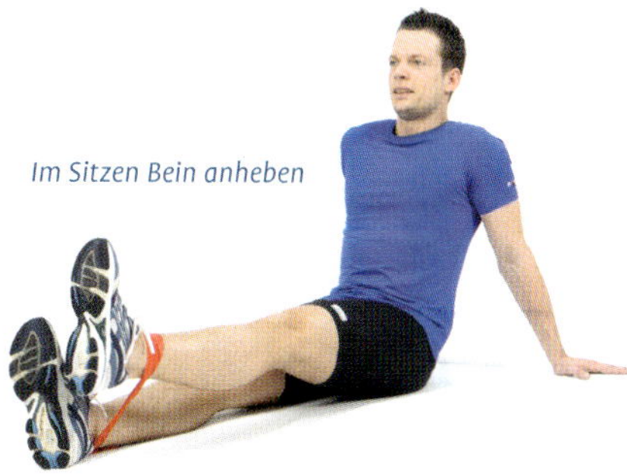

Im Sitzen Bein anheben

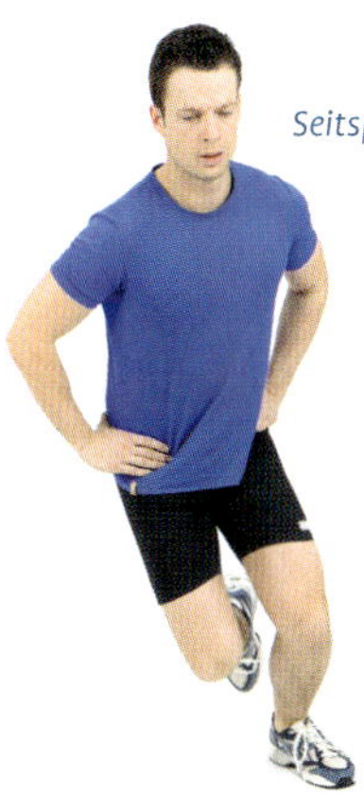

Seitsprünge

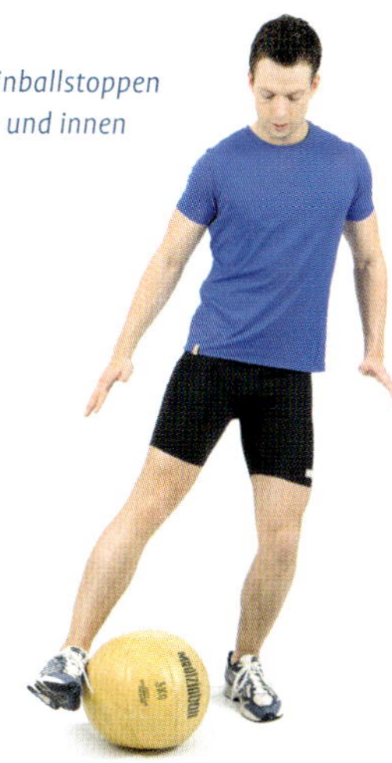

Medizinballstoppen außen und innen

7.3 Schulter-, Brust- und Armmuskulatur

Hintergrundwissen: Funktionell-anatomische Grundlagen (Verlauf und Funktion)

- Von der tiefen autochtonen Rückenmuskulatur wird durch die Lendenrückenbinde (Fascia thoracolumbalis, oberflächliches Blatt) gestrennt die eingewanderte (nicht autochtone) Rückenmuskulatur unterschieden. Diese wirkt zumeist auf den Schultergürtel und die Arme und nutzt die Wirbelsäule als Widerlager.
- Der Kapuzenmuskel (M.trapezius) bedeckt den oberen Teil des Rückens. Als Ganzes fixiert er den Schultergürtel. Die einzelnen Teile können die Schultern heben, den Kopf zur gleichen Seite neigen, bzw. zur Gegenseite drehen und das Schulterblatt zum Armheben drehen (oberer Teil), die Schultern zur WS ziehen (mittlerer Teil) und die Schulter senken und ebenfalls nach außen drehen (unterer Teil).
- Die Rautenmuskeln (Mm.rhomboidei) liegen unter dem Kapuzenmuskel und können das Schulterblatt heben und heranziehen sowie es am Rumpf fixieren. Zusammen mit dem Kapuzenmuskel und dem Rückenstrecker im Brustwirbelsäulenbereich können sie einer Rundrückenbildung entgegenwirken.
- Der Kapuzenmuskel, die Rautenmuskeln, der Schulterblattheber und der vordere Sägemuskel, die vom Kopf, der Hals- und Brustwirbelsäule oder den Rippen zum Schulterblatt verlaufen, sorgen für eine muskuläre Stabilisation des Schulterblatts. Über vier Muskelschlingenpaare geben sie zusammen mit dem kleinen Brustmuskel dem Schulterblatt seine große Beweglichkeit, die sich auch auf das Bewegungsausmaß des Schultergelenks auswirkt.
- Der Breite Rückenmuskel (M.latissimus dorsi) prägt als flächenmäßig größter Muskel (Tittel 2003, 143) die Form des Rückens (V-Form) und hat durch seinen Ansatz am Oberarmknochen die Funktion den Arm zu senken, einwärts zu drehen und nach hinten zu führen. Durch seinen Ursprung an sieben Brust- und fünf Lendenwirbeln, dem Kreuzbein und dem Becken hat er eine wesentliche stabilisierende Funktion auf die Wirbelsäule und das Becken und hilft bei der Rumpfaufrichtung.
- Der große, außerordentlich kräftige *Brustmuskel* (M. pectoralis major) zieht von der Vorderseite des Rumpfes zum Oberarmknochen. Er bewegt den Arm nach vorne (Schwimmen, Boxen), führt ihn seitlich heran (Tennis, Tischtennis), dreht ihn einwärts und stabilisiert das Schultergelenk. Ist der Arm in Hochhalte bewirkt er auch ein schnelles und kraftvolles Senken des Armes (Ballwurf) (s. a. Tab. 20, S. 102).

Handlungswissen

- Übungen, bei denen die Arme / Schultern nach hinten geführt werden (Reverse Fly) aktivieren je nach Winkel von Arm und Oberkörper unterschiedliche Muskeln des oberen Rückens.
- Eng anliegende Arme aktivieren mehr den breiten Rückenmuskel, gestreckte Arme mehr den oberen Teil des Trapezmuskels und des Rückenstreckers im Brustbereich, abgespreizte Arme mehr die Rautenmuskel den mittleren Teil des Trapezmuskels.

Rudern vorgebeugt

- Ziel (Z): Kräftigung der Schultergürtel- und Rückenmuskulatur
- Ausgangsstellungen (AS): Stand, Sitz
- Übungsausführung (ÜA) mit Gymstick: Den Stab (oder Hantel) von oben fassen, „geraden“ Oberkörper nach vorne beugen, den Stab dicht am Körper entlang nach oben in Richtung Bauch ziehen, bewusst die Ellbogen dabei nach hinten und nach oben ziehen.
- Übungshinweise (ÜH): Die Schulterblätter eher tief halten, den Rumpf und das Becken stabil halten und weder in ein Hohlkreuz noch in einen Rundrücken ausweichen.

Rudern vorgebeugt Gymstick

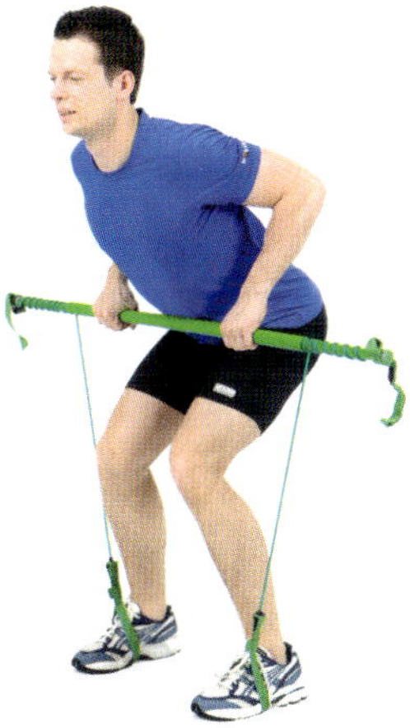

Rudern vorgebeugt Hantel

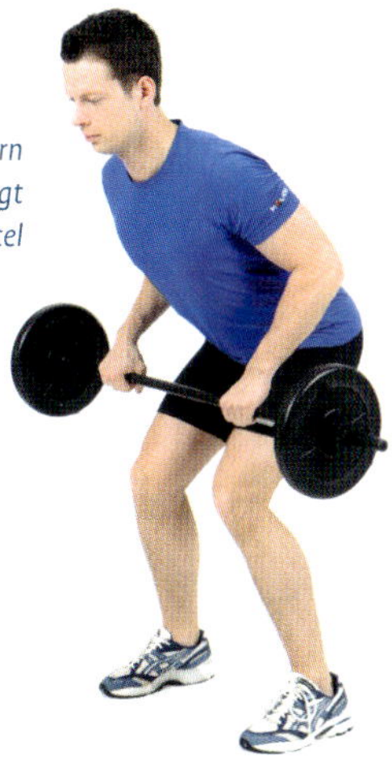

Rudern waagrecht (ohne/mit Flexion)

- Ziel (Z): Kräftigung der Schultergürtel- und Rückenmuskulatur (mit Flexion Rückenmuskulatur)
- Ausgangsstellungen (AS): Sitz, Bauchlage
- Übungsausführung (ÜA) mit Gymstick: Den Stab heranziehen, die Ellbogen bewegen sich dabei in Schulterhöhe seitlich nach hinten.
- Variation (VA): Bei den voran beschriebenen Übungen zusätzlich die Brustwirbelsäule (Brust einziehen, Brust strecken) beugen und strecken.
- Variation (VA): Rudern einseitig
- Übungshinweise (ÜH): Die Schulterblätter tief und die Handgelenke in Verlängerung zu den Unterarmen halten.

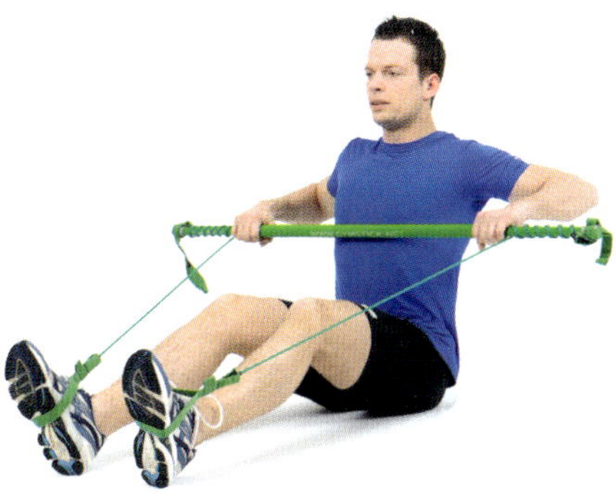

Rudern waagrecht (Ellbogen seitlich)

Rudern waagrecht (Ellbogen am Körper)

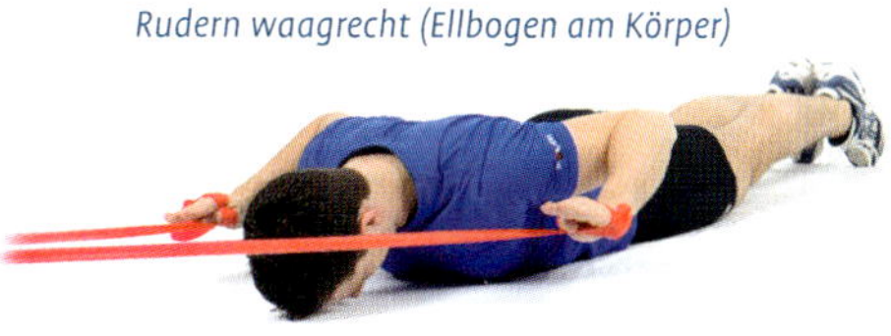

Armbewegungen in Bauchlage

- Ziel (Z): Kräftigung der Rücken- und Schultergürtelmuskulatur
- Ausgangsstellungen (AS): Bauchlage (Boden, Ball, Bank), Sitz, Kniestand, Vierfüßler
- Übungsausführung (ÜA): Die Arme im Wechsel nach vorne und nach hinten führen (Kraulen). Dabei berühren die Daumen die Achselhöhlen. Auch andere Schwimmbewegungen ausführen.
- Übungsausführung (ÜA) mit Gewichtsball: Einen Gewichtsball um den Körper kreisen lassen (als Partnerübung mit Ballübergeben).
- Übungsausführung (ÜA): Beide Arme angewinkelt und außenrotiert (U-Halte) nach oben anheben (Adler).
- Übungsausführung (ÜA) mit Gewichtsball: Den Gewichtsball vor dem Kopf hin- und herrollen.
- Übungsausführung (ÜA) mit Gymstick: Beide Arme aus der U-Halte nach vorne strecken und über den Kopf zurückziehen.
- Übungsausführung (ÜA): Im Wechsel die nach vorne gestreckten Arme nach oben und nach unten bewegen.
- Übungsausführung (ÜA): Dreht man auch hier wieder Punktum Fixum und Mobile um, z.B. im Stand mit seitlich an der Wand angelehnte Oberarme, drückt man die Schulter, bzw. den Rumpf von den Ellbogen weg, die Übung kann auch als Testübung für die Schulterblattmuskulatur verwendet werden (s.S)
- Übungshinweise (ÜH): Alle Armbewegungen sind in zahlreichen Varianten in unterschiedlichen Ausgangsstellungen als Einzel, Partner- oder Gruppenübung ohne/mit Handgerät möglich, lange Arme oder Zusatzwiderstand bedeuten auch immer hohe Stabilisationsarbeit für die Rumpfmuskulatur.

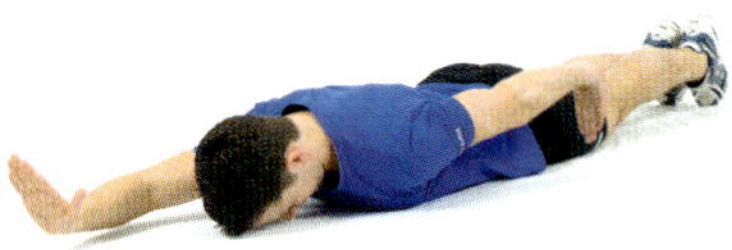

Kraulen in Bauchlage

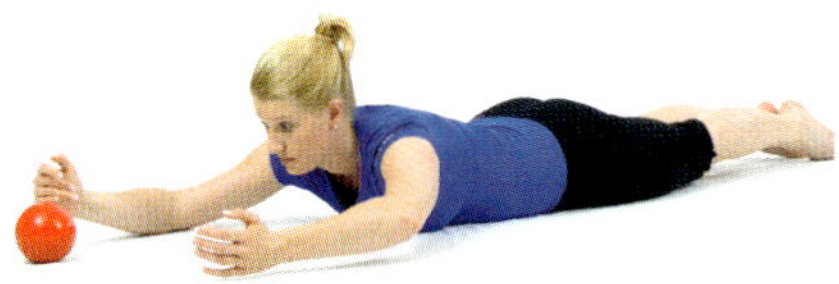

Gewichtsball vor dem Kopf rollen

Gewichtsball übergeben

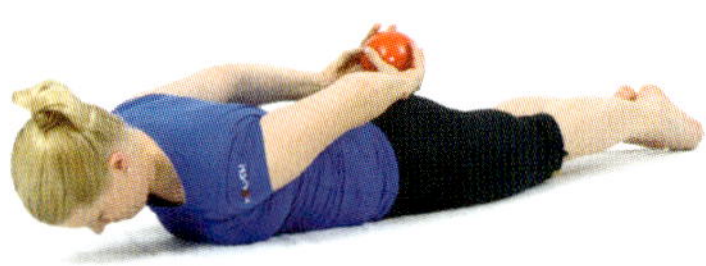

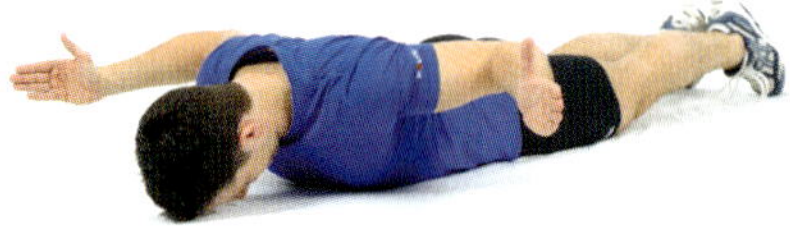

Arme nach oben und unten heben im Wechsel

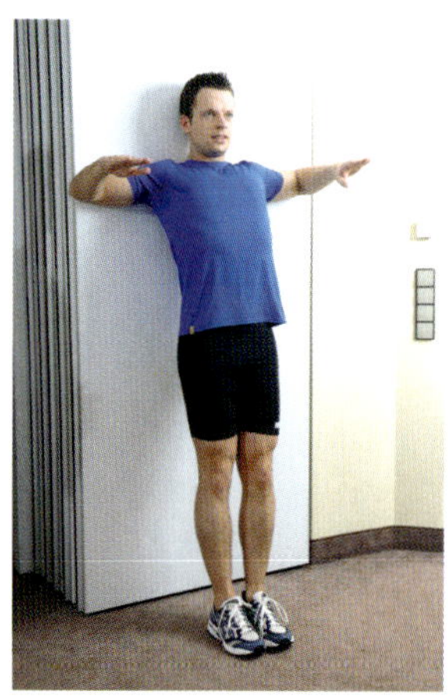

Schulterdrücken an der Wand

Gymstick nach vorne strecken

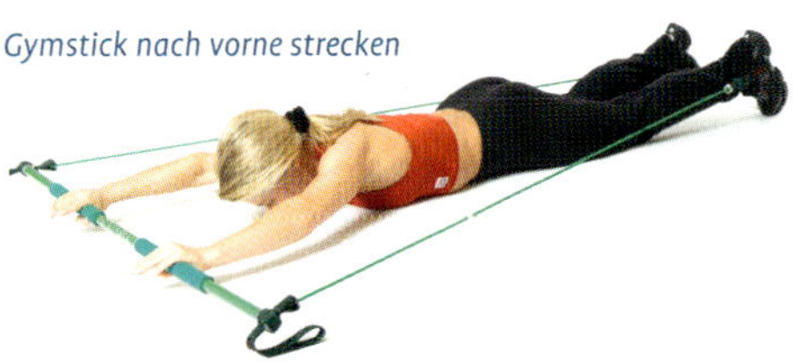

Armrückheben

- o Ziel (Z): Kräftigung der Schultergelenkmuskulatur, Rückenmuskulatur
- o Ausgangsstellungen (AS) Stand mit leicht gebeugten Knien (Stab hinter dem Körper halten), Kniestand, Sitz, Bauchlage
- o Übungsausführung (ÜA) mit Gymstick: Den Stab bei stabilem Rumpf nach hinten führen. Zur Intensivierung den geraden Oberkörper nach vorne neigen.
- o Übungsausführung (ÜA) mit Thera-Band: Im Stand die Arme von vorne nach hinten führen und dabei nach innen drehen.
- o Übungsausführung (ÜA) mit Thera-Band: Partnerweise gegenüber liegen (stehen), die Arme sind nach vorne gestreckt. Die Ellbogen nach hinten ziehen.
- o Variation (VA) mit Thera-Band: Im Stand mit vorgeneigtem Rumpf die gestreckten Arme von vorne nach hinten ziehen.
- o Übungsausführung (ÜA): In Rückenlage die Arme neben dem Körper anwinkeln. So von den Ellbogen abdrücken, dass der gestreckte Oberkörper sind nach oben hebt. Senken und Heben ohne dass der Rücken den Boden berührt. Bei dieser Übung ist Punktum Fixum (Oberarm) und Punktum Mobile (Rumpf) vertauscht (Boeck-Behrerns/Buskies 2000).
- o Übungshinweise (ÜH): Rumpf durch ausreichend Spannung stabilisieren.

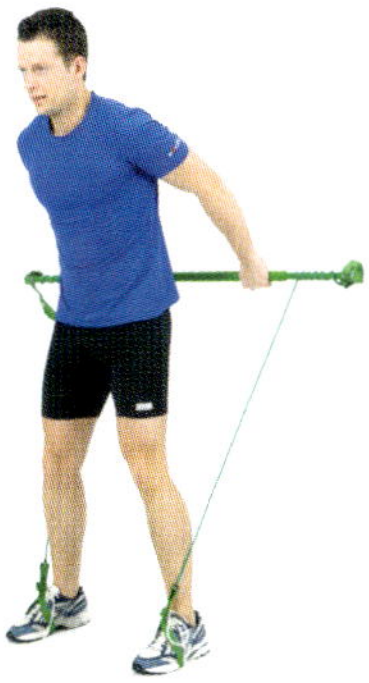

Armrückheben (Stand)

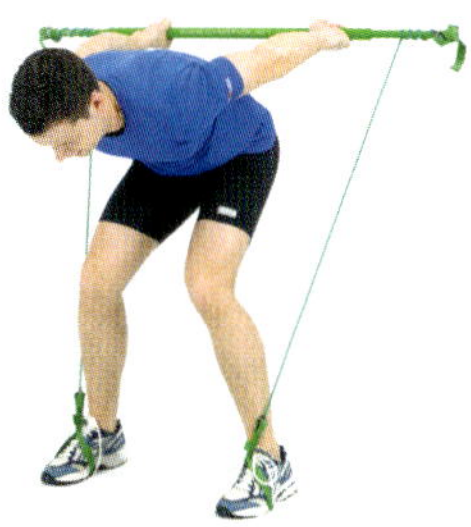

Armrückheben (Oberkörper nach vorne geneigt)

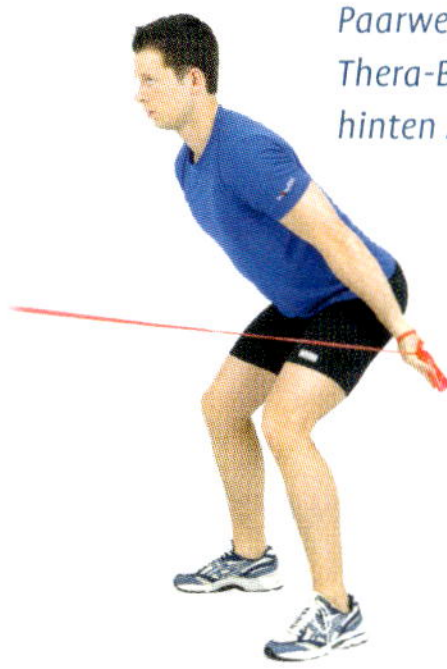

Paarweise Stehen: Thera-Band nach hinten ziehen

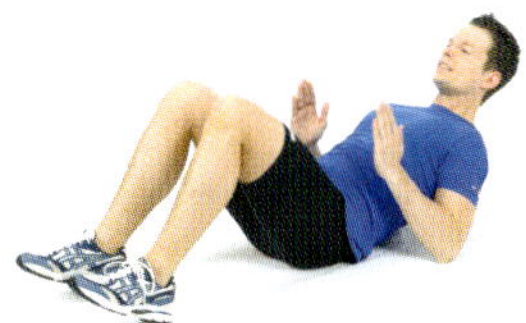

Rückenlage, abdrücken von den Ellbogen, Oberkörper heben

Drücken nach vorne (Kniestand und Waage)

- o Ziel (Z): Kräftigung der Arm-, Brust- und Schultermuskulatur
- o Ausgangsstellungen (AS): Kniestand, Einbeinkniestand, dabei sind beide Schlaufen am hinteren Fuß befestigt
- o Übungsausführung (ÜA) mit Gymstick: Den Stab von der Brust nach vorne und nach oben schieben.
- o Variation (VA): In einer Komplexübung im Stand, bzw. der Waage jeweils ein Bein nach hinten strecken, wenn möglich ohne Bodenkontakt (Waage).
- o Übungshinweise (ÜH): Den Rumpf stabil und die Schultern tief halten. In dieser Grundübung ist eine gute Stabilisationsfähigkeit des Rumpfes erforderlich. Die Komplexübungen sind koordinativ sehr anspruchsvoll und trainieren die rumpfstabilisierende Muskulatur.

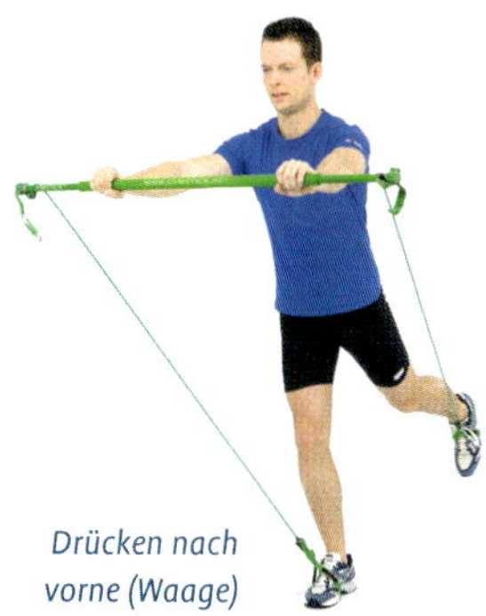

Drücken nach vorne (Waage)

Liegestütz – Push up

- Ziel (Z): Kräftigung der Brust-, Arm- und Schultermuskulatur
- Ausgangsstellung (AS): Vierfüßlerstand
- Übungsausführung (ÜA): Die Bauch- und Gesäßmuskulatur anspannen, die Arme beugen und strecken.
- Variation (VA): Die Übungsausführung (ÜA) wird schwerer, je gestreckter Sie den Körper halten können.
- Variation (VA): Die Hände und die Füße können unterlagert, bzw. höher gelegt werden.
- Variation (VA): Leichter wird die Übung, wenn im Stehen gegen eine Wand gelehnt geübt wird oder wenn aus dem Vierfüßlerstand heraus die Arme gebeugt werden.
- Fehlerquellen (FQ): Die Hüfte bewegt sich nach oben und unten, Schulterbereich ist nicht stabil, Wirbelsäule ist nicht stabil.
- Übungshinweise (ÜH): Der Rumpf und der Kopf bilden eine Linie, je enger die Handstellung (Schulterbreit oder Daumen berühren sich), desto intensiver wird die Übung, die Ellbogen wandern dabei nach hinten (enge Oberarmführung), schnelle puch-ups erfordern eine höhere Muskelaktivit und bewirken damit einen höhere Wirbelsäulenbelastung, wohingegen labile Bälle unter den Händen die Belastung nur moderat erhöhen (Freeman et al. 2006), der Gesundheitsliegestütz kann auch aus Testübung benutzt werden (s. S. 139).

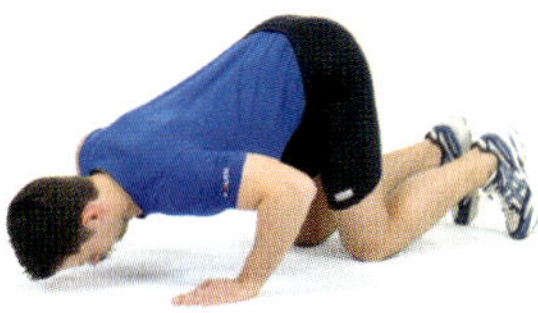

Liegest. Aus Vierfüßler

Gesundheistliegestütz mit Pad

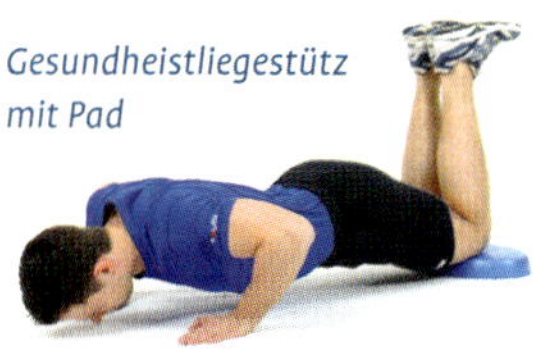

Liegestütz gestreckt mit Pads unter den Händen

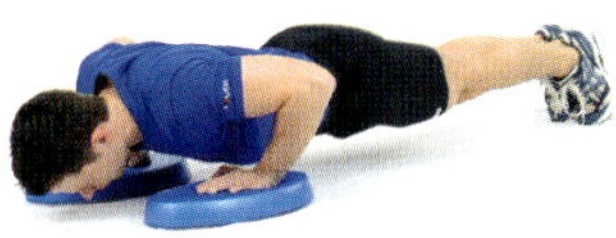

Enge Armführung

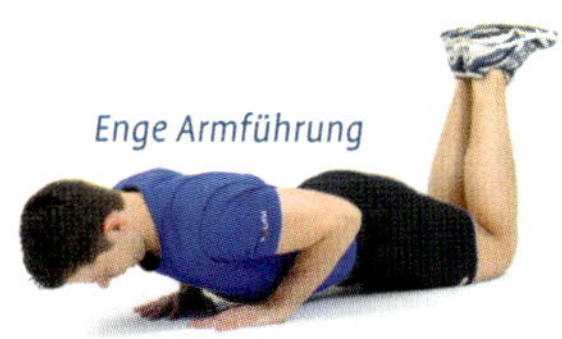

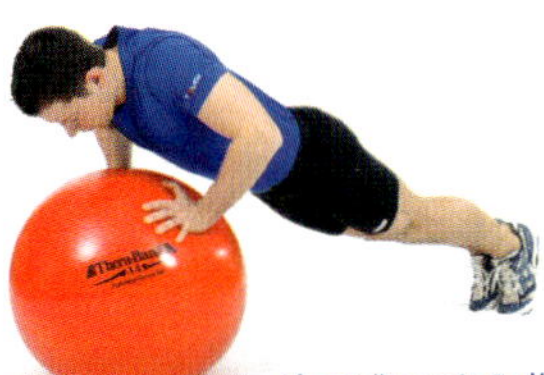

Liegstütz mit Ball

Liegstütz mit Ball – Hüfte auf Ball

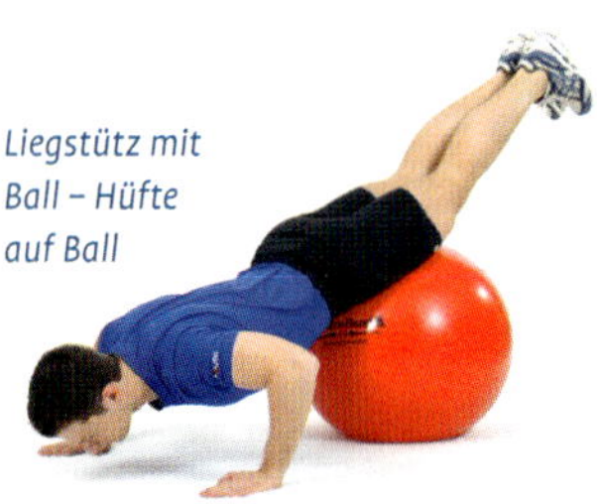

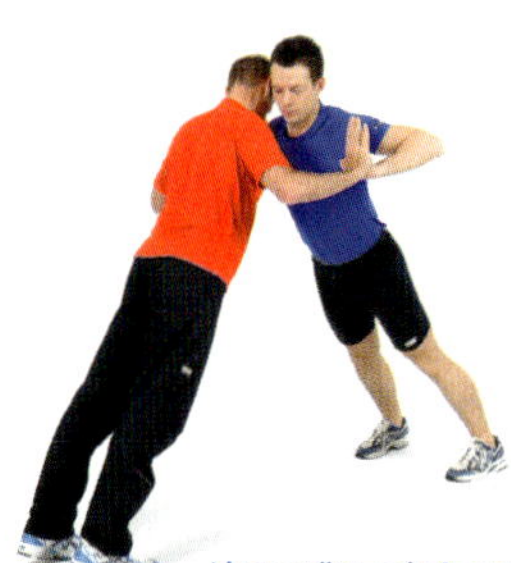

Liegestütz mit Partner

Armbeugen

- Ziel (Z): Kräftigung des Ellbogenbeugers (Biceps)
- Ausgangsstellung (AS): Aufrecht stehen und den Stab im Untergriff fassen (Kammgriff).
- Übungsausführung (ÜA) mit Gymstick: Die Arme im Wechsel beugen und strecken.
- Übungshinweise (ÜH): Die Ellbogen am Körper halten, den Oberkörper stabil halten und nicht nach hinten aus weichen, die Handgelenke stabil halten, den Arm vollständig strecken, damit das Ellbogengelenk durch die Muskelspannung noch gesichert ist, die Übung ist auch mit Hanteln oder Thera-Band möglich.

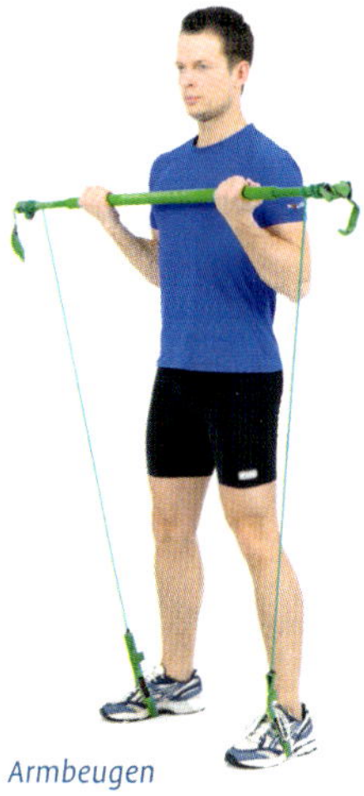

Armbeugen

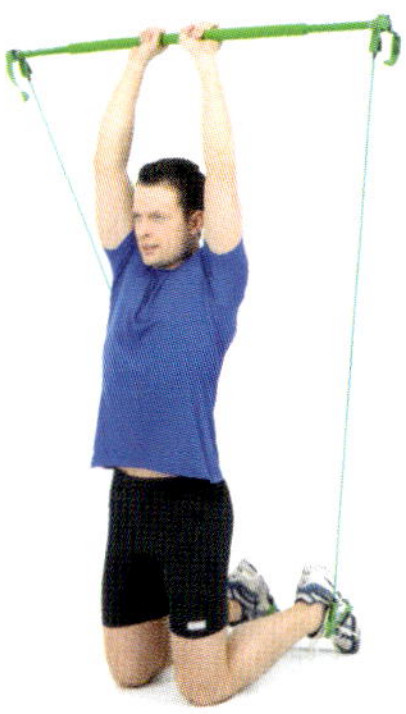

Armstrecken (Kniestand)

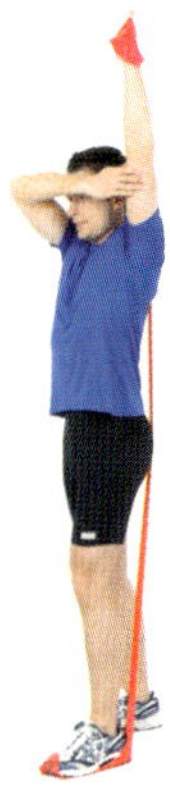

Armstrecken (Stand)

Armstrecken

- Ziel (Z): Kräftigung des Ellbogenstreckers (Triceps)
- Ausgangsstellung (AS): im Kniestand oder einbeinigem Kniestand die Oberarme neben dem Kopf halten und die Unterarme beugen, den Stab in der Mitte fassen.
- Übungsausführung (ÜA) mit Gymstick: Die Arme strecken und beugen.
- Variation (VA): Im Stand ist die Übung deutlich intensiver (Kniestand ist meist ausreichend).
- Übungshinweise (ÜH): Die Schultern tief und die Oberarme neben dem Kopf halten, den Rumpf stabilisieren und nicht in ein Hohlkreuz oder mit dem Oberkörper nach hinten ausweichen, die Übung ist auch mit Hanteln oder Thera-Band möglich.

Außenrotatoren im Schultergelenks

- Ziel (Z): Kräftigung der Auswärtsdreher
- Ausgangsstellungen (AS): Stand, Sitz
- Übungsausführung (ÜA): Das Thera-Band auf die Hände legen und die Hände nach innen drehen, die Unterarme nach außen drehen und dabei das Thera-Band auseinander ziehen.
- Fehler (FQ): Das Band ist zu locker, Ellbogen lösen sich vom Körper.
- Übungshinweise (ÜH): Die Ellbogen werden am Körper gehalten, wichtige Übung für die Außenrotatoren der Schulter und für Personen mit instabilen Schultergelenken.

Außendrehen

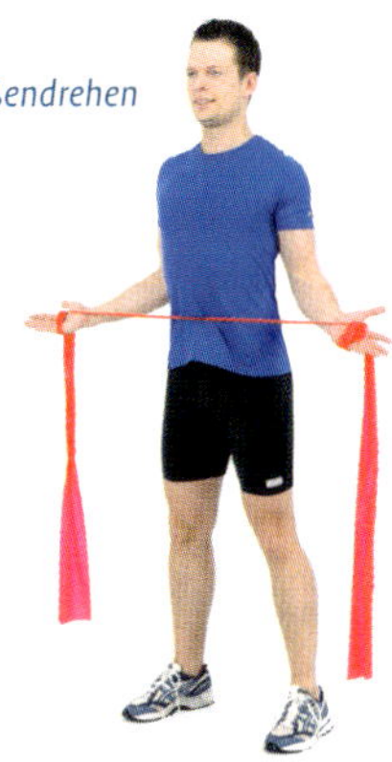

Tab. 20: Alle Muskeln im Überblick

Name (lat.)	Funktion
Schultergürtelmuskulatur	
Kapuzenmuskel (M.trapezius)	Kopf zur Gegenseite drehen, Schulter heben Schulter zur WS ziehen Schulter senken, Schulterblatt drehen
Schulterblattheber (M.levator scapulae)	Schulterblatt heben
Großer und kleiner Rautenmuskel (Mm.rhomboidei)	Schulterblatt heben und heranziehen sowie am Rumpf fixieren
Vorderer Sägemuskel (M.serratus anterior)	Schulterblatt nach vorne ziehen und am Rumpf stabilisieren, Arm über Horizontale heben
Kleiner Brustmuskel (M.pectoralis minor)	Schulterblatt nach vorne unten ziehen, Schultergürtel senken
Schultergelenksmuskulatur	
Großer Brustmuskel (M. pectoralis major)	Arm heranziehen, Arm einwärts drehen, Arm nach vorne bringen
Deltamuskel (M.deltoideus)	Arm heben, ein- und auswärts drehen, an allen Bewegungen im Schultergelenk beteiligt
Breiter Rückenmuskel (M.latissimus dorsi)	Arm senken, einwärts drehen und nach hinten führen
Großer Rundmuskel (M. teres major)	Arm heranziehen, einwärts drehen und nach hinten führen
Kleiner Rundmuskel (M. teres minor)	Arm heranziehen und auswärts drehen
Untergrätenmuskel (M.infraspinatus)	Arm auswärts drehen, Arm abspreizen und heranziehen
Obergrätenmuskel (M.suprapinatus)	Arm nach vorne und außen heben, Stabilisation Schultergelenk
Ellbogenmuskulatur	
Zweiköpfiger Armmuskel (M.biceps brachii)	Ellbogen beugen, Unterarm auswärts drehen, Arm vorwärts heben
Armbeuger (M.brachialis)	Ellbogen beugen
Oberarmspeichenmuskel (M.brachioradialis)	Ellbogen beugen, Unterarm drehen
Dreiköpfiger Armmuskel (M.triceps brachii)	Ellbogen strecken, Arm heranziehen und rückwärts heben
Runder Einwärtsdreher (M.pronator teres)	Unterarm einwärts drehen, Ellbogen beugen
Auswärtsdreher (M.supinator)	Unterarm auswärts drehen
Handgelenk-Muskulatur	
Radialer Handbeuger (M.flexor carpi radialis)	Unterarm einwärts drehen, Handgelenk beugen und zur Speiche hin abwinkeln
Ulnarer Handbeuger (M.flexor carpi ulnaris)	Handgelenk beugen und zur Elle hin abwinkeln
Langer und kurzer radialer Handstrecker (M.extensor carpi radialis longus et brevis)	Handgelenk strecken, zur Speiche hin abspreizen

Name (lat.)	Funktion
Ulnarer Handstrecker (M.extensor carpi ulnaris)	Handgelenk strecken, zur Elle hin abwinkeln
Langer Hohlhandmuskel (M.palmaris longus)	Handgelenk beugen
Fingerbeuger (M.flexor diditorum superficialis)	Finger und Ellbogen beugen, Handgelenk beugen und zur Elle hin abwinkeln
Fingerstrecker (M.extensor digitorum)	Finger strecken, Handgelenk strecken
Rumpfmuskulatur	
Gerader Bauchmuskel (M.rectus abdominis)	Rumpf nach vorne neigen bzw. Becken anheben
Äußerer schräger Bauchmuskel (M.obliquus externus abdominis)	Rumpf vorwärts und seitwärts beugen, zur Gegenseite drehen
Innerer schräger Bauchmuskel (M.obliquus internus abdominis)	Rumpf vorwärts beugen sowie zur gleichen Seite beugen und drehen
Querer Bauchmuskel (M.obliquus transversus abdominis)	Bauchraum einengen – Bauchpresse
Viereckiger Lendenmuskel (M. quadratus lumborum)	Rumpf seitwärts neigen, Lendenlordose sichern
Rückenstrecker (M.erector spinae) Medialer Strang: kurze und mittellange Muskel Lateraler Strang: lange Muskeln	Medialer Strang: Wirbelsäule strecken, seitwärts neigen und drehen, haben wichtige statische Funktion Lateraler Strang: ebenso alle Bewegungen der WS bis auf Beugung, haben eher dynamische Funktion
Hüftmuskeln	
Lenden-Darmbeinmuskel (M. iliopsoas)	Hüfte beugen, Lendenwirbelsäule beugen, Bein auswärts drehen
Großer Gesäßmuskel (M.gluteaus maximus)	Hüfte strecken, Bein auswärts drehen, Bein teils abspreizen, teils anziehen
Mittlerer und kleiner Gesäßmuskel (M.glutaeus medius et minimus)	Bein abspreizen, bzw. Becken seitwärts neigen, Bein teils nach innen, teils nach außen drehen
Schenkelbindenspanner (M.tensor fasciae latae)	Hüfte beugen, Bein abspreizen, Stabilisierung Kniegelenkstreckung
Oberschenkelmuskeln	
Kamm-Muskel (M.pectineus)	Bein heranführen und auswärts drehen, Hüfte beugen
Langer Schenkelanzieher (M.adductor longus)	Bein heranführen und auswärts drehen, Hüfte beugen
Schlanker Muskel (M.gracilis)	Bein heranführen und einwärts drehen, Knie beugen
Kniegelenkmuskulatur	
Vierköpfiger Schenkelmuskel (M. quadrizeps femoris)	Knie strecken, Hüfte beugen, statische Sicherung der Kniegelenke
Schneidermuskel (M.sartorius)	Hüfte beugen, Bein auswärts drehen, Knie beugen, Unterschenkel einwärts drehen
Zweiköpfiger Schenkelmuskel (M.biceps femoris)	Hüfte strecken und Oberschenkel heranziehen, Knie beugen und Unterschenkel auswärts drehen

Name (lat.)	Funktion
Halbsehnenmuskel (M.semitendinosus)	Hüfte strecken und Oberschenkel heranziehen, Knie beugen und Unterschenkel einwärts drehen
Plattsehnenmuskel (M.semimembranosus)	Wie Halbsehnenmuskel
Muskeln des Unterschenkels	
Vorderer Schienbeinmuskel (M.tibialis anterior)	Fuß hochheben, Fußinnen- oder -außenrand heben
Zwillingswadenmuskel (M.gastrocnemius)	Knie beugen, Fuß strecken, Stabilisierung
Schollenmuskel (M.soleus)	Fuß strecken
Langer Wadenbeinmuskel (M.peronaeus longus)	Fuß strecken, Fußaußenrand heben

8. Übungen zur Mobilisation und Dehnung – Beweglichkeitstraining

Ziel (Z): Mobilisation der Halswirbelsäule

- Ausgangsstellungen (AS): Stand oder Sitz
- Übungsausführung (ÜA): Den Kopf nach rechts und nach links drehen, den Kopf nach unten und nach oben bewegen und den Kopf zur Seite neigen.
- Variation (VA): Den Kopf (Kinn) im Halbkreis von links über das Brustbein nach rechts ziehen
- Variation (VA): Den Kopf diagonal von rechts oben nach links unten, bzw. von links oben nach rechts unten führen.
- Variation (VA): In gerader Kopfhaltung den Kopf nach vorne und nach hinten bewegen.
- Übungshinweise (ÜH): Es dürfen keine Schmerzen auftreten.

Kopf zur Seite drehen

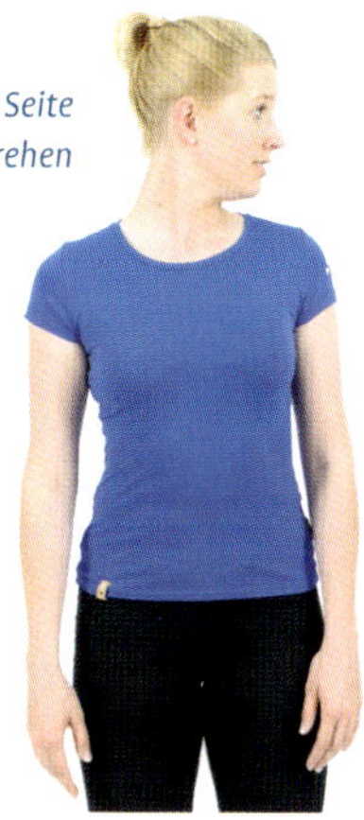

Kopf nach oben und unten

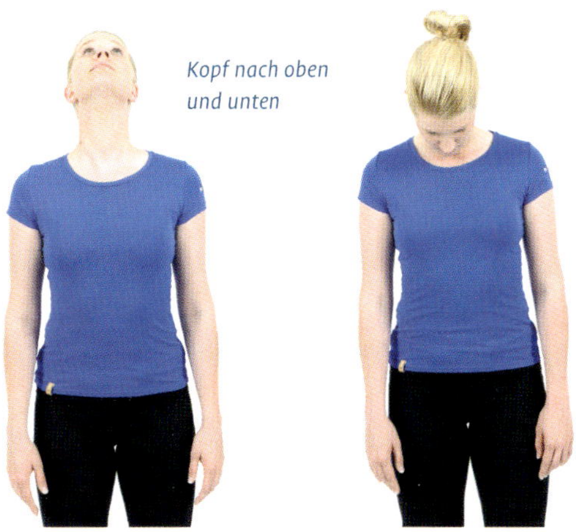

Kopf diagonal

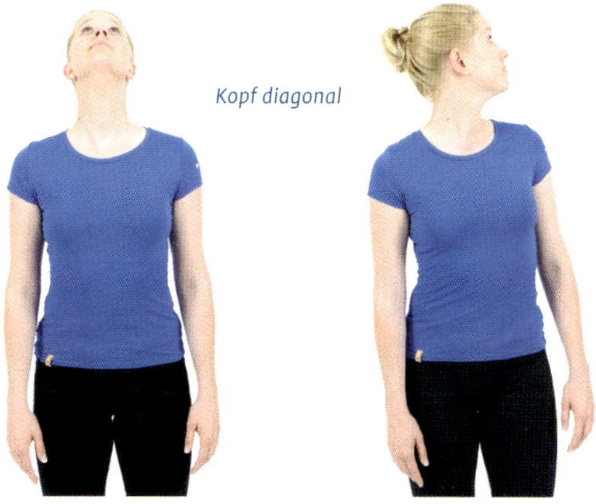

Ziel (Z): Mobilisation der Gesamtwirbelsäule (Seitneigung).

- Ausgangsstellungen (AS): Stand, Sitz, Rutschhalte, Bauchlage
- Übungsausführung (ÜA): Im Stehen (Sitzen) die Hände nach oben schieben, das Gewicht auf eine Gesäßhälfte verlagern und den Körper zur Gegenseite neigen.
- Variation (VA): In der Rutschhalte (Gesäß ist hinter den Knien) mit den Händen und dem Oberkörper zur Seite wandern.
- Variation (VA): In der Rutschhalte (Gesäß ist hinter den Knien) mit den Händen den Ball nach rechts und links rollen.
- Übungsausführung (ÜA): Seitlich zum Ball sitzen und den Oberkörper über den Ball legen.
- Übungsausführung (ÜA): In Seitenlage seitlich über den Ball legen, ggf. Beine fixieren.

Rutschhalte, Ball rollen

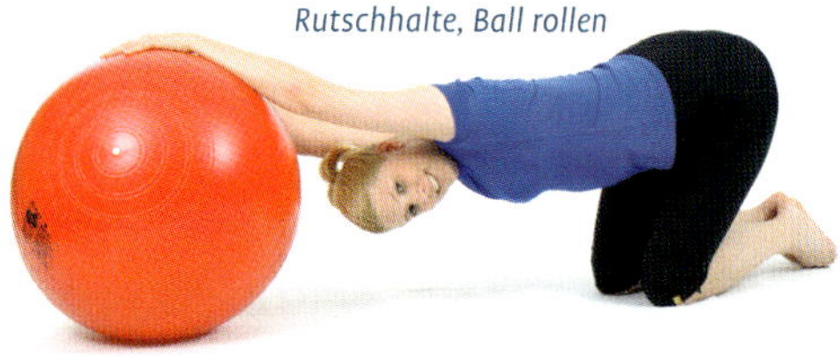

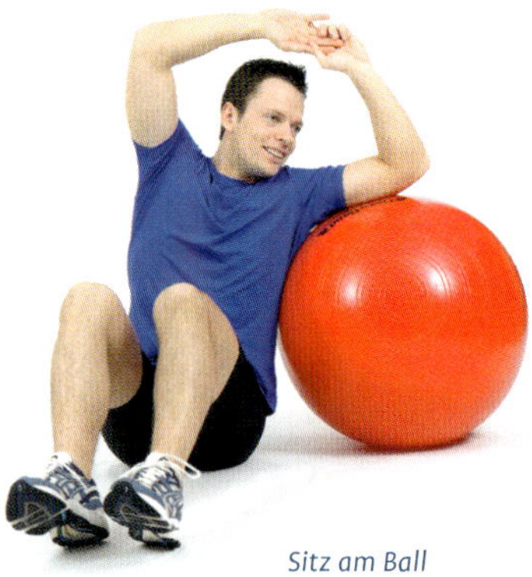

Sitz am Ball

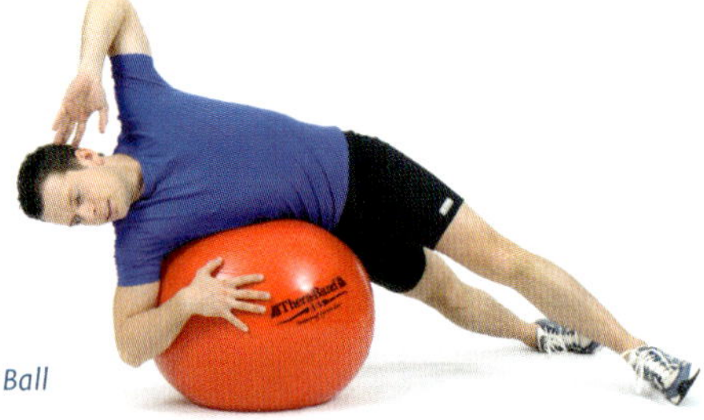

Seitenlage über Ball

Ziel (Z): Mobilisation der Gesamtwirbelsäule (Beugung und Streckung).

- Ausgangsstellung (AS): Vierfüßlerstand, Sitz, Bauch- und Rückenlage
- Übungsausführung (ÜA): Den Rücken rund machen (Katzenbuckel) und durchhängen lassen (Pferderücken).
- Variation (VA): Das Gesäß zu den Fersen nach hinten schieben. Den Kopf und das Brustbein am Boden entlang nach vorne schieben. (Honigschlecken).
- Übungsausführung (ÜA): In Rückenlage auf dem Ball den Oberkörper langsam absenken, ggf. noch die Arme über den Kopf mitnehmen.
- Übungsausführung (ÜA): In Bauchlage über den Ball legen.
- Variation (VA): In Bauchlage die Hände auf Höhe der Schultergelenke aufsetzen und die Arme bei locker hängendem Rumpf und Becken strecken – Kobra (Streckung)
- Variation (VA): In Rückenlage beide Knie zur Brust heranziehen – Päckchen (Beugung).
- Übungsausführung (ÜA): Im Sitzen ein Bein überschlagen und den Oberkörper über die Rückenlehne nach hinten lehnen.
- Übungsausführung (ÜA): Im Sitzen den Oberkörper zwischen den Beinen abrollen.
- Übungshinweise (ÜH): Den Rücken beim Katzenbuckel nicht so stark nach oben drücken, da hier hohe Druckwerte erzielt werden (Rohlmann 2001).

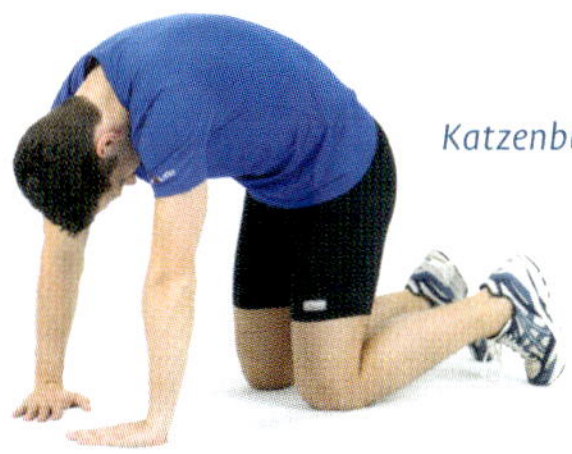

Katzenbuckel

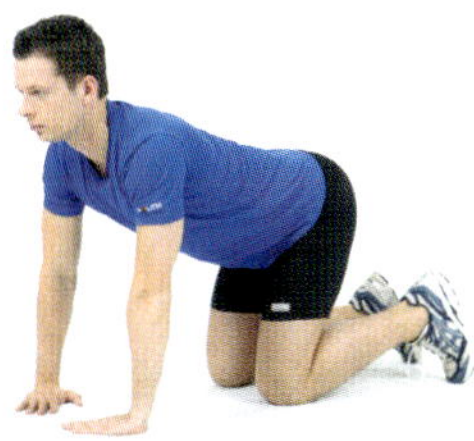

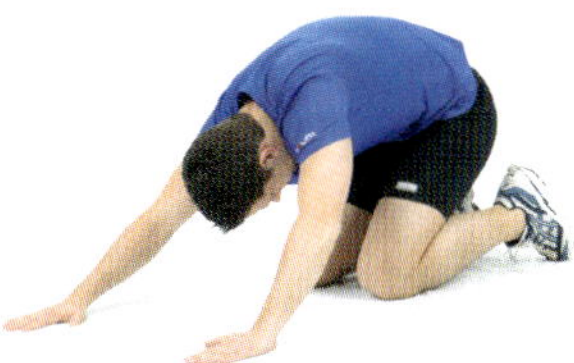

Honigschlecken

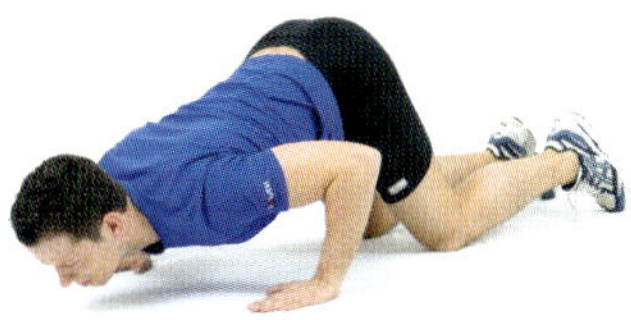

Bauchlage über Ball

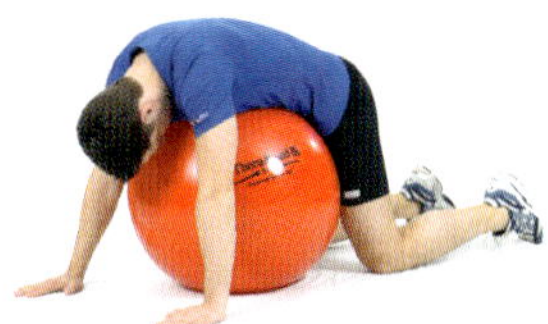

Rückenlage auf Ball

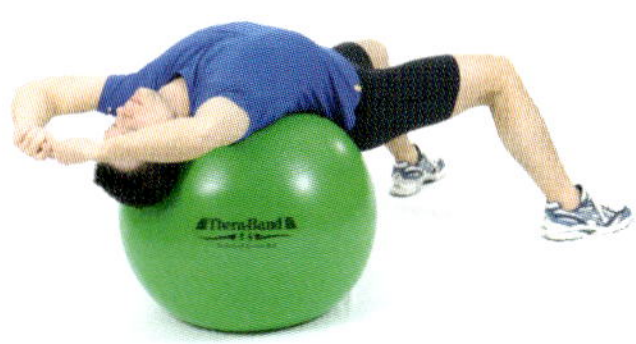

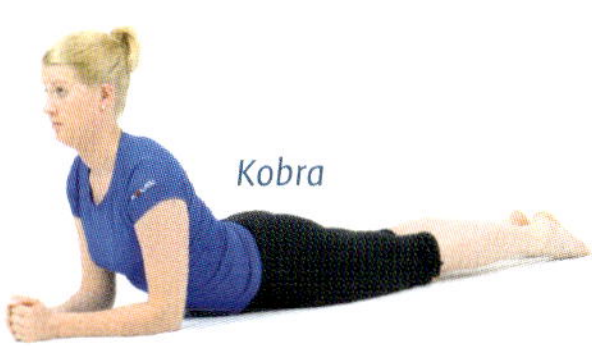

Kobra

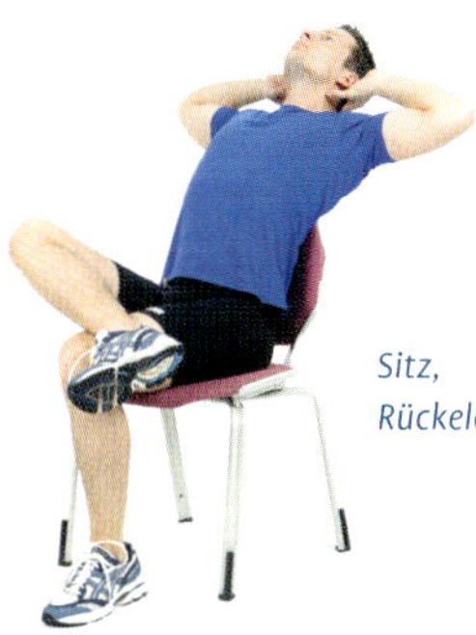

Sitz, Rückelehnen

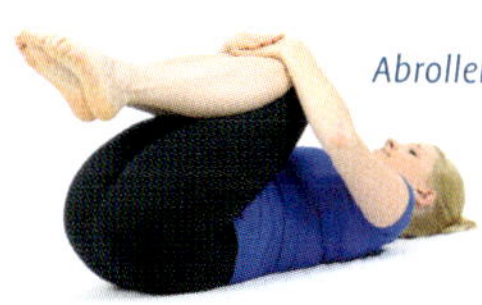

Abrollen

Ziel (Z): Mobilisation der Gesamtwirbelsäule (Drehung).

- o Ausgangsstellungen (AS): Sitz, Rückenlage
- o Übungsausführung (ÜA): Die Beine überschlagen und den Oberkörper zur anderen Seite drehen (Drehdehnsitz).
- o Variation (VA): In der Rückenlage die geschlossenen Beine langsam nach rechts und links bewegen, der Kopf kann zur Gegenseite gedreht werden.
- o Variation (VA): In der Rückenlage die Beine zur Brust heranziehen und den Oberkörper langsam zur Seite drehen.

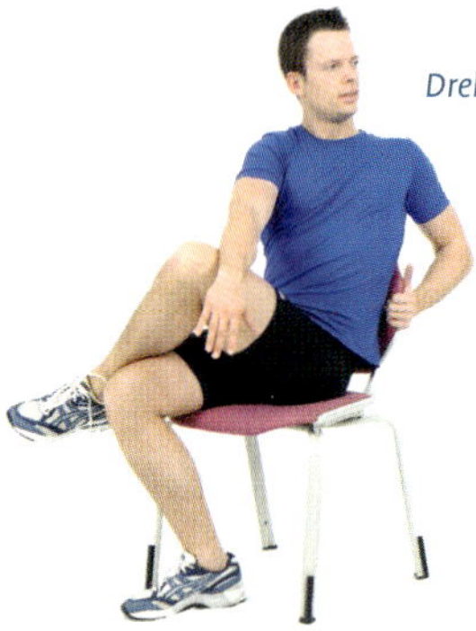

Drehdehnsitz

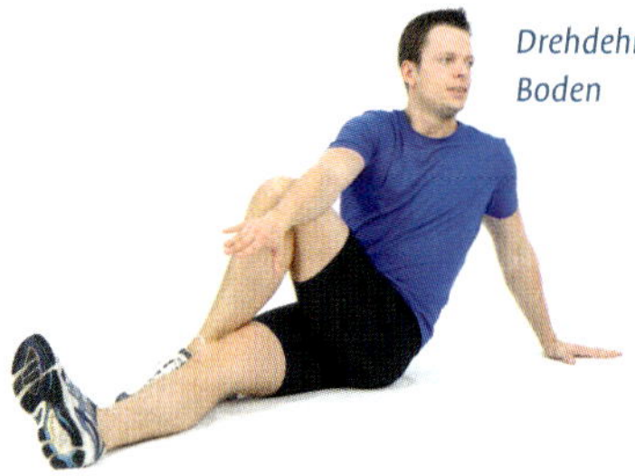

Drehdehnsitz Boden

Rückenlage, Beine senken

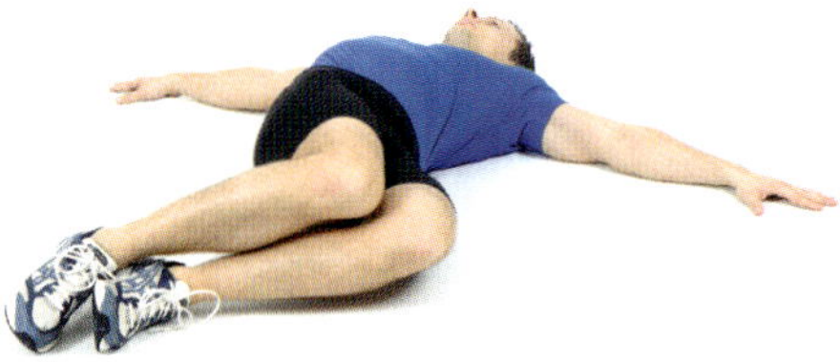

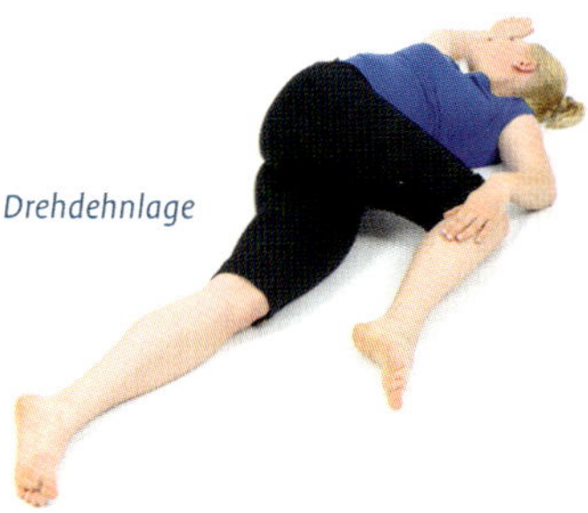

Drehdehnlage

Ziel (Z): Hubfreie Mobilisation der Lendenwirbelsäule

- o Ausgangsstellungen (AS): Rückenlage, Seitenlage
- o Übungsausführung (ÜA): Die Beine im Wechsel nach vorne schieben (jeweils eine Beckenseite zum Brustkorb ziehen) (Seitneigung).
- o Übungsausführung (ÜA): In der Seitenlage (ggf. Taille unterlagern) die Beine etwa 45 Grad anwinkeln und das Becken im Wechsel nach vorne und nach hinten kippen.
- o Übungsausführung (ÜA): Im Sitzen die Knie abwechselnd nach vorne schieben.

Rückenlage

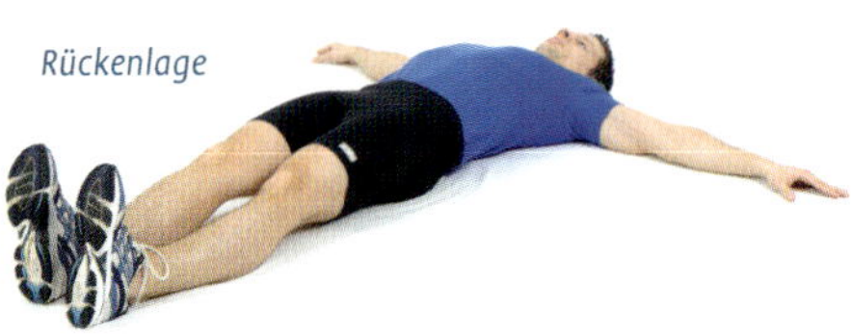

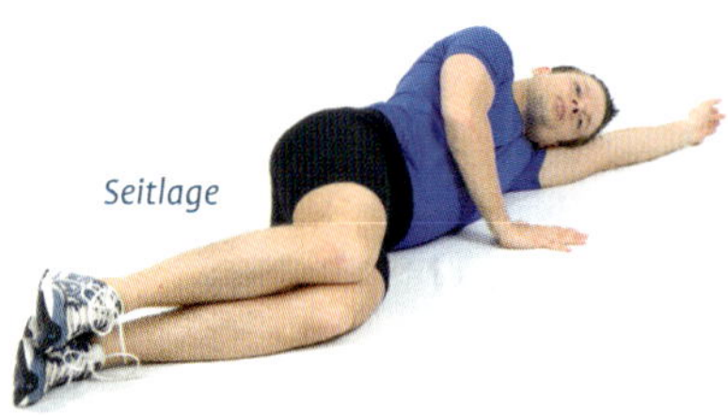

Seitlage

Ziel (Z): Dehnung der Hals-Nackenmuskulatur

- Ausgangsstellungen (AS): Stand, Sitz
- Übungsausführung (ÜA): den Kopf soweit wie möglich zu einer Seite in Richtung Schulter neigen, ggf. mit Fixierung des gleichseitigen Armes. Die gegenüberliegende Hand nach unten schieben (Dehnung des M. trapezius)
- Variation (VA): die nach unten schiebende Hand greift an der Sitzfläche und zieht dort leicht. Wird der Oberkörper noch in die andere Richtung geneigt, verstärkt sich die Dehnspannung.
- Übungsausführung (ÜA): in eine Achselhöhle schauen und den Kopf dabei drehen, beugen und zur Seite neigen, den gegenüberliegenden Arm anheben und an eine Wand lehnen (Dehnung des M. levator scapulae)
- Variation (VA): der gegenüberliegende Arm zieht hinter dem Gesäß nach unten in die andere Richtung
- Übungsausführung (ÜA): Mit beiden Händen den Hinterkopf umfassen. Das Kinn bei leicht geöffnetem Mund heranziehen und nach unten schauen. Den Kopf nach oben und nach vorne ziehen (M. Trapezius, M.erector spinae).
- Übungshinweise (ÜH): Der Halswirbelsäulenbereich ist äußerst sensibel. Es dürfen keine Schmerzen, Schwindel, ein Taubheitsgefühl oder Sehstörungen auftreten. Die Dehnung sollte äußerst behutsam erfolgen und aus einer optimalen Kopf- und Halswirbelsäulenposition erfolgen (!). Günstig ist vor allem die Kombination mit der Progressiven Muskelentspannung. Es sollte auch nicht am Kopf gezogen werden, ein Hinweis auf eine Verspannung des Trapezmuskels (absteigender Teil) ist ein frühzeitiges nach oben Heben der Schulter, wenn sich der Kopf zur gegenüberliegenden Seite neigt, Ansatzschmerzen am oberen, inneren Schulterblattwinkel treten meist bei einer Verspannung des Schulterblatthebers auf.

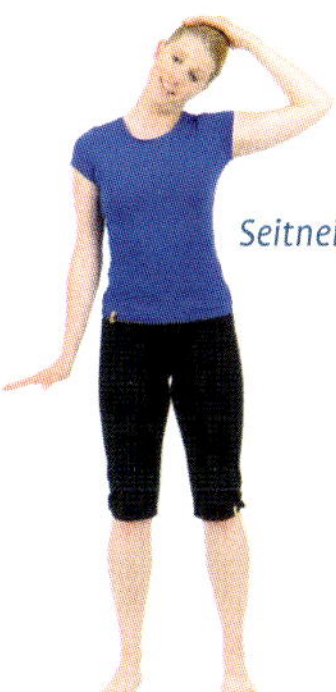
Seitneigung

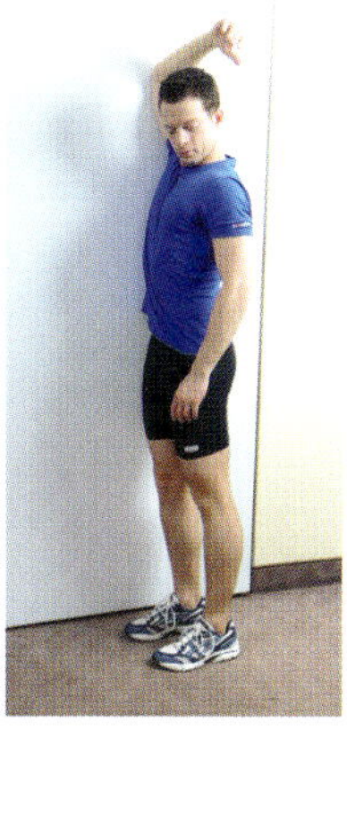
Levatordehnung mit angehobenen Arm

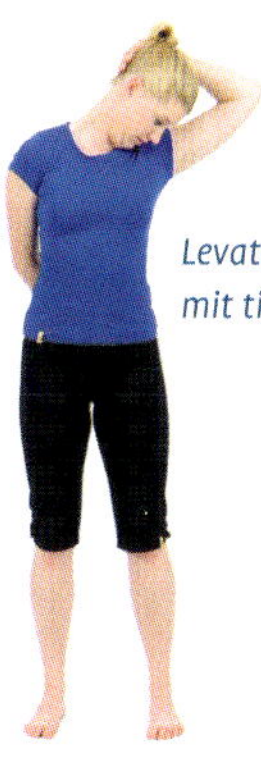
Levatordehnung mit tiefen Arm

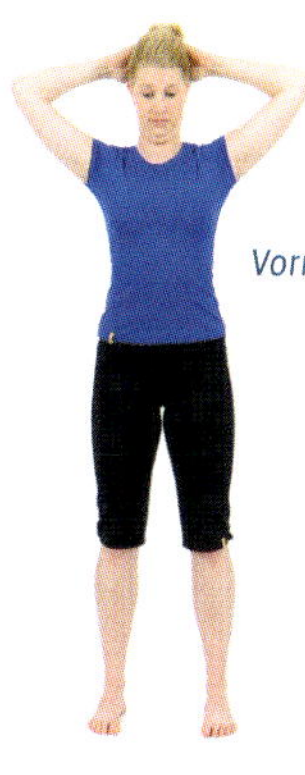
Vorneigung

Ziel (Z): Dehnung der Rumpfbeuger

- Ausgangsstellung (AS): Bauchlage
- Übungsausführung (ÜA): Die Hände direkt neben den Schulter aufstützen und den Oberkörper soweit wie möglich aufrichten, das Brustbein nach vorne-oben schieben. Becken, Hüfte und Beine bleiben schlaff liegen.
- Variation (VA): Mit gestreckten Armen aufrichten
- Übungshinweise (ÜH): Die Übung ist gleichzeitig eine Mobilisation der Brust- und Lendenwirbelsäule (BWS) in Streckung.

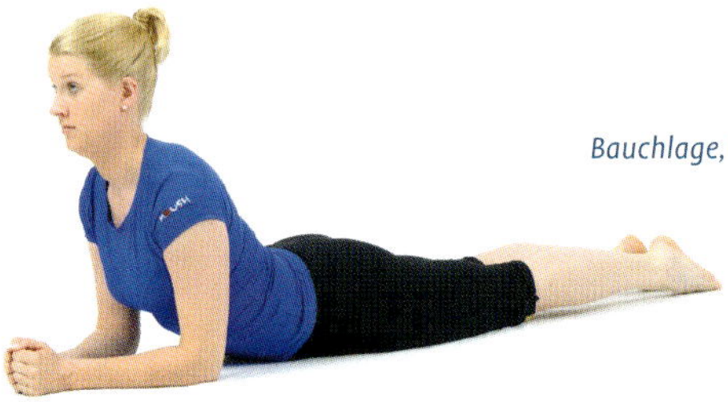

Bauchlage, Kobra

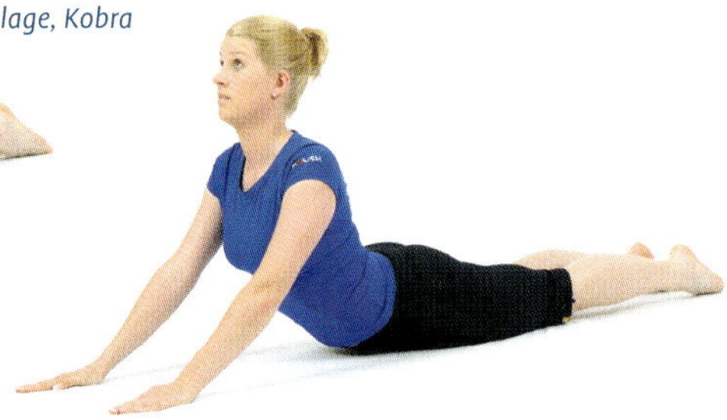

Ziel (Z): Dehnung der Rumpfstrecker

- Ausgangsstellungen (AS): Sitz am Boden, auf einem Stuhl, Stand
- Übungsausführung (ÜA): Mit gegrätschten Beinen und leicht gebeugten Beinen stehen oder auf einen Stuhl setzen, den Oberkörper zwischen die Beine rund absenken.
- Variation VA): In der Rückenlage die Beine soweit wie möglich zum Körper heranziehen.
- Übungshinweise (ÜH): Morgentliche Dehnübungen des unteren Rückens können mit Rückenschmerzen einhergehen (s. S. 25) (Snook 1997).

Stehen, Oberkörper wird gerundet

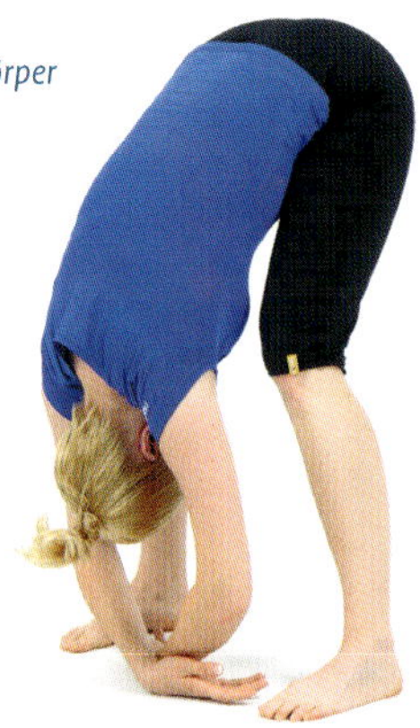

Sitzen am Boden, Oberkörper wird gerundet

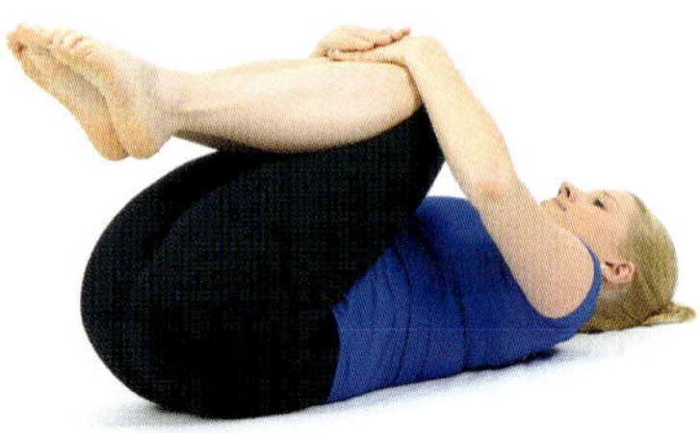

Ziel (Z): Dehnung der Rumpfdreher

- Ausgangsstellung (AS): Seitenlage
- Übungsausführung (ÜA): Auf eine Seite legen und das obere Bein mindestens 90 Grad anwinkeln, das andere Bein bleibt gestreckt, den Kopf, den oberen Arm und die obere Schulter behutsam nach hinten und nach unten drehen.
- Variation (VA): Beide Beine zur Brust heranziehen (Becken wird nicht vorgedreht).
- Übungshinweise (ÜH): Das angewinkelte Bein wird mit der Hand am Boden fixiert. Übung ist gleichzeitig Mobilisation der Brustwirbelsäule in Rotation.

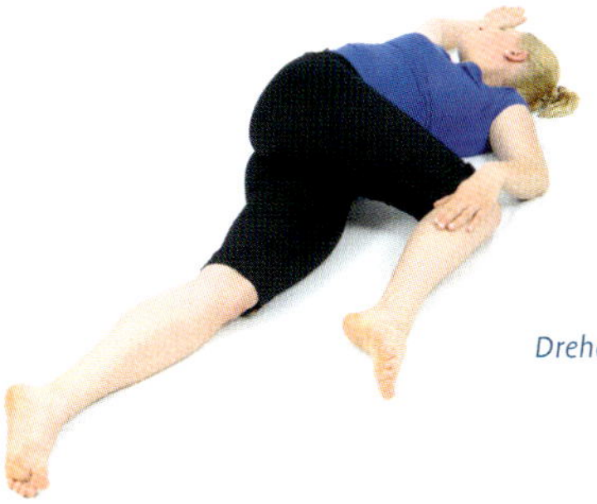

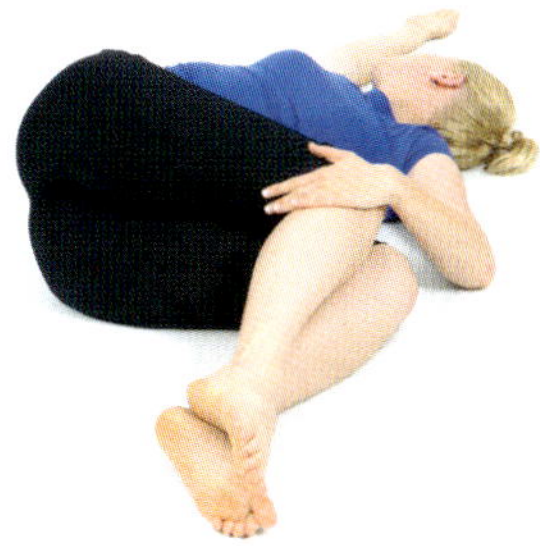

Drehdehnlagerung

Ziel (Z): Dehnung der Rumpfseitneiger

- Ausgangsstellung (AS): Stand
- Übungsausführung (ÜA): Seitlich zur Wand stehen, mit der oberen Hand festhalten, die Beine sind überkreuzt, das Becken zur Seite schieben.
- Variation (VA): Das Handgelenk umfassen und den Arm zur Seite ziehen.
- Variation (VA): Den Ellbogen nach oben strecken und ihn mit der anderen Hand zur Seite ziehen.
- Übungshinweise (ÜH): Gleichzeitig findet auch eine Mobilisation der Brustwirbelsäule in Seitneigung statt.

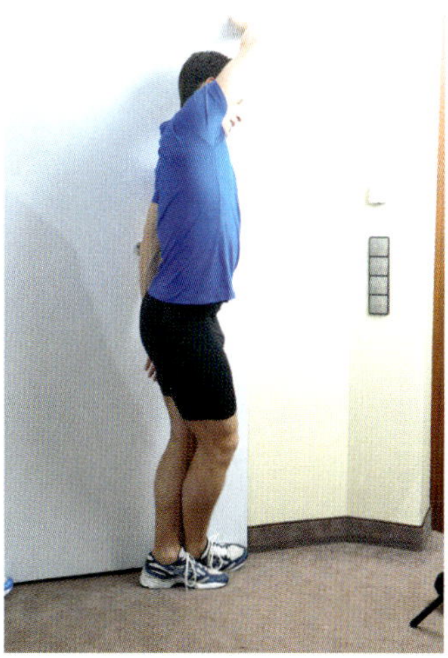

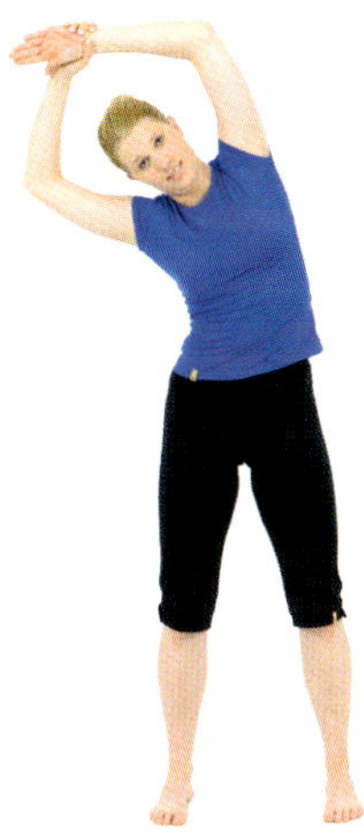

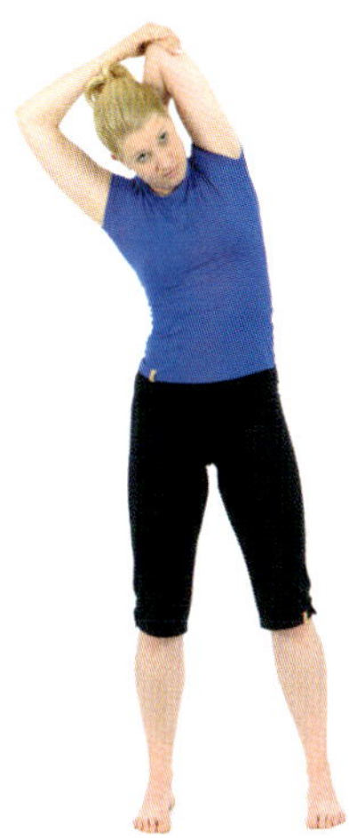

Stand

Ziel (Z): Dehnung der Beinabspreiz- und Beinanziehmuskulatur

- o Ausgangsstellung (AS): Rückenlage
- o Übungsausführung (ÜA): In Rückenlage ein Bein anwinkeln und mit der gegenüberliegenden Hand am Knie fassen, das gebeugte Bein behutsam zur Seite ziehen, ohne dass die andere Gesäßhälfte vom Boden abhebt (Dehnung des M.piriformis).
- o Übungsausführung (ÜA) im Sitz: Einen Fuß auf den Oberschenkel legen. Das Becken nach vorne kippen, ohne dass das Knie ausweicht (Dehnung des M.piriformis).
- o Übungsausführung (ÜA) im Stand: Den Oberkörper auf einem Tisch abstützen. Ein Bein hinter dem anderen Bein wegschieben. Dabei das Standbein beugen und die Seitneigung des Körpers verstärken (Dehnung des M.tensor fascia latae).
- o Übungsausführung (ÜA) im Sitz: Ein Bein wegschieben und das Becken zur gleichseitigen Seite hin absenken (Dehnung langer Adduktor).
- o Variation (VA) im Stütz am Tisch: Die Beine nach außen rutschen lassen.
- o Variation (VA): In der Rückenlage mit dem Gesäß ganz an die Wand rutschen und die Beine an der Wand absenken. Ggf. mit den Händen die Beine auseinanderziehen.
- o Übungsausführung (ÜA) im Unterarmstütz: Die Beine nach außen rutschen lassen und das Gesäß nach vorne und nach hinten bewegen (Dehnung kurze Adduktoren).
- o Variation (VA) im Stehen: Ein angewinkeltes Bein auf einen Stuhl legen und das Gewicht auf das Standbein verlagern.
- o Übungshinweise (ÜH): In aufrechter Position sollte ein Abspreizen von etwa 45 Grad möglich sein.

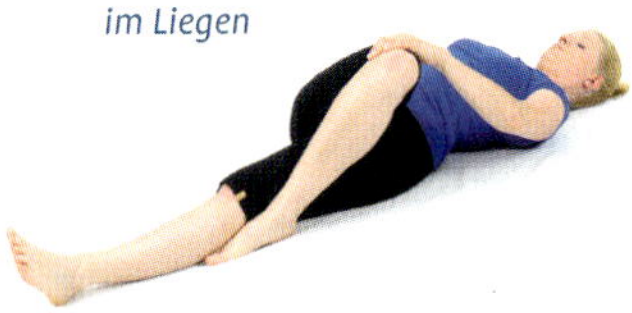

Piriformisdehnung im Liegen

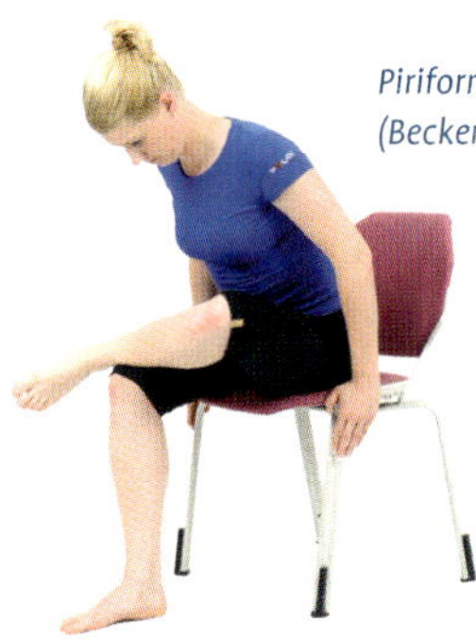

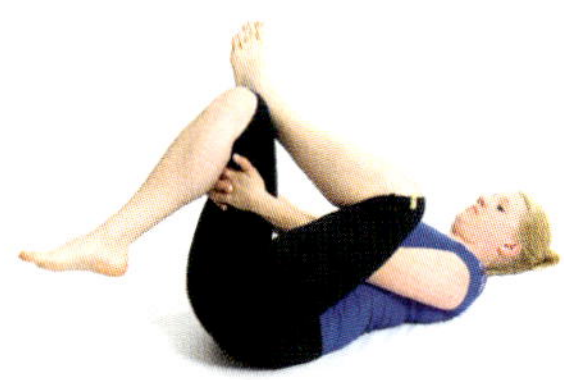

Piriformisdehnung im Sitzen (Becken geht vor) und Liegen

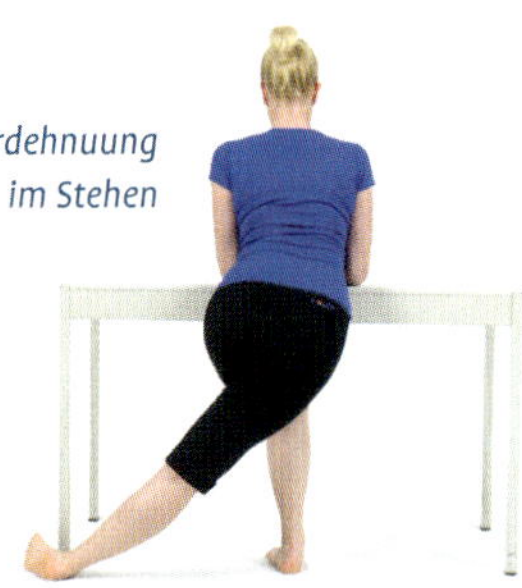

Tensordehnuung im Stehen

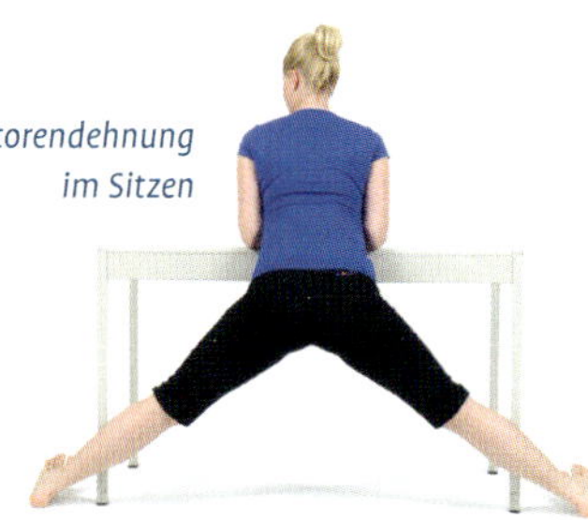

Aduktorendehnung im Sitzen

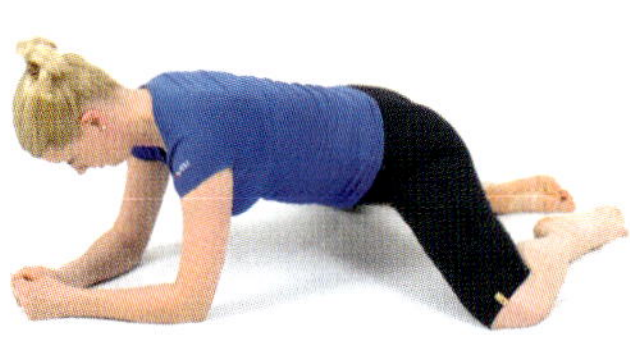

Aduktorendehnung im Unterarmstütz

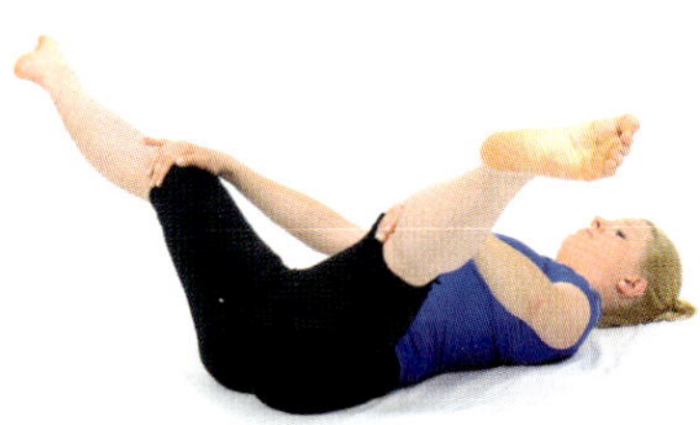

Aduktorendehnung in Rückenlage

Ziel (Z): Dehnung des Hüftbeugemuskels

- Ausgangsstellung (AS): Einbeinkniestand
- Übungsausführung (ÜA): Den Oberkörper auf dem Oberschenkel ablegen und mit den Händen am Boden abstützen, die Hüfte nach vorne und unten schieben und gleichzeitig den Bauch etwas einziehen, wird der Oberkörper zusätzlich zur offenen Seite geneigt, bzw. davon weggeneigt, erhält man unterschiedliche Anteile des Hüfbeugers (M.iliacus, bzw. M.psoas).
- Übungsausführung (ÜA) im Sitz: Ein Bein ganz nach hinten schieben. Die Hüfte nach vorne und unten schieben und gleichzeitig den Bauch etwas einziehen.
- Übungsausführung (ÜA) in Rückenlage: Ein Knie so weit wie möglich an die Brust heranziehen, das andere Bein gestreckt in den Boden hineindrücken oder bei der Dehnung auf dem Tisch hängen lassen, diese Dehnung bietet sich vor allem bei stark verkürzten Hüftbeugern an.
- Übungshinweise (ÜH): Im Einbeinkniestand eine breite Auflageposition wählen, die Beckenachse steht senkrecht zur Bewegungsrichtung der Hüfte (nicht aufdrehen), ein Anheben des Oberschenkels in der Rückenlage deutet auf eine Verkürzung des Hüftbeugers hin.

Dehnung Hüftbeuger im Kniestand (Oberkörper abgelegt)

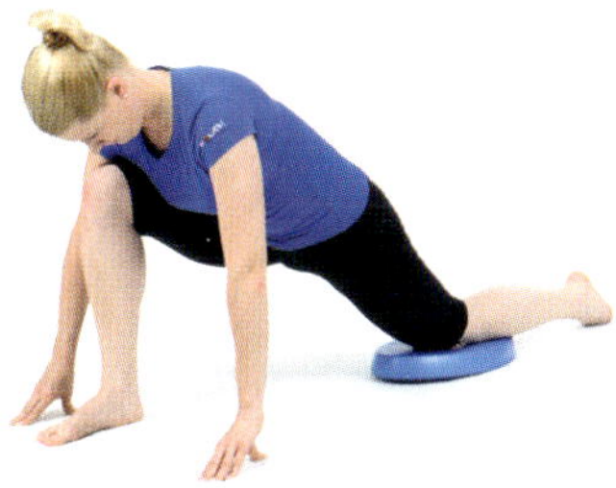

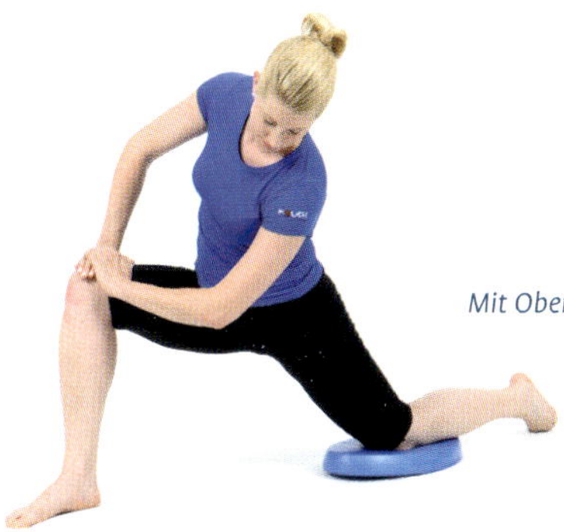

Mit Oberkörper neigen

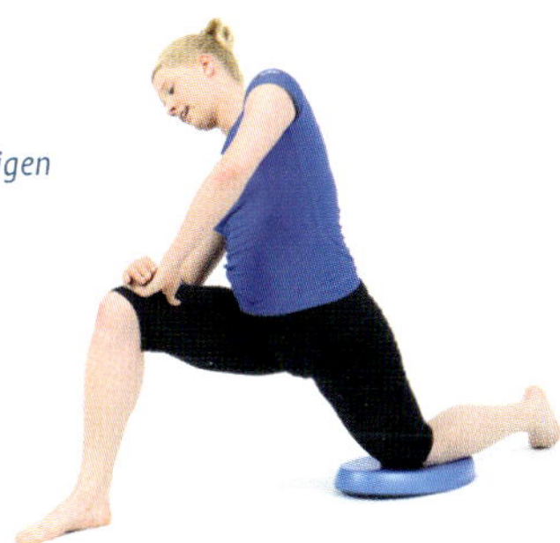

Dehnung Hüftbeuger im Sitz

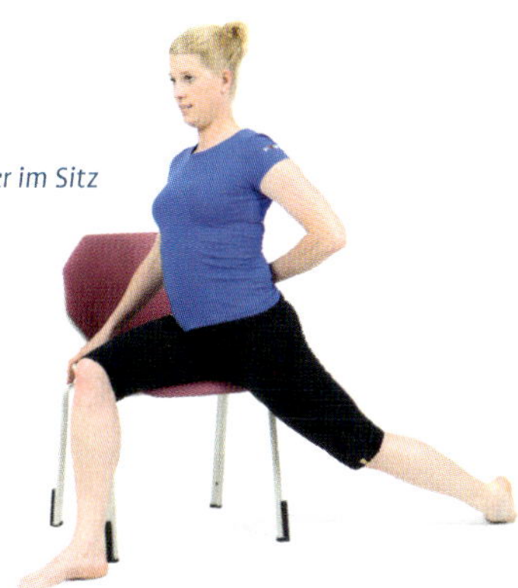

Dehnung Hüftbeuger auf der Bank

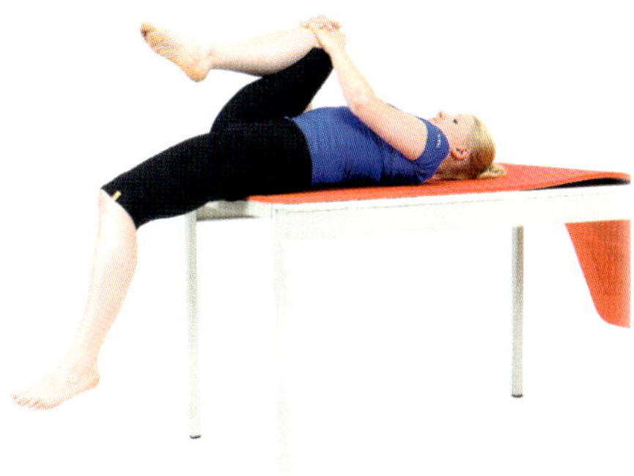

Ziel (Z): Dehnung der Oberschenkelrückseite

- Ausgangsstellung (AS): Rückenlage
- Übungsausführung (ÜA): Den Oberschenkel mit beiden Händen (oder einem Handtuch) umfassen und das gebeugte Bein behutsam nach oben strecken, in der Endposition in kleinen Bewegungen heranziehen.
- Übungsausführung (ÜA) im Kniestand: Ein Bein leicht gebeugt nach vorne stellen und sich mit den Armen auf seitlich stehende Stühle abstützen, das Becken kippen und den aufrechten Oberkörper gleichzeitig nach vorne neigen.
- Variation (VA): Gleiche Ausführungsform im Sitzen auf einem Stuhl oder im Stehen und dabei den Fuß auf den Stuhl legen und mit dem Brustbein Richtung Zehen bewegen.
- Übungshinweise (ÜH): Das andere Bein bleibt gestreckt am Boden liegen, so dass das Becken sich nicht aufrichtet, das angehobene Bein in Rückenlage sollte in einem Winkel von etwa 80 Grad gestreckt werden können.

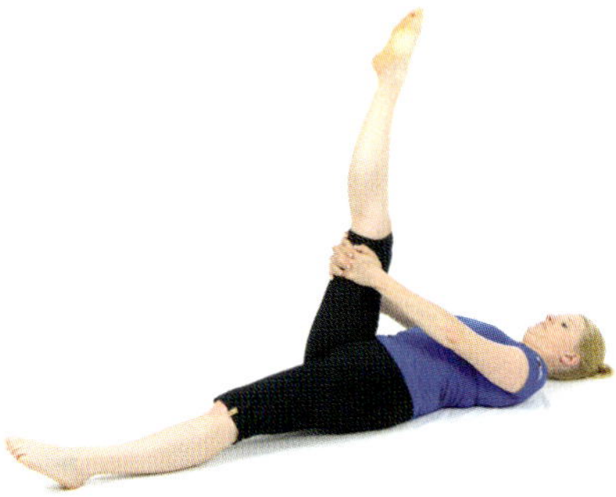

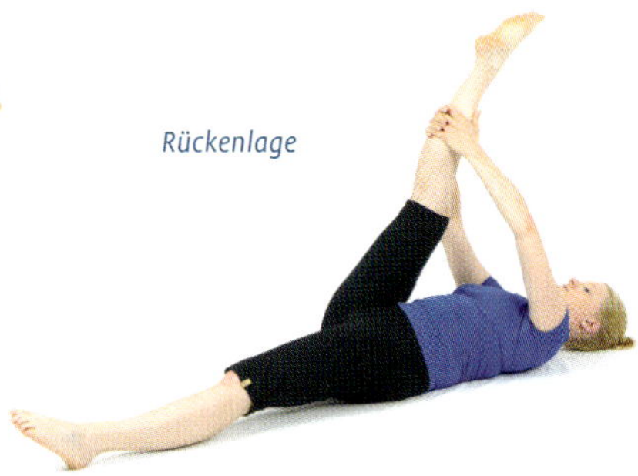

Rückenlage

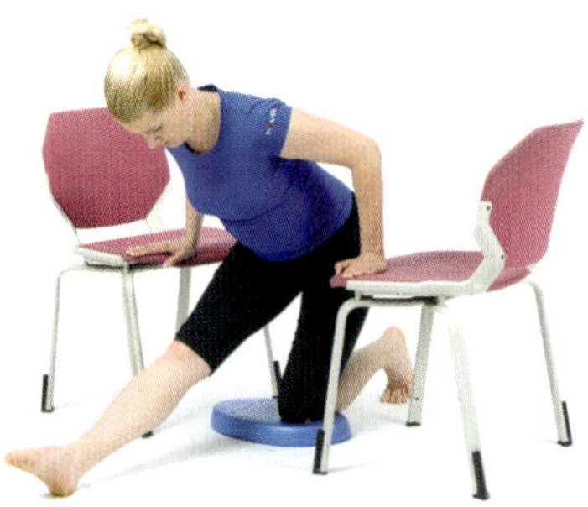

Kniestand

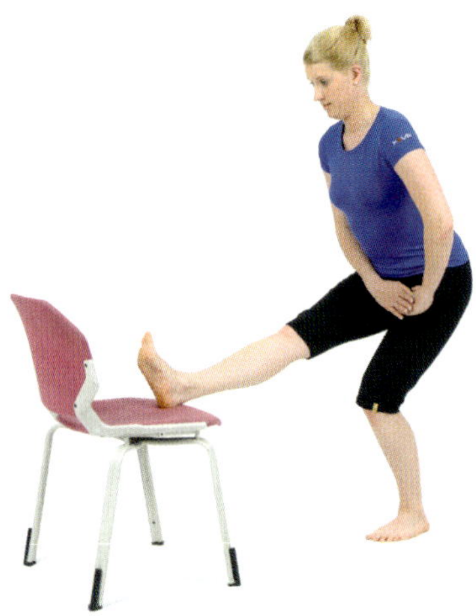

Stand mit Stuhl

Ziel (Z): Dehnung der Oberschenkelvorderseite (gerader Schenkelmuskel)

- Ausgangsstellungen (AS): Einbeinkniestand, Sitz, Stehen, Seitenlage
- Übungsausführung (ÜA): Im Einbeinkniestand das hintere Sprunggelenk umfassen, die Hüfte nach vorne strecken und behutsam die Ferse in Richtung Gesäß ziehen.
- Übungsausführung (ÜA): In der Seitenlage das untere Bein im rechten Winkel anwinkeln, das obere Bein am Sprunggelenk (ggf. mit beiden Händen) nach hinten ziehen und danach langsam die Ferse in Richtung Gesäß bewegen.
- Variation (VA): Im Sitzen oder im Stehen, allerdings fehlt im Stehen die optimale Fixierung (Bauch anspannen) des Beckens.
- Übungshinweise (ÜH): Ein Hinweis auf eine Verspannung/ Verkürzung ist, wenn in der Rückenlage (auf dem Tisch) der Unterschenkel zum Oberschenkel nicht wenigstens 80Grad nach unten fällt.

Seitenlage

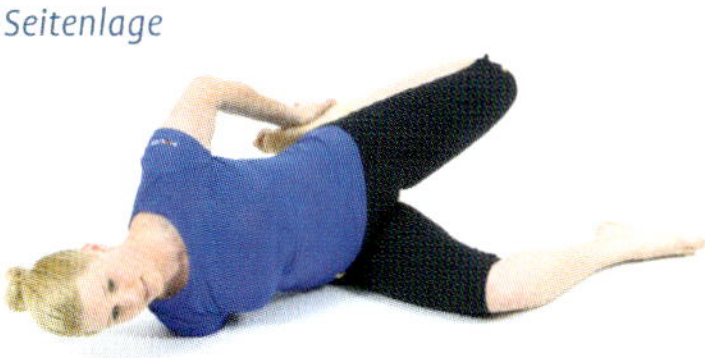

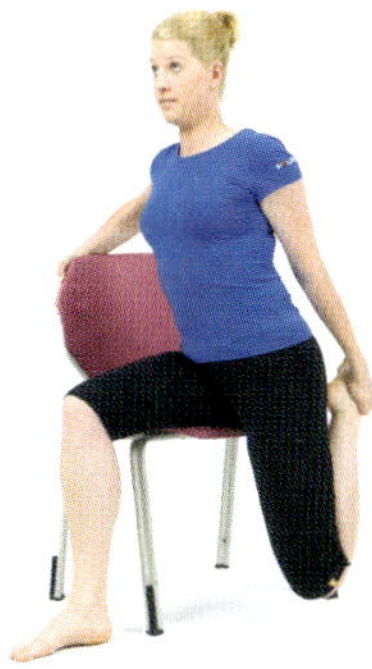

Sitzen & Stand

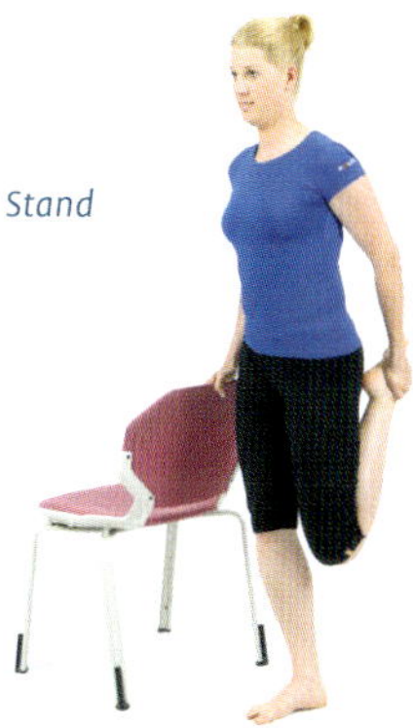

Ziel (Z): Dehnung der Wadenmuskulatur

- Ausgangsstellung (AS): Stand
- Übungsausführung (ÜA): In Schrittstellung an eine Wand stehen. Beide Füße zeigen nach vorne und stehen mit der ganzen Sohle auf dem Boden. Das hintere gestreckte Bein und der Körper bilden eine Linie. die Hüfte bewegt sich nach vorne (Intensivierung der Dehnung des M. gastrocnemius).
- Variation (VA): Den Fußballen auf eine Erhöhung stellen und die Fersen absinken lassen.
- Übungsausführung (ÜA): In enger Schrittstellung stehen und das hintere Knie soweit beugen, wie es ohne Anheben der Ferse möglich ist (Intesivierung der Dehnung des M. soleus).
- Übungshinweise (ÜH): Bei gestrecktem Kniegelenk sollte eine Beugung (Dorsalextension) von ca. 20 Grad möglich sein.

Dehnung Wade lang

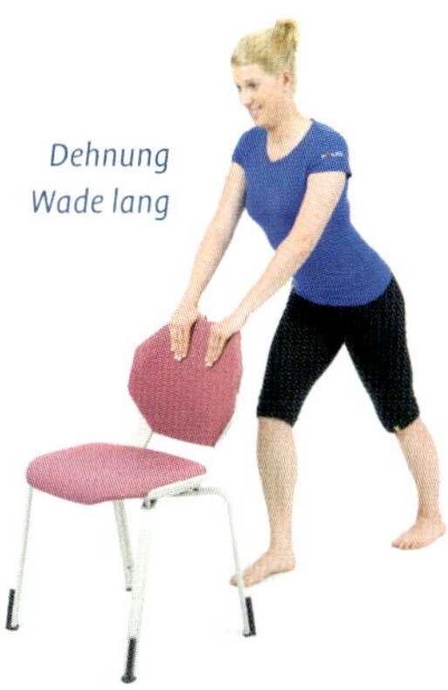

Dehnung Wade kurz

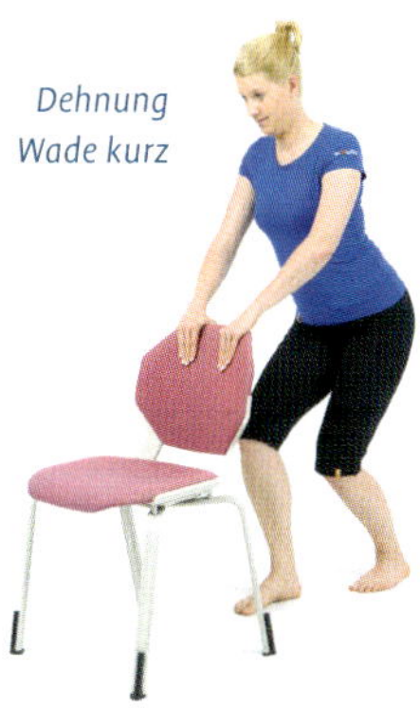

Dehnung auf Erhöhung

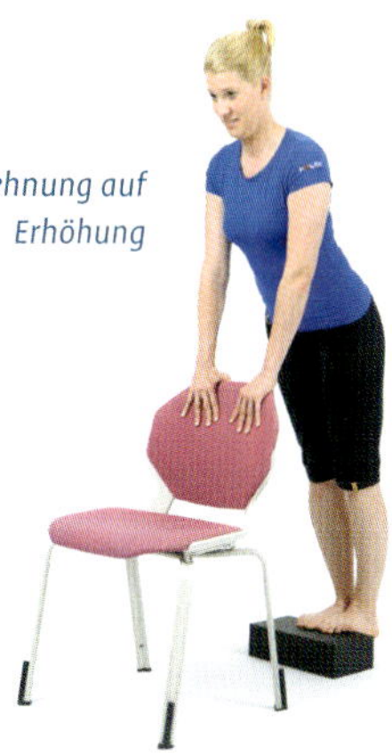

Ziel (Z): Dehnung der Brustmuskulatur

- Ausgangsstellung (AS): Stand, Sitz, Rückenlage
- Übungsausführung (ÜA): Drehdehnlagerung (s.S.)
- Übungsausführung (ÜA): Seitlich zur Wand stellen. Den angewinkelten Oberarm etwa 30-45Grad nach oben an die Wand legen, den Körper weg vom Arm in den Raum drehen.
- Übungsausführung (ÜA): Im Sitz oder Stand die angewinkelten Arme nach hinten führen.
- Variation (VA): In Rückenlage beide Arme neben dem Kopf ablegen, dabei das Becken fixieren (LWS am Boden halten).
- Übungshinweise (ÜH): Der Arm kann auch gestreckt mit der Fingerkante an die Wand gelegt werden, hier hat man auch noch eine Dehnung des M. biceps brachii. Unterschiedliche Anteile der Brustmuskulatur werden durch verschiedene Stellungen des Oberarms gedehnt, der Arm sollte in Rückenlage etwa im 120Grad Winkel abgelegt werden können, ohne in der Brustwirbelsäule zu verdrehen oder ins Hohlkreuz auszuweichen.

Stand

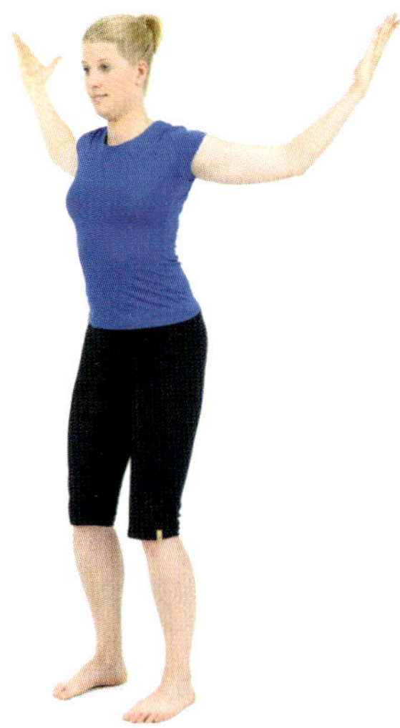

Liegen

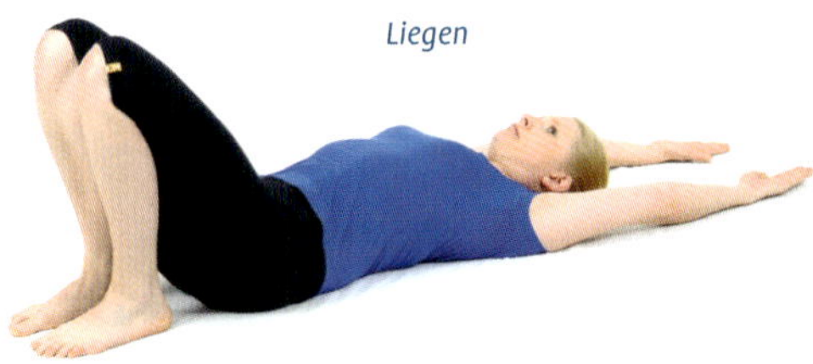

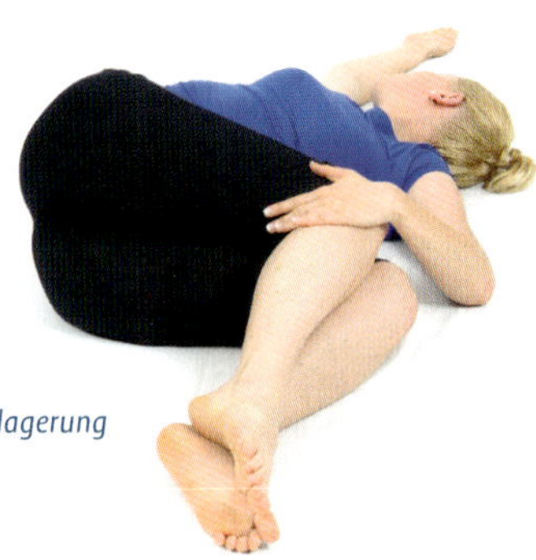

Drehdehnlagerung

9. Koordinationstraining – Übungen zur Verbesserung der Koordination

9.1 Übungen zur Verbesserung der Gleichgewichtsfähigkeit

Prinzipiell wird das Gleichgewichtfähigkeit bei fast allen Bewegungs- und Spielformen geschult, da der Körper ständig im Gleichgewicht gehalten werden muss, insbesondere beim Stehen, Balancieren, Drehen oder in Flugphasen.

Schubsen

- o Ziel (Z): Gleichgewichtsfähigkeit und Körperwahrnehmung
- o Ausgangsstellung (AS): Stand mit Variation der Fußstellung (zuerst geschlossen, dann hüftbereit geöffnet, mit gebeugten Beinen, später mit gestreckten Beinen und in Schrittstellung)
- o Übungsausführung (ÜA): Partner stehen sich gegenüber und versuchen sich mit den Händen aus dem Gleichgewicht zu bringen.
- o Variation (VA): Beine gestreckt und gebeugt, Beine geschlossen und geöffnet.
- o Übungshinweise (ÜH): Diese Übung dient auch dem Finden einer sicheren Ausgangsstellung im Stehen (mit den Teilnehmern anschließend besprechen).

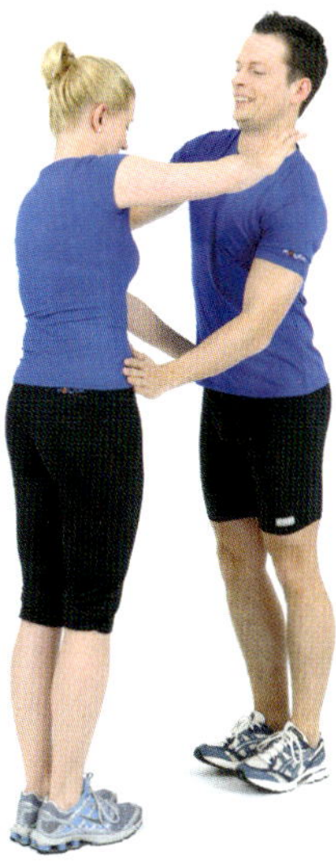

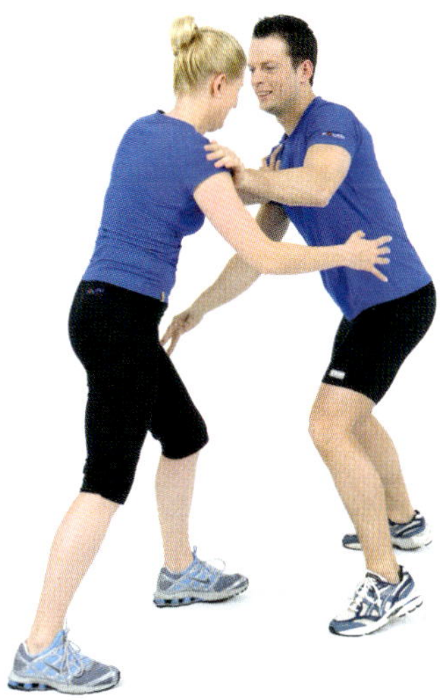

Stand halten

- Ziel (Z): Schulung der Gleichgewichts- und Orientierungsfähigkeit (statische Balance)
- Ausgangsstellungen (AS): Zweibeinstand (instabile Unterlage), Einbeinstand, Zehenstand auf stabiler und instabiler Unterlage (s. a. S. 35)
- Übungsausführung (ÜA): Den Stand halten.
- Variation (VA): Augen schließen, Blick nach oben.
- Variation (VA): Einbeinstand, dabei die Ferse des Spielsbeins zum Gesäß ziehen.
- Übungshinweise (ÜH): Beim Einbeinstand das Standbein nach 20-30 Sekunden wechseln. Der Einbeinstand auf stabiler Unterlage mit geschlossenen Augen dient auch als Testübung (10-15 Sekunden Haltedauer). Der Stand wird stabiler, wenn ein Säckchen auf den Kopf gelegt wird oder das Spielbein leicht nach außen gedreht wird.

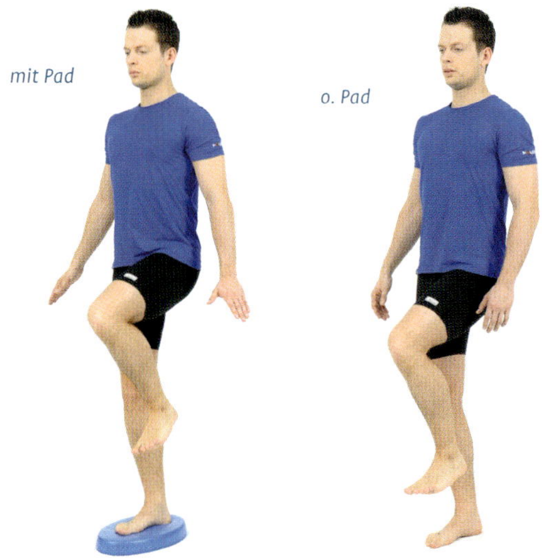

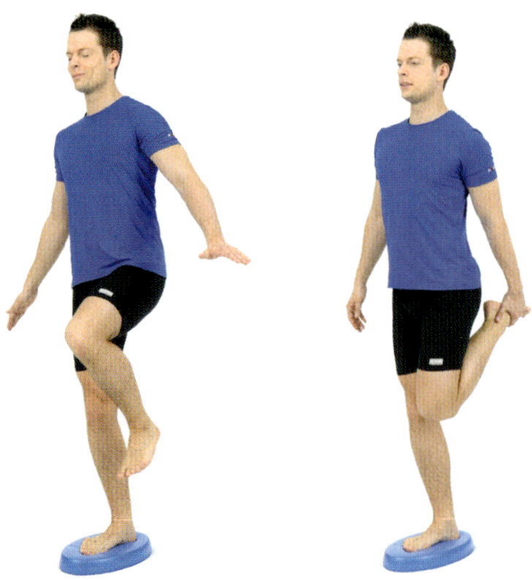

Balancieren auf Ball

- Ziel (Z): Schulung der Gleichgewichtsfähigkeit (statische Balance)
- Ausgangsstellungen (AS): Sitzen, Vierfüßlerstand, Kniestand, Bauchlage, Rückenlage
- Übungsausführung (ÜA) im Sitzen: Einen Fuß, bzw. beide Füße vom Boden lösen (Schwebesitz)
- Übungsausführung (ÜA) in Bauchlage: Die Füße und Hände von dem Boden lösen (Waage).
- Übungsausführung (ÜA): Den Vierfüßlerstand für einige Sekunden auf dem Ball zu halten, das Gleichgewicht verlagern oder einen Arm (Fuß) leicht machen.
- Übungsausführung (ÜA): Auf dem Ball knien, dabei die Knie und Unterschenkel gegen den Ball drücken, zur Sicherung an einem Gegenstand oder einem Partner festhalten
- Übungsausführung (ÜA): Auf zwei Bällen das Gleichgewicht halten.
- Übungsausführung (ÜA): Von der Rückenlage in die Bauchlage und in den Sitz wechseln (dynamische Stabilisation).
- Übungshinweise (ÜH): Die Übungen mit einem Partner als Hilfestellung ausführen (Sicherheit!), gerade ältere Menschen entwickeln hohe Ängste, haben aber auch entsprechende Erfolgserlebnisse.

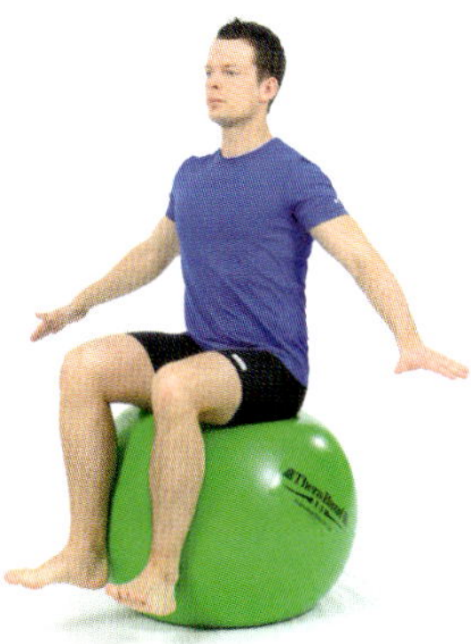

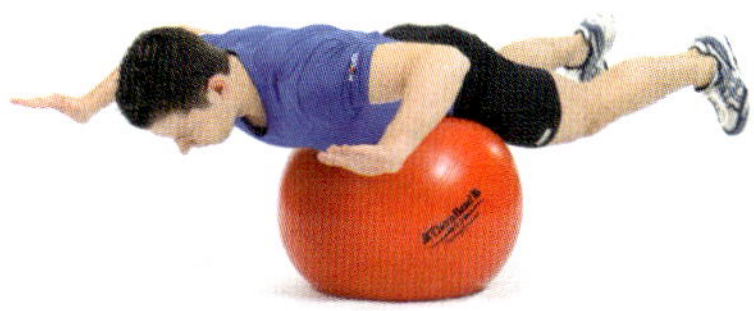

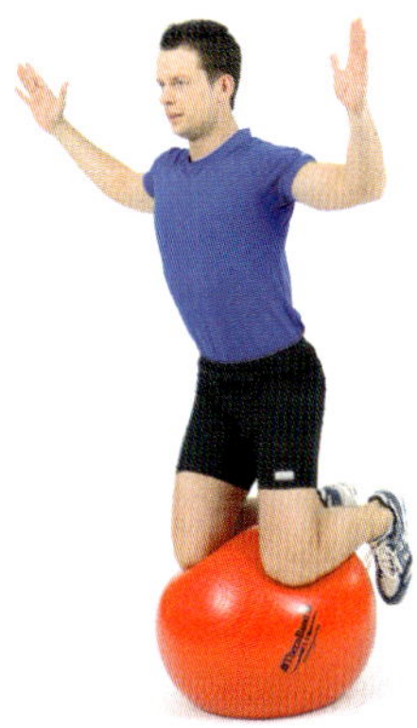

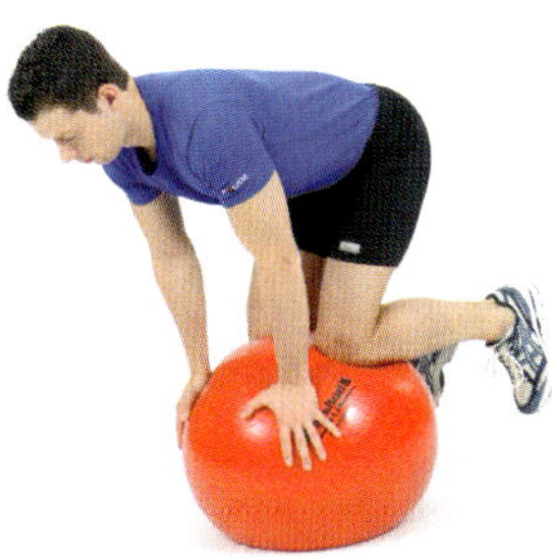

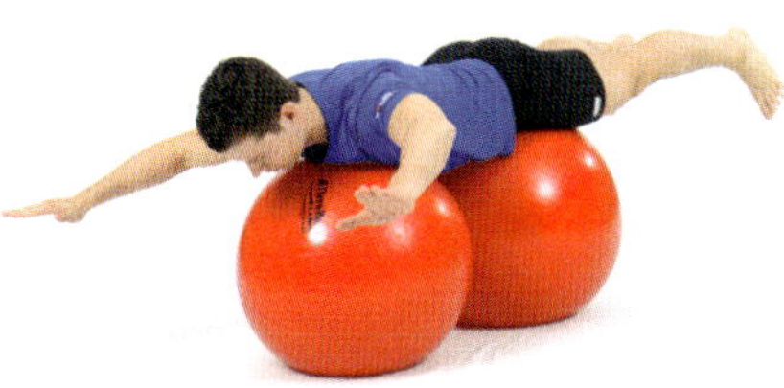

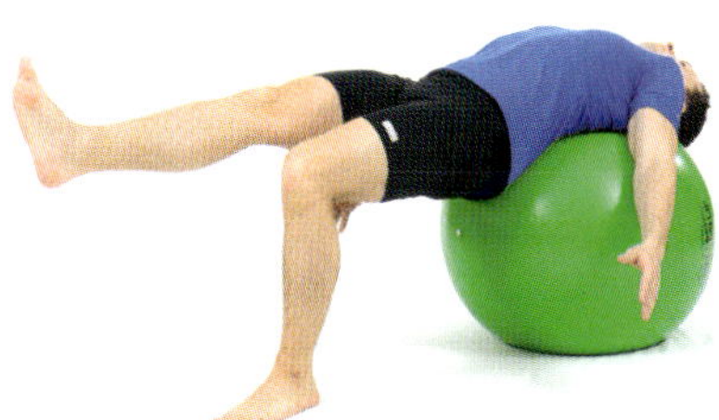

Kopf bewegen

- o Ziel (Z): Schulung der Gleichgewichts- und Orientierungsfähigkeit (dynamische Balance)
- o Ausgangsstellung (AS): Einbeinstand auf stabiler und instabiler Unterlage
- o Übungsausführung (ÜA): Den Kopf nach rechts und nach links drehen.
- o Variation (VA): Den Kopf nach rechts, links, oben und unten bewegen.
- o Variation (VA): Den Kopf diagonal von recht unten (Blick auf die Brust) nach links oben (Blick über die Schulter nach oben)

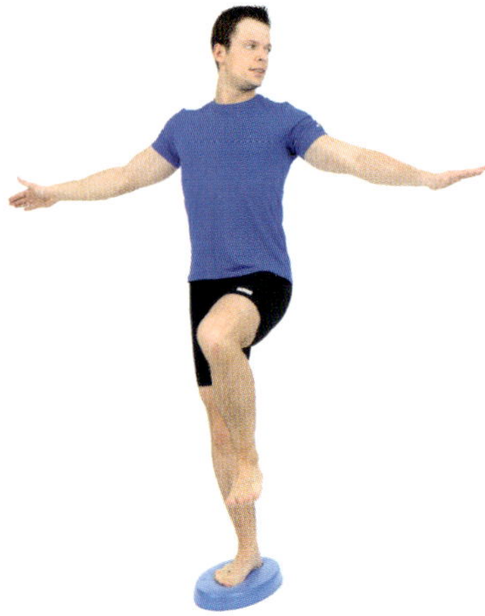

Arme bewegen

- o Ziel (Z): Schulung der Gleichgewichtsfähigkeit (dynamische Balance)
- o Ausgangsstellungen (AS): Stand, Einbeinstand auf stabiler und instabiler Unterlage, Sitz
- o Übungsausführung (ÜA): Die gestreckten Arme bewegen sich neben dem Körper schnell vor- und zurück.
- o Variation (VA): Die Hände (die gestreckten Arme) bewegen sie vor dem Brustbein schnell nach rechts und nach links.
- o Variation (VA): Die gestreckten Arme bewegen sich über dem Körper nach rechts und nach links.
- o Variation (VA): Scheibenwischer mit den Händen vor und hinter dem Körper.
- o Variation (VA): Weitere Armbewegungen durchführen, z.B. Trommeln, Brustschwimmen, Bogenschießen, Vogel imitieren, Polizist an der Kreuzung.
- o Übungshinweise (ÜH): Zusätzlich im Sitzen einen Fuß anheben. Es können für die Arme auch Handgeräte einsetzt werden, z.B. Thera-Band, Klein-Hanteln.

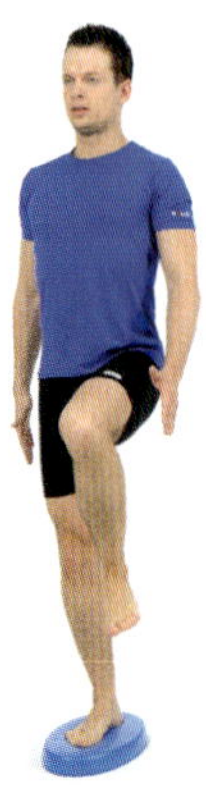
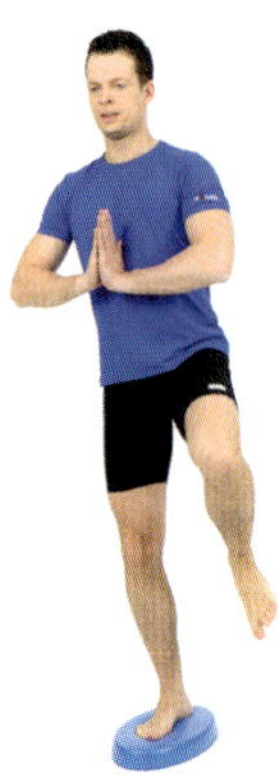
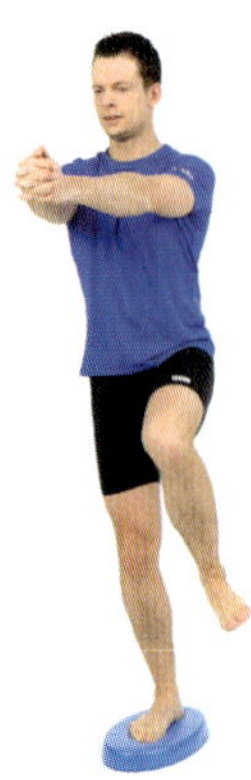
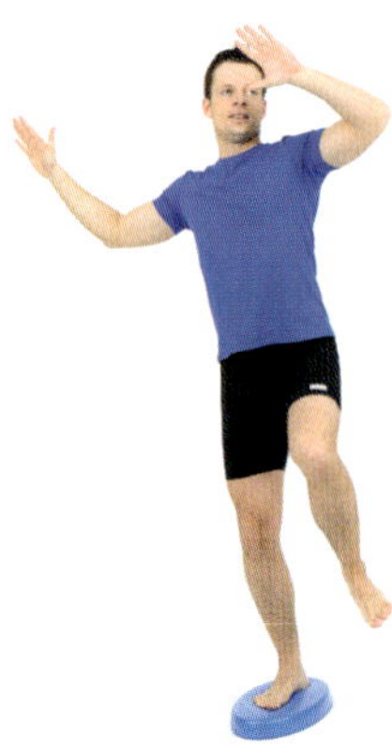
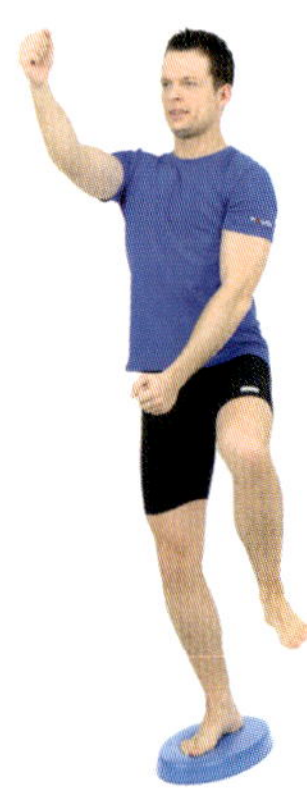

Beine bewegen

- Ziel (Z): Schulung der Gleichgewichtsfähigkeit (dynamische Balance)
- Ausgangsstellungen (AS): Einbeinstand auf stabiler und instabiler Unterlage
- Übungsausführung (ÜA): Ein Bein nach vorne und nach hinten schwingen oder in Achterkreisen bewegen.
- Variation (VA): Verschiedene Beinbewegungen durchführen: Nähmaschine, Fußpedal, Fahrrad, Zahlen und Namen schreiben.
- Variation (VA): Ein Bein nach vorne ziehen und anschließend nach hinten strecken (mit/ohne Absetzen des Fußes).
- Variation (VA): Einen Ball mit dem Fuß um den Körper rollen.
- Übungshinweise (ÜH): Die Hüfte bleibt auf einer Ebene

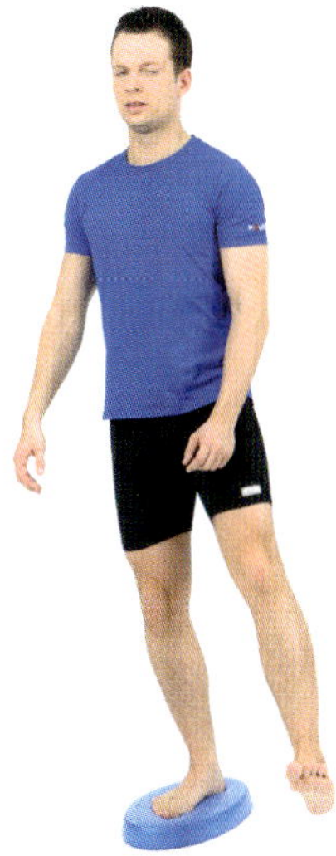

Arme und Beine bewegen

- Ziel (Z): Schulung der Gleichgewichtsfähigkeit (dynamische Balance)
- Ausgangsstellungen (AS): Einbeinstand auf stabiler und instabiler Unterlage
- Übungsausführung (ÜA): Ein Bein schwingt in Achterkreisen, eine Hand kreist über dem Kopf, die andere Hand kreist vor dem Bauch.
- Variation (VA): Ein Bein fährt Rad (vorwärts und rückwärts kreisen), beide Arme kreisen gleich- und wechselsinnig nach vorne, bzw. nach hinten.
- Variation (VA): Ein Knie anwinkeln und Bein nach hinten strecken (Laufbewegung), die Arme diagonal dazu nehmen.
- Variation (VA): Einbeinig Strümpfe und Schule anziehen.
- Übungshinweise (ÜH): Zahlreiche Arm- und Beinbewegungen sind hier möglich.

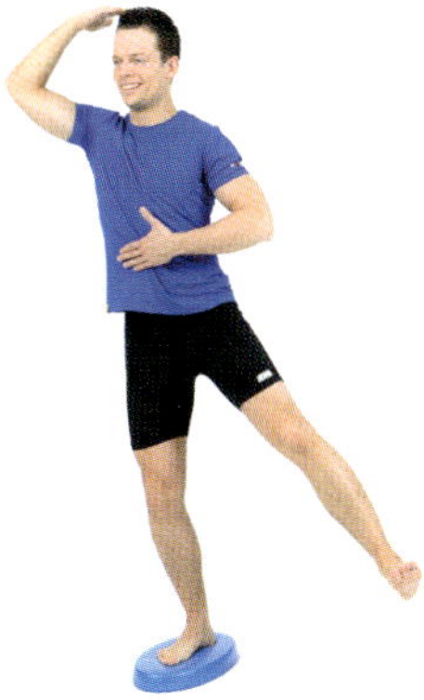

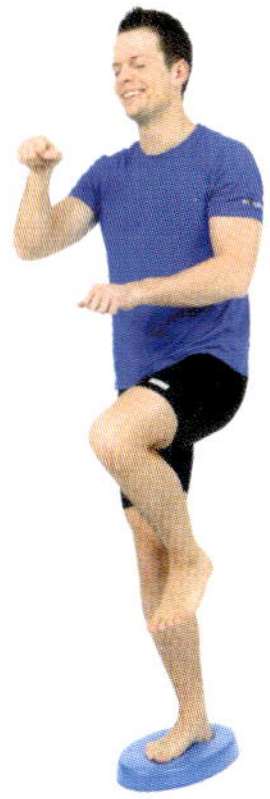

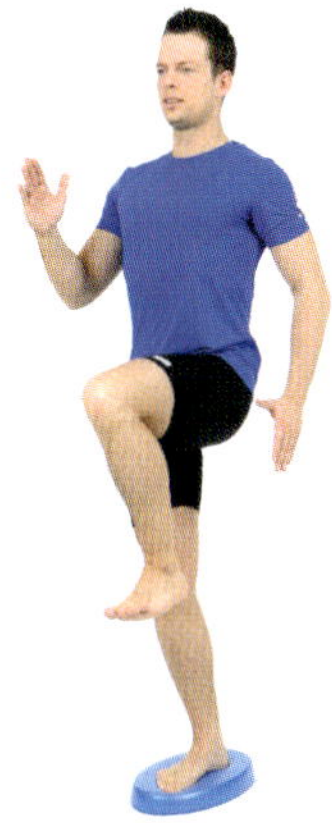

Jonglieren

- o Ziel (Z): Schulung der Gleichgewichts-, Kopplungs- und Antizipationsfähigkeit
- o Ausgangsstellungen (AS): Einbeinstand (auf stabiler und instabiler Unterlage)
- o Übungsausführung (ÜA): Jonglieren mit einem, zwei oder drei Chiffontüchern oder Bällen
- o Variation (VA): Jonglieren des Balls mit dem Fuß.

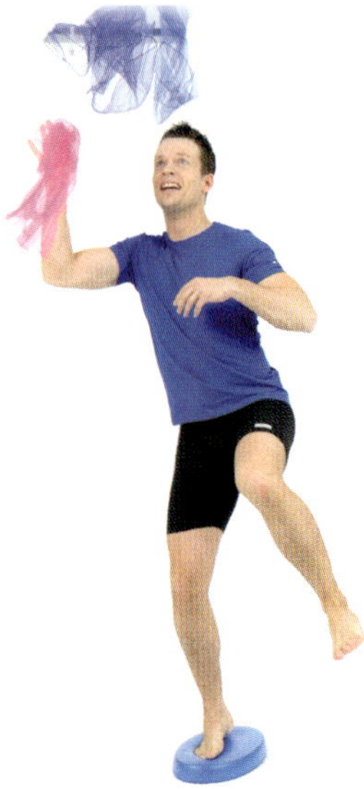

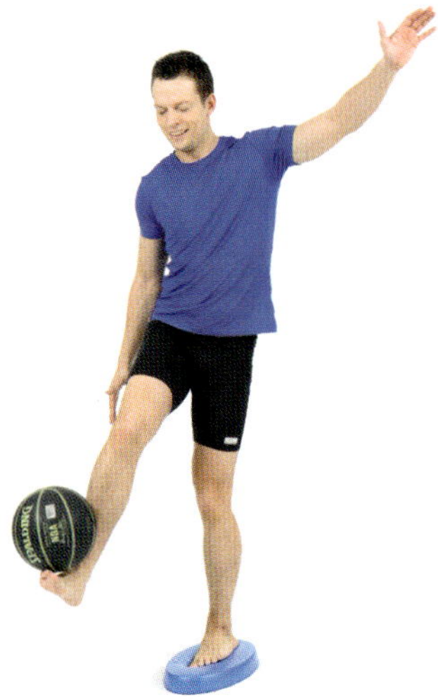

Balancieren

- o Ziel (Z): Schulung der Gleichgewichtsfähigkeit
- o Ausgangsstellungen (AS): Gehen auf labilen Unterlagen (Seilen, Pads, Therapiekreiseln, auf einer Langbank, einer umgedrehten Langbank, einer schrägen Bank, etc.)
- o Übungsausführung (ÜA): Balancieren
- o Variation (VA): Gehen variieren: Vorwärts-, rückwärts- und seitwärts gehen, Vierfüßlergang.
- o Variation (VA): Gehen mit geschlossenen Augen (und Partnerhilfe).
- o Übungsausführung (ÜA): Auf einer Langbank hüpfen, sich drehen, über einen Gegenstand steigen oder einen Ball prellen.
- o Übungsausführung (ÜA): Partnerweise aneinander vorbeigehen, in der Gruppe der Größe nach aufstellen, in der Gruppe einem Ball in verschiedener Weise weitergeben.
- o Übungshinweise (ÜH): Sicherheitsaspekte beachten, z.B. Rutschfestigkeit beachten

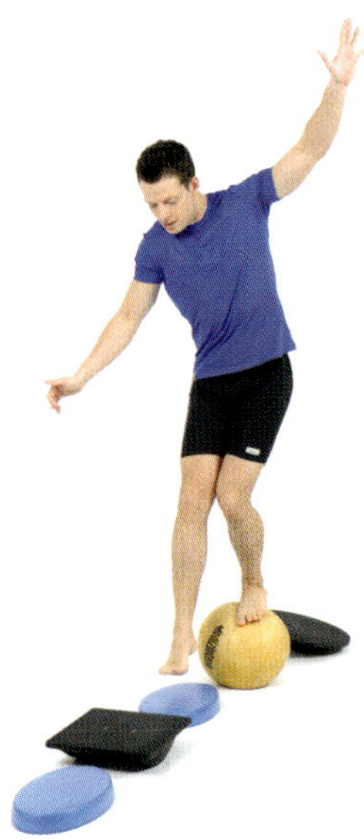

Ball zuwerfen

- o Ziel (Z): Schulung der Gleichgewichts- und Reaktionsfähigkeitfähigkeit
- o Ausgangsstellungen (AS): Stand, Einbeinstand (auf stabiler und instabiler Unterlage), Gehen, Laufen, Sitz
- o Übungsausführung (ÜA): Partner stehen sich gegenüber und werfen sich frontal einen Gewichtsball (Ball) zu (alleine gegen Wand werfen).
- o Variation (VA): Den Ball nach rechts und links werfen, bzw. mit Antäuschen werfen.
- o Variation (VA): Partner werfen sich den Ball zu und bewegen sich dabei z.B. in Seitschritten.
- o Variation (VA): Ball zuwerfen mit Zusatzaufgaben, z.B. Zählen, Rechenaufgaben lösen, Drehung durchführen, Werfer hat Augen geschlossen.

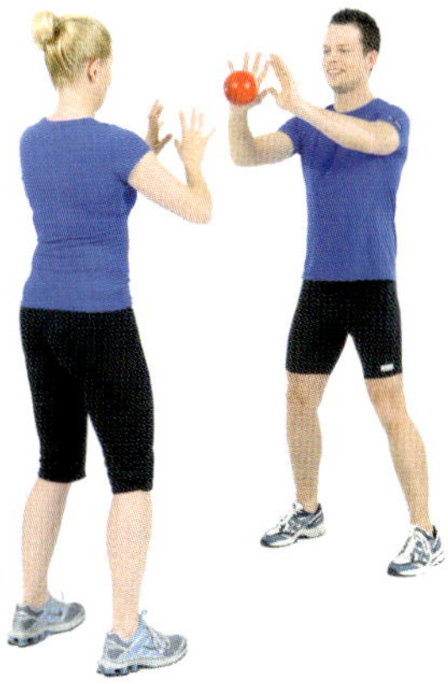

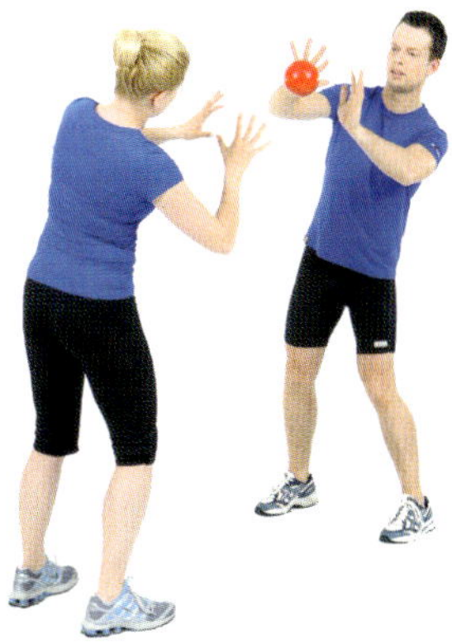

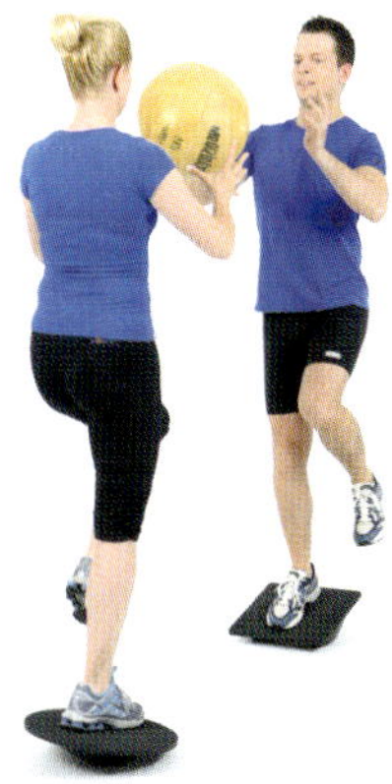

Therabandübungen (selbst Widerstände geben)

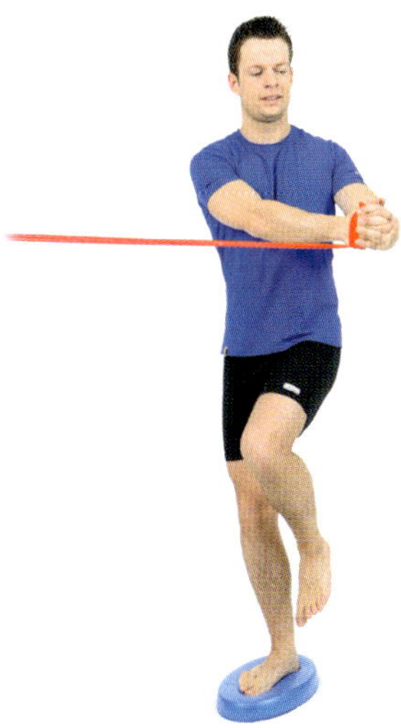

- o Ziel (Z): Schulung der Gleichgewichtsfähigkeit
- o Ausgangsstellungen (AS): Einbeinstand auf stabiler / labiler Unterlage mit Thera-Band
- o Übungsausführung (ÜA) mit Thera-Band: seitlich zum Band stehen, das Thera-Band mit gestreckten Armen fassen und mit dem Oberkörper Drehbewegungen ausführen.
- o Übungsausführung (ÜA) mit Thera-Band: überkreuz von oben (unten) nach unten (oben) ziehen.
- o Übungsausführung (ÜA) mit Thera-Band: Den Fuß nach vorne, hinten und zur Seite bewegen.

Stoppen

- Ziel (Z): Ziel (Z): Schulung der Gleichgewichts- und Reaktionsfähigkeitfähigkeit
- Ausgangsstellungen (AS): Stand, Gehen, Laufen
- Übungsausführung (ÜA): Aus dem Laufen auf Signal die Bewegung stoppen.
- Übungsausführung (ÜA): Aus dem Stand auf eine weiche Unterlage (Weichboden, Sandgrube) springen und mit beiden Füßen landen.
- Variation (VA): Aus dem erhöhten Stand springen.
- Variation (VA): Mit einem Fuß landen.
- Variation (VA): Beim Landen einen Ball zuwerfen.
- Übungsausführung (ÜA): Aus dem Vierfüßler von der weichen Unterlage abstoßen und wieder auffangen.

Fußringkampf

- Ziel (Z): Schulung der Gleichgewichts- und Reaktionsfähigkeit
- Ausgangsstellungen (AS): Einbeinstand (auf stabiler und instabiler Unterlage) oder Sitz
- Übungsausführung (ÜA): Partner stehen sich gegenüber und versuchen Sie sich, mit den Füßen aus dem Gleichgewicht zu bringen.

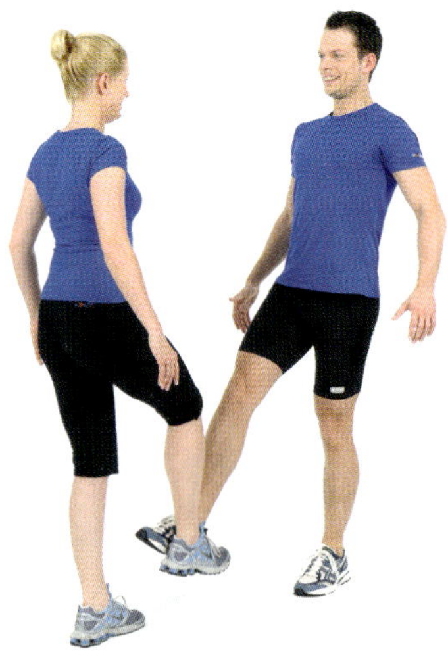

Widerstände geben – Stören

- Ziel (Z): Schulung der Gleichgewichts- und Reaktionsfähigkeitfähigkeit
- Ausgangsstellungen (AS): Vierfüßlerstand, Unterarmstütz, Sitz, Stand, Einbeinstand (auf stabiler und instabiler Unterlage)
- Übungsausführung (ÜA): Der Teilnehmer erhält von einem Partner an verschiedenen Körperteilen Widerstände.
- Übungsausführung (ÜA): Stehen auf Tennisbällen, einem Therapiekreisel (Weichboden), der Partner stört das Gleichgewicht durch Ziehen am Thera-Band oder durch Widerstände geben.
- Übungsausführung (ÜA): Das Gleichgewicht durch Anrempeln (Hüpfen) stören.
- Übungsausführung (ÜA): Im Laufen den Partner anschubsen.
- Variation (VA): Die Widerstände werden schnell gewechselt.
- Übungsausführung (ÜA): Die Partner stehen auf Therapiekreisel und drehen sich.
- Übungsausführung (ÜA): Eine Person sitzt auf dem Fitnessball und hebt ein Bein, die andere Person gibt Widerstände.

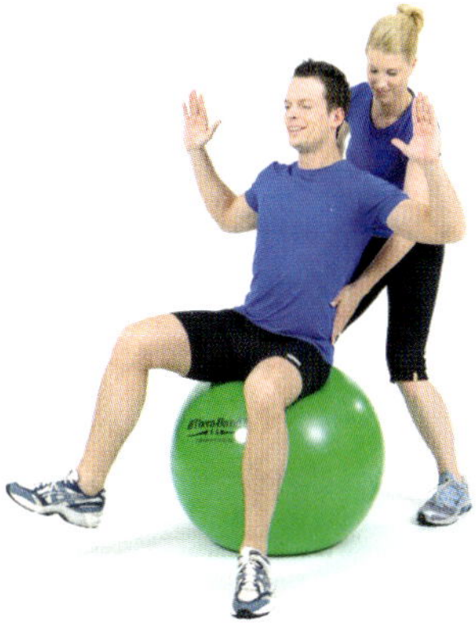

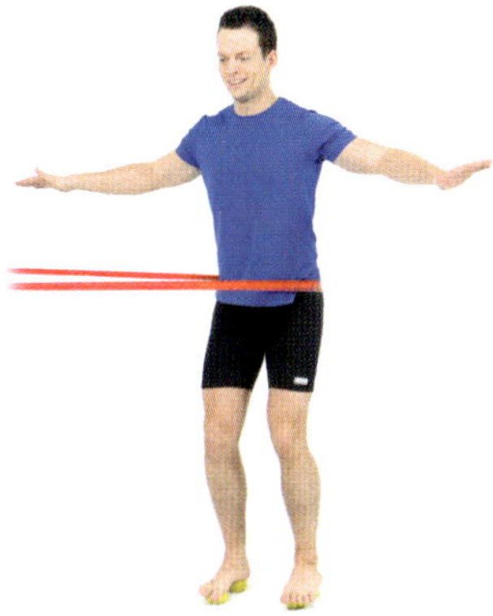

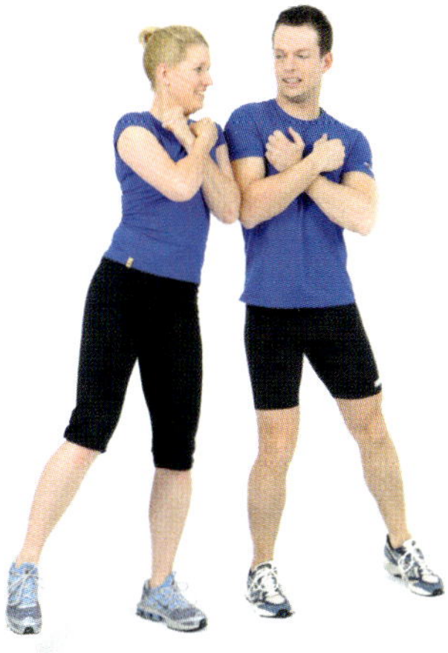

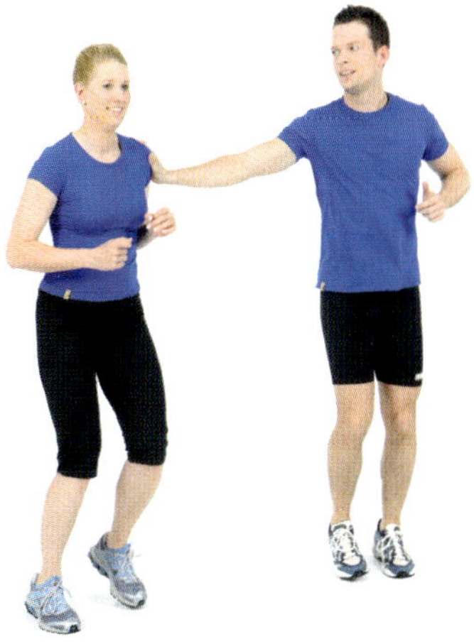

9.2 Übungen zur Verbesserung der Orientierungsfähigkeit

„Schlafwandler"

- Ziel (Z): Orientierungsfähigkeit
- Ausgangsstellung (AS): Die Teilnehmer schließen die Augen und nehmen wahr, wie es sich anfühlt, mit geschlossenen Augen zu gehen.
- Variation (VA): Alle Teilnehmer bewegen sich in Richtung eines bestimmten Signals oder zeigen bei Zuruf auf einen bestimmten Punkt im Raum (Tür, Fenster, Diagonale).

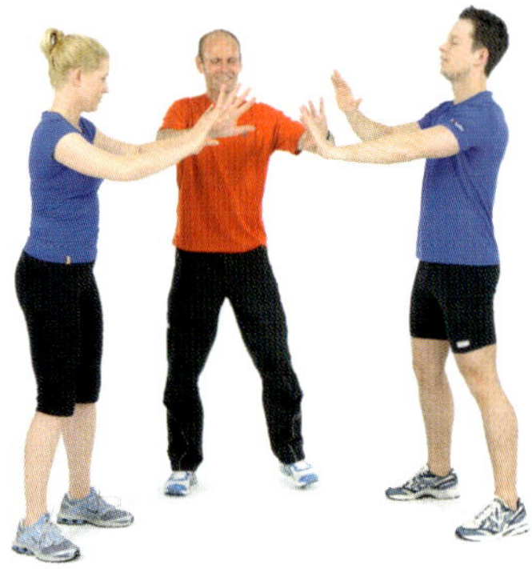

„Blinde Gasse"

- Ziel (Z): Orientierungsfähigkeit
- Ausgangsstellung (AS): Zwei Gruppen stehen sich gegenüber. Jeder Teilnehmer einer Gruppe hat einen Partner einer anderen Gruppe.
- Übungsausführung (ÜA): Eine Gruppe schließt die Augen, die andere Gruppe verändert die Position, ein Teilnehmer bewegt sich „blind" auf den Partner zu (mit Zuruf, über Gegenstände steigen).
- Übungsausführung (ÜA): Beide Gruppen bilden eine Gasse, einzelne Teilnehmer gehen „blind" durch diese Gasse.
- Übungsausführung (ÜA): Die Teilnehmer bilden zwei Gruppen und stellen sich jeweils an eine Hallenseite, eine Gruppe geht mit geschlossenen Augen zur markierten Mittellinie und versucht diese genau zu treffen und dort stehen zu bleiben.
- Übungsausführung (ÜA): Eine Gruppe bildet einen Halbkreis, die andere Gruppe steht entfernt hintereinander. Die Teilnehmer der Reihe laufen mit geschlossenen Augen auf die Halbkreisgruppe zu. Ziel ist, so dicht als möglich an der Gruppe zum Stehen zu kommen (nicht Vortasten!), danach zur Gruppe stellen.

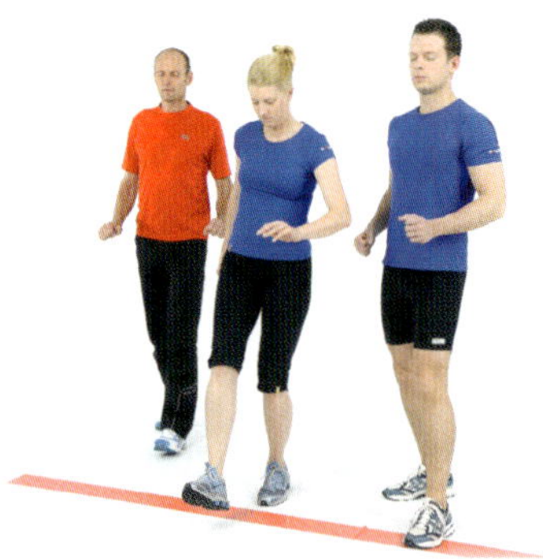

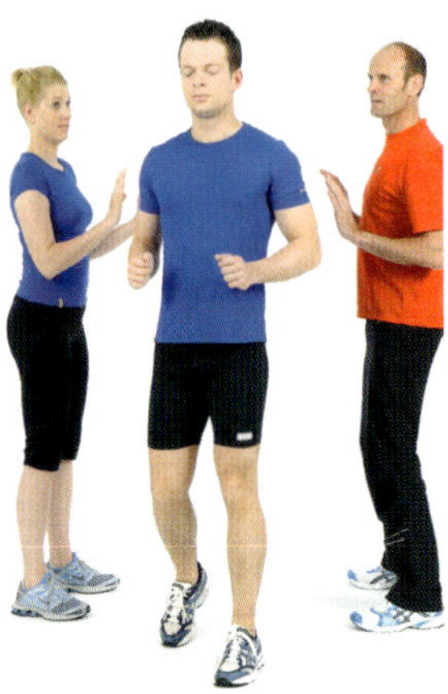

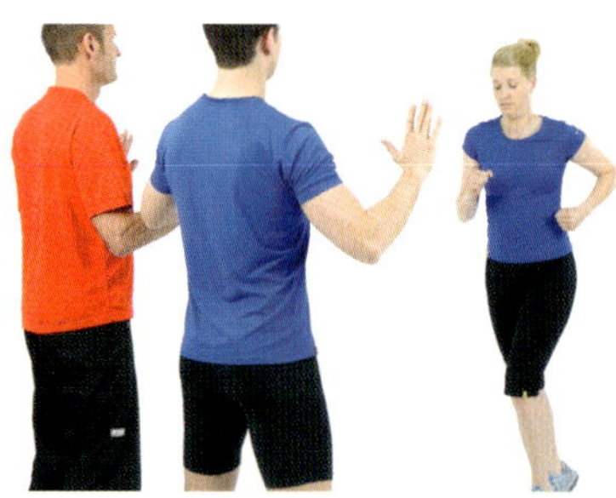

Blindenführer

- Ziel (Z): Orientierungsfähigkeit
- Ausgangsstellung (AS): Partnerweise
- Übungsausführung (ÜA): Eine Person schließt die Augen, die andere Person führt den „Blinden“ mit Handkontakt durch den Raum.
- Variation (VA): Veränderung der Berührungspunkte, z.B. an Schultern, Handfassung, einzelne Finger, auf Schulter klopfen.
- Übungsausführung (ÜA): Der vordere Teilnehmer schließt die Augen und wird von seinem Partner nur durch Zuruf gelenkt.
- Übungsausführung (ÜA): Eine Person führt die andere Person durch den Raum, an verschiedenen Stellen im Raum tippt die führende Person dem „Blinden“ leicht auf den Kopf, diese öffnet kurz die Augen macht wie ein Fotoapparat ein Bild, am Ende sucht der „Blinde“ alle Orte im Raum auf, an denen es fotografiert hat (Fotograf)
- Übungshinweise (ÜH): Die blinde Person kann auch über Gegenstände geführt werden.

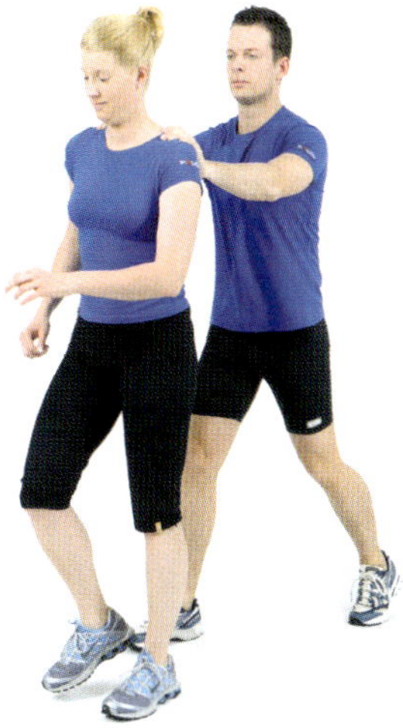

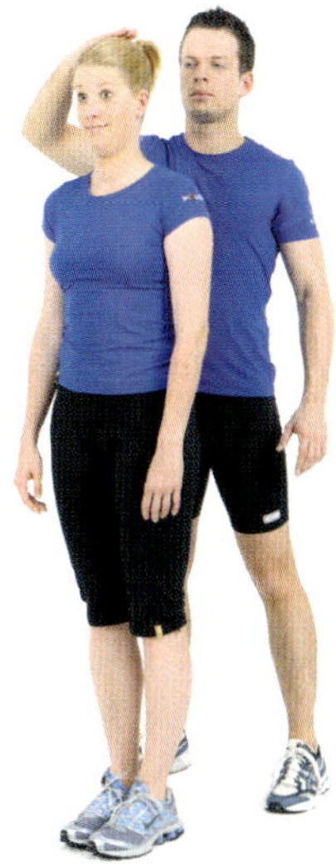

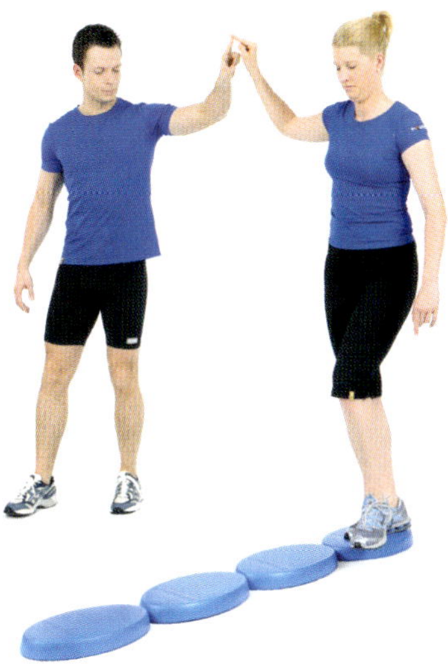

Ballprellen

- o Ziel (Z): Orientierungs-, Reaktions- und Differenzierungsfähigkeit
- o Ausgangsstellung (AS): Gehen und Laufen mit Ball in abgegrenztem Feld
- o Übungsausführung (ÜA): Durcheinander gehen oder -laufen und dabei den Ball prellen, bei einer Begegnung sich begrüßen und die Hände schütteln, gemeinsam den Ball prellen, beim Händeschütteln die Bälle wechseln, beim gemeinsamen Prellen sich im Raum fortbewegen.
- o Übungsausführung (ÜA): Einen Ball gegen eine Wand werfen und wieder auffangen. Nach dem Werfen eine schnelle Drehung ausführen und wieder fangen.
- o Übungsausführung (ÜA): Gemeinsam zwei Bälle prellen
- o Übungsausführung (ÜA): Mit zwei Bällen gleichzeitig unterschiedliche Bewegungen ausführen, z.B. einen Ball werfen, den anderen mit dem Fuß spielen, beide Bälle abwechselnd auf den Boden prellen, einen kleinen Ball (Luftballon) hochwerfen, den anderen Ball prellen.
- o Übungsausführung (ÜA): Einen Ball so hoch wie möglich prellen, eine Drehung ausführen und den Ball wieder auffangen.
- o Übungshinweise (ÜH): Die Orientierungsfähigkeit wird geschult bei Spielfeldbegrenzungen einhalten, Hindernisse wahrnehmen und Zusammenstöße vermeiden. Reaktionsfähigkeit wird beim Richtungs- und Tempowechsel geübt, die Rhythmusfähigkeit beim gemeinsamen Prellen und die Differenzierungsfähigkeit bei der Verbesserung der Prellbewegung.

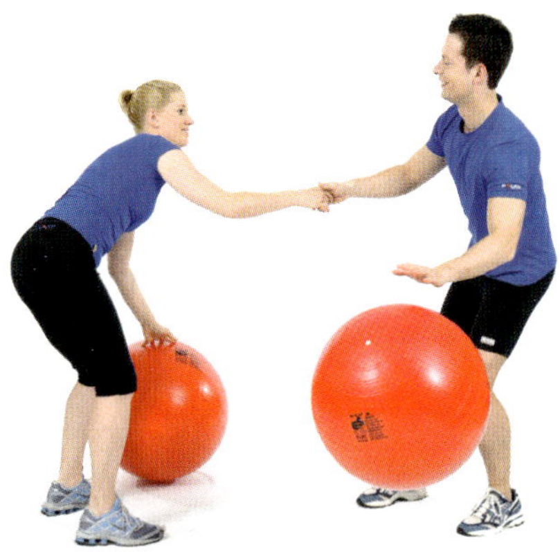

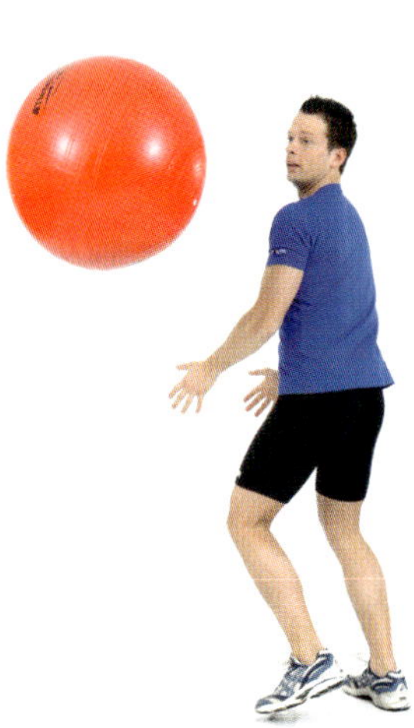

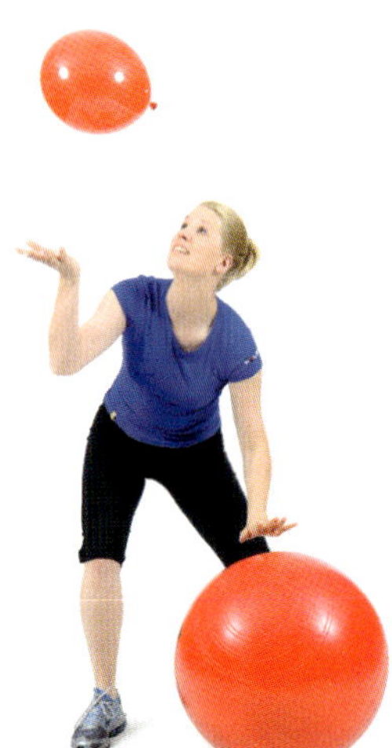

9.3 Übungen zur Verbesserung der Reaktionsfähigkeit

Die Reaktionsfähigkeit kann gut durch alle Lauf- und Fangspiele sowie Reaktionsspiele ohne / mit Handgeräten (z.B. Ball, Reifen, Stab) geschult werden.

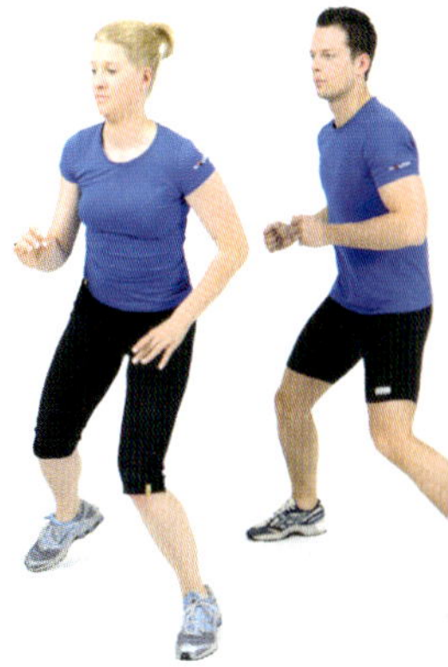

Schattenlaufen

- o Ziel (Z): Reaktions- und Orientierungsfähigkeit
- o Ausgangsstellung (AS): Paarweise durch die Halle laufen.
- o Übungsausführung (ÜA): Die vordere Person versucht, durch Täuschung, Richtungsänderung und Tempowechsel seinem „Schatten" zu entkommen, aber immer wieder seinem „Schatten" die Möglichkeit einräumen, zu ihm aufzuschließen.
- o Variation (VA): Die vordere Person macht Bewegungen vor, die der „Schatten" nachahmt.

Spiele mit Bällen (Fitnessball, Gymnastikball, Volleyball, Luftballon o.ä.)

- o Ziel (Z): Reaktions- und Differenzierungsfähigkeit
- o Ausgangsstellungen (AS): Stand, Gehen, Laufen
- o Übungsausführung (ÜA): Durcheinander laufen und dabei den Ball prellen, bei Pfiff bleiben sie „wie vom Blitz getroffen" stehen und halten den Ball fest, nach weiterem Pfeifen wird weitergeprellt (Prellen auf Kommando).
- o Übungsausführung (ÜA): Einen Fitnessball gerade hin- und herrollen, im Bewegungssektor der Beine rollen; schnell rollen; außerhalb des Bewegungssektors rollen.
- o Übungsausführung (ÜA): Jeder Spieler versucht seinem Mitspieler den Ball wegzutippen, jedoch seinen eigenen Ball weiterprellen.
- o Übungsausführung (ÜA): Ein (zwei) Luftballon paarweise einander zuspielen und dabei die Schlagintensität erhöhen.
- o Übungsausführung (ÜA): Der Kreis versucht einen Luftballon in der Luft zu halten (nur mit dem Fuß, dem Knie, der Schulter oder dem Kopf). Um das Spiel zu erschweren, wird in den Kreis ein zweiter, ein dritter Luftballon dazugegeben.
- o Übungsausführung (ÜA): Die Teilnehmer versuchen, sich auf den Po zu klopfen und ggf. selbst auszuweichen.

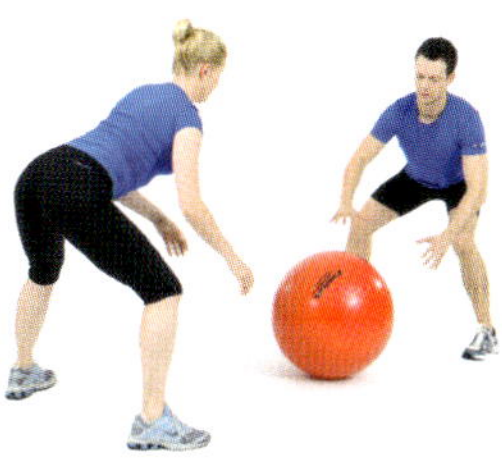
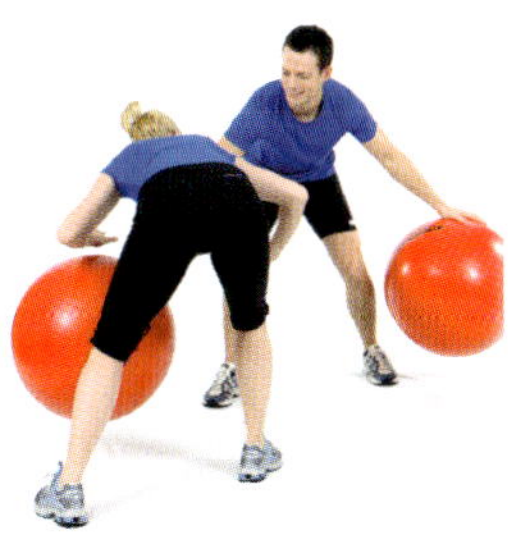
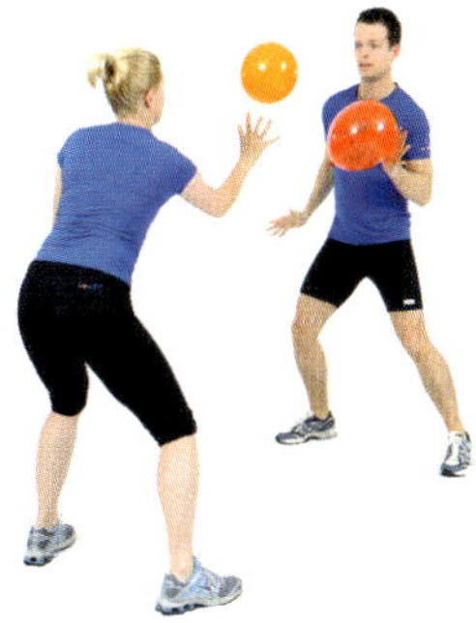
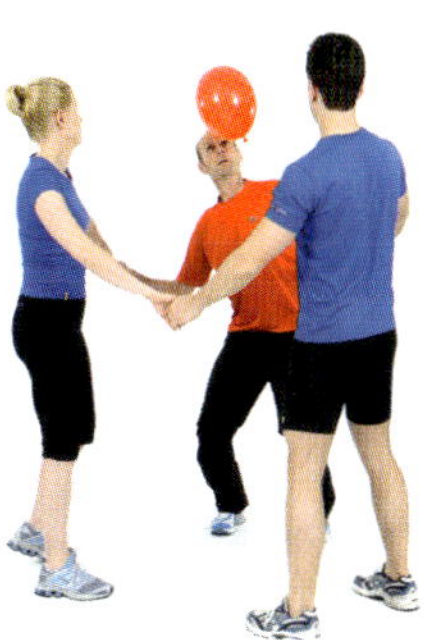
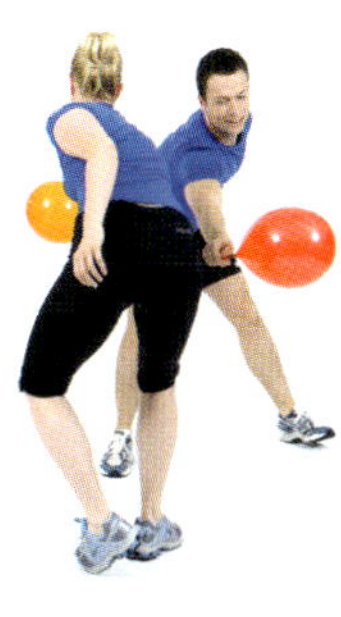

Einfrieren und Fangen (auf Signal reagieren)

- Ziel (Z): Schulung der Reaktionsfähigkeit
- Ausgangsstellungen (AS): Gehen, Laufen
- Übungsausführung (ÜA): Auf Signal oder Musikstopp die Bewegung sofort ‚einfrieren' (Versteinern), dabei den Körper stabilisieren
- Variation (VA): Das Signal zum Stoppen (Stopp) und weiterlaufen (Los) wird von den Teilnehmern gegeben.
- Übungsausführung (ÜA): Bei einem Signal versucht der hintere Teilnehmer den vorderen zu fangen, der schnell (nur!) zwei Schritte nach vorne macht.
- Übungsausführung (ÜA): Zwei Personen „Schwarz" und „Weiß" stehen sich gegenüber und flüchten (ca. 3-5 Meter) vor der jeweils anderen Person, wenn der eigene Begriff genannt wird.
- Variation (VA): „Schere, Stein, Papier". Bei diesem Knobelspiel wird bei der Zahl „3" Schere, Stein oder Papier gezeigt. Schere gewinnt über Papier, Stein gewinnt über Schere und Papier gewinnt über Stein. Der Gewinner flüchtet.
- Übungsausführung (ÜA): Drei Personen gehen schnell (laufen) hintereinander. Bei der Zahl „1" überholt die hintere Person, bei der Zahl „2" die mittlere Person, bei der Zahl „3" drehen sich alle um, bei der Zahl „4" löst sich die letzte Person von ihrer Gruppe und sucht sich eine neue Gruppe.

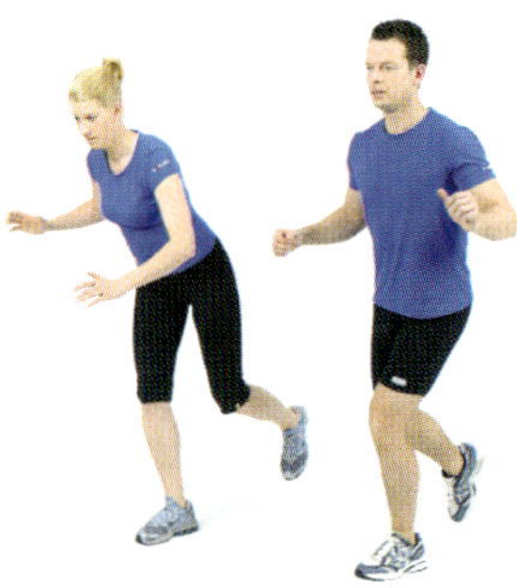

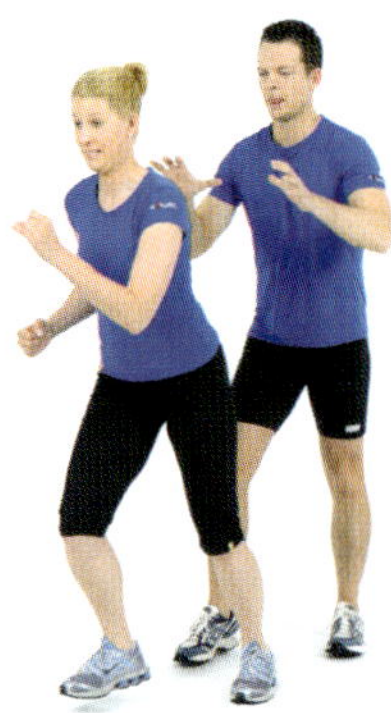

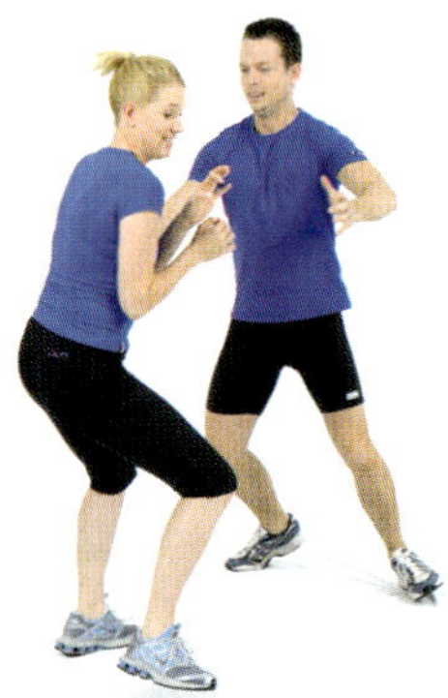

Rauben

- Ziel (Z): Reaktionsfähigkeit
- Ausgangsstellungen (AS): Gehen, Laufen
- Übungsausführung (ÜA): Alle Personen haben zehn Wäscheklammern als Stacheln entlang der Wirbelsäule, jeder versucht dem anderen Spieler diese zu rauben und sich selbst an der Bauch zu heften.
- Übungsausführung (ÜA): Wie viele Klammern kann man in 30 Sekunden nacheinander an sein Kleidungsstück heften (rechts/linke Hand), danach hat man wieder 30 Sekunden um alle zu lösen.

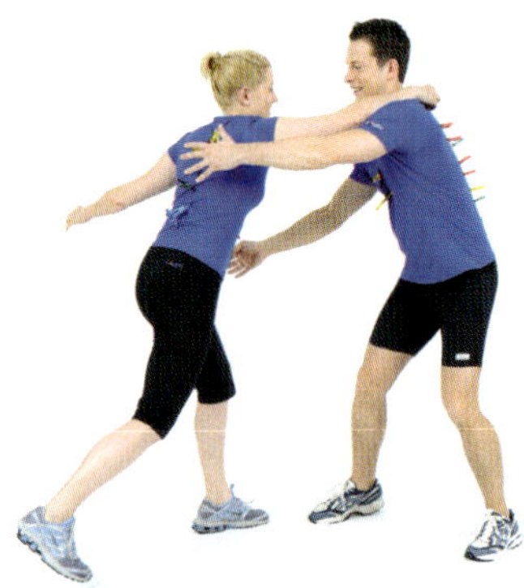

9.4 Übungen zur Verbesserung der Rhythmusfähigkeit

Die Rhythmusfähigkeit kann gut durch Bewegungen auf Musik, mit Handgeräten (z.B. Seilen), durch Überwinden von Hindernissen oder auch durch synchrone Bewegungsaufgaben gefördert werden.

Die Rhythmen des Körpers

- o Ziel (Z): Rhythmusfähigkeit
- o Ausgangsstellung (AS): Rückenlage
- o Übungsausführung (ÜA): Die rechte Hand auf die Herzgegend legen und den Herzschlag spüren, den Herzschlag mit der anderen Hand am Boden klopfen.
- o Übungsausführung (ÜA): Die Hände auf den Bauch legen und den Atem spüren, wie sich die Bachdecke rhythmisch hebt und senkt.
- o Übungshinweise (ÜH): Der Herzschlag kann als Puls auch am Hals gespürt werden.

Rhythmus- und Kreisprellen

- o Ziel (Z): Rhythmusfähigkeit
- o Ausgangsstellung (AS): Stehen
- o Übungsausführung (ÜA):Alle Personen versuchen den Ball gleichzeitig in einem Rhythmus zu prellen (ggf. mit geschlossenen Augen)
- o Variation (VA): Rhythmus variieren und Musik einsetzen
- o Übungsausführung (ÜA): Bei der Zahl 3 dem rechten / linken Nachbarn den Ball zuprellen.
- o Übungsausführung (ÜA): Bei der Zahl 3 den Ball auf der Stelle prellen und zum rechten / linken Nachbarn wechseln (Kreisprellen).
- o Übungsausführung (ÜA): Die Bälle nacheinander im Kreis auf der Stelle prellen („La Ola“).

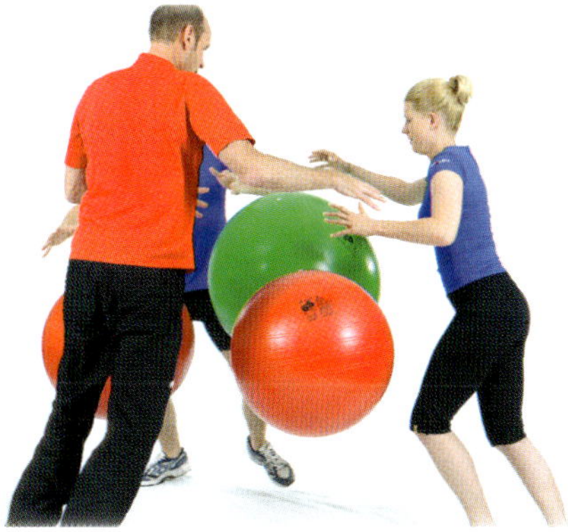

Seilspingen – Schwingendes Seil

- Ziel (Z): Rhythmusfähigkeit
- Ausgangsstellungen (AS): Seilspringen, alleine oder mit einem schwingenden Seil
- Übungsausführung (ÜA): Bei jedem Seilumlauf gleichzeitig mit beiden Füßen springen, die Unterarme etwa 90 Grad anwinkeln und das Seil locker aus dem Handgelenk schwingen (Easy Jump).
- Variation (VA): Einige Male auf einem Bein springen und dann zum anderen Bein wechseln, nach jedem Sprung das Bein wechseln, locker auf der Stelle zu laufen und dabei jedes Mal das Seil unter einem Bein durchzuschwingen (Der Easy-Jump einbeinig)
- Variation (VA): Den Sprungrhythmus variieren (schnell, langsam, auf der Stelle, im Laufen, nur mit einem Bein, mit Zwischenschwung, Hampelmann, jeweils eine Ferse nach vorne auf den Boden tippen – Heel Touch, beidbeinig (einbeinig) von rechts nach links –Skihüpfer, die Beine und Hüfte von recht nach links drehen – Twist, die Beine nach vorne öffnen – Schere, die Arme im Wechsel vor dem Körper kreuzen, Doppelschlag)
- Übungsausführung (ÜA): Zwei zusammengeknotete Seile werden geschwungen. Die Teilnehmer versuchen unter dem Seil durchzulaufen.
- Variation (VA): Die ganze Gruppe versucht ohne Zwischenschwung durch das Seil zu laufen.
- Übungshinweise (ÜH): Mit festen Schuhen springen. Die Fußtechnik in Zeitlupe: Die Füße setzen beim Landen zuerst auf den Fußballen auf, bevor die Fußsohle den Boden berührt und die Knie automatisch leicht gebeugt werden. Dann strecken Sie Ihre Knie und Sprunggelenke wieder. Der Absprung erfolgt wieder vom Fußballen. Springen Sie gerade so hoch vom Boden ab, dass ihr Seil hindurchpasst.

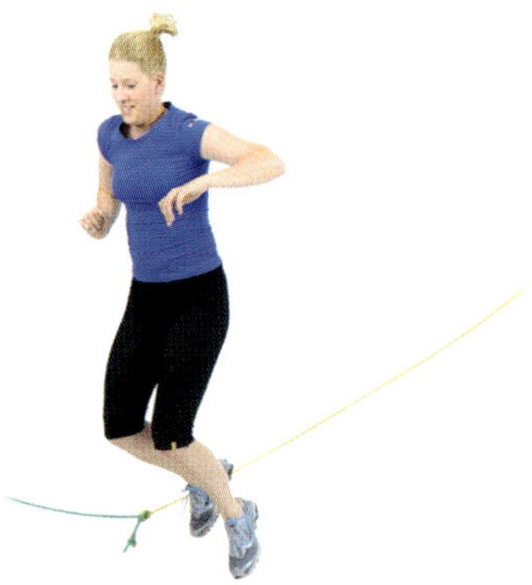

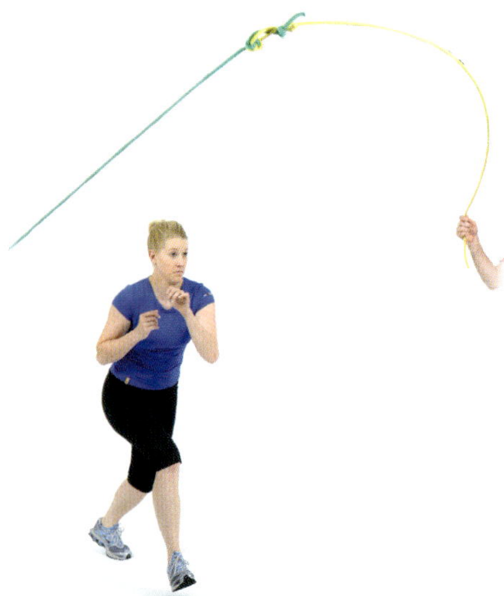

Reifenlauf – Hindernisse

- Ziel (Z): Rhythmusfähigkeit
- Ausgangsstellung (AS): Laufen
- Übungsausführung (ÜA): Die Reifen liegen dicht in einer Reihe oder im Kreis auf dem Boden. Durch die Reifen laufen, mit einem Schritt in einen Reifen.
- Variation (VA): Schrittvariationen, z.B. zwei, drei, vier Schritte in jeden Reifen, nacheinander ein, zwei, drei Schritte, seitlich laufen, mit Seitschritten laufen, im Hopserlauf, mit Handfassung gegenüber (bei zwei Reifenreihen)
- Übungsausführung (ÜA): Laufen und Hüpfen über Hindernisse, allein, zu zweit, zu dritt – auch mit Handfassung Bänke als Hindernisse überlaufen.
- Übungshinweise (ÜH): Der Reifenlauf dient auch zur Laufschulung.

Gehen und Laufen auf Musikrhythmen

- Ziel (Z): Rhythmisierungs- und Antizipaionsfähigkeit
- Ausgangsstellungen (AS): Gehen und Laufen
- Übungsausführung (ÜA): Auf verschiedene Musikrhythmen gehen, laufen oder sich bewegen, dabei ggf. mitklatschen.
- Übungshinweise (ÜH): Tanzschritte durchführen

9.5 Übungen zur Verbesserung der Differenzierungsfähigkeit

Die Differenzierungsfähigkeit kann durch Kunststücke mit dem Ball, Werfen auf Ziele, Springen, Überspringen oder Zielspringen, Schwingen und Schaukeln an Tauen, Ringen und Trapezen und Klettern und Hangeln am Barren und Reck gefördert werden.

Werfen auf Ziele

- o Ziel (Z): Differenzierungs-, Kopplungs- und Orientierungsfähigkeit
- o Übungsausführung (ÜA): Mit Gymnastikbällen oder Bohnensäckchen auf mit Bändern markierte Felder einer Gitterwand aus unterschiedlichen Entfernungen werfen.
- o Variation (VA): Mit der rechten und der linken Hand werfen.
- o Variation (VA): Auf verschiedene Ziele mit unterschiedlichen Gegenständen aus unterschiedlicher Entfernung werfen.
- o Übungshinweise (ÜH): Zwecks realistischer Selbsteinschätzung vorher die Anzahl der Treffer schätzen lassen (mit Wiederholung).

Bälle prellen

- o Ziel (Z): Differenzierungsfähigkeit
- o Ausgangsstellungen (AS): Stand, Gehen, Laufen, Hüpfen
- o Übungsausführung (ÜA): Einen Fitnessball (Gymnastikball) mit unterschiedlichen Körperteilen und unterschiedlicher Intensität prellen.
- o Variation (VA): Zwei Bälle prellen. Zwei Bälle unterschiedlich prellen.

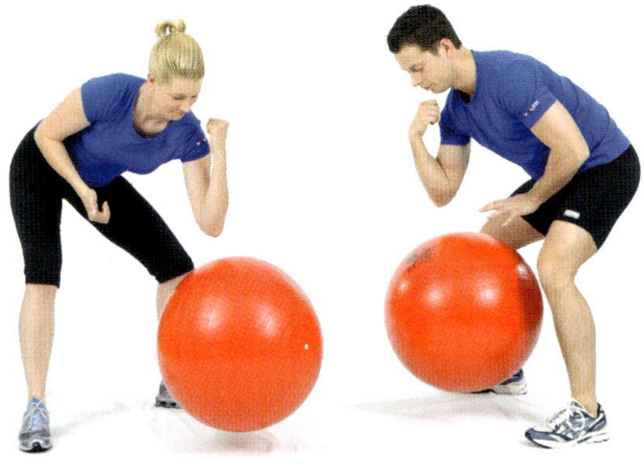

9.6 Übungen zur Verbesserung der Kopplungsfähigkeit

Arm- und Beinbewegungen kombinieren

- Ziel (Z): Schulung der Kopplungsfähigkeit
- Ausgangsstellung (AS): Gehen
- Übungsausführung (ÜA): Verschiedene Schrittbewegungen ausführen, z.B. am Ort gehen (Marschieren), mit geöffneten Beinen gehen(Marschieren geöffnet), im Wechsel geschlossen und geöffnet gehen (Marschieren innen/außen), im Wechsel nach rechts und nach links gehen, die Füße abwechselnd nach vorne Tippen, die Beine abwechselnd nach hinten stellen (Anstellschritt zurück), die Beine abwechselnd zur Seite stellen (Anstellschritt seitlich). Die Beinbewegungen jetzt mit Bewegungen anderen Körperteile, z.B. Schultern und Arme koppeln, z.B. die Schultern rückwärts kreisen, die Arme anwinkeln und strecken, die gestreckten Arme schulterhoch zur Seite (nach vorne) anheben, abwechselnd einen Arm nach vorne, den anderen Arm zur Seite anheben, die Arme zur Seite Strecken und beugen (nach vorne, nach oben).
- Übungshinweise (ÜH): Kombinieren Sie die Bewegungsformen mit Musik.

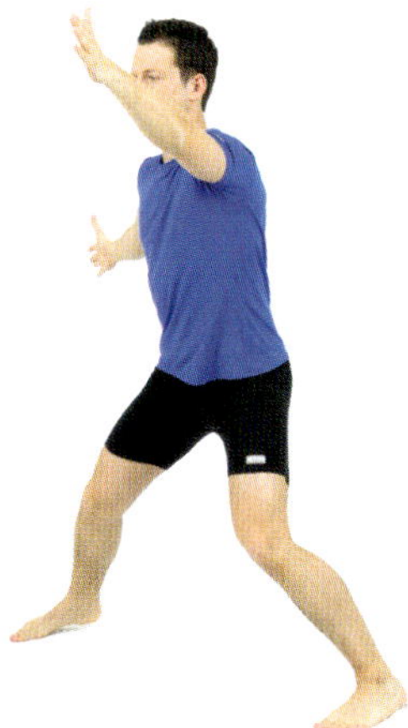

Schuhplattler

- Ziel (Z): Schulung der Kopplungsfähigkeit
- Ausgangsstellungen (AS): Gehen, Laufen
- Übungsausführung (ÜA): Nacheinander mit der rechten Hand hinter dem Gesäß die linke Ferse, mit der linken Hand die rechte Ferse, mit der rechten Hand vor dem Körper die linke Ferse und mit der linken Hand die rechte Ferse berühren.
- Variation (VA): Im doppelten Takt ausführen.

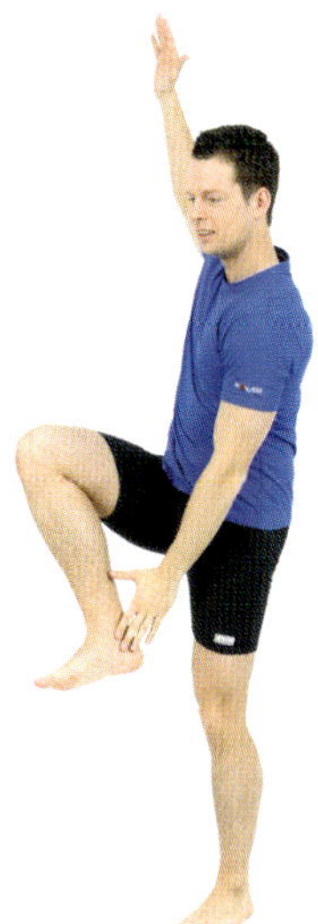

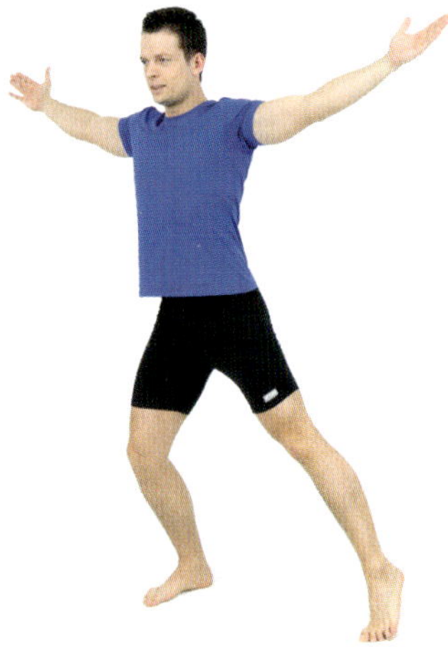

Choreografie „Kopplung Arme und Beine"

- Ziel (Z): Schulung der Kopplungsfähigkeit
- Ausgangsstellung (AS): Stand
- Übungsausführung (ÜA): Das rechte Bein geht vor / Mitte, zur Seite / Mitte / zurück / Mitte / zur Seite und wieder zur Mitte. Danach macht das linke Bein die Bewegung. Nach dem ersten Durchgang kommen Armbewegungen dazu wie z.B. beide Arme nach außen strecken und wieder anwinkeln, die Arme abwechselnd nach außen strecken und beugen, einen Arm nach oben strecken, den anderen Arm zur Seite, einen Arm nach vorne strecken, den anderen Arm zur Seite etc.

Choreografie „Arm-Schulter-Stabilisation"

- Ziel (Z): Schulung der Kopplungsfähigkeit
- Ausgangsstellungen (AS): Gehen auf der Stelle, Seitschritt, Doppelseitschritt
- Übungsausführung (ÜA): Rechte Schulter hochziehen, linke Schulter hochziehen, rechte Schulter senken, linke Schulter senken, dann linke Schulter hochziehen, rechte Schulter hochziehen, linke Schulter senken, rechte Schulter senken, wiederholen, rechter Arm vorheben, linker Arm vorheben, beide Arme zur Seite nehmen, beide Arme absenken, dann linker Arm vorheben, rechter Arm vorheben, beide Arme zur Seite nehmen, beide Arme absenken, wiederholen, dann rechte Hand ist vor dem Kopf / linke Hand hinter dem Kopf, 2 x Wechsel dann die Arme nach außen strecken, dann mit der Linken Hand vor dem Kopf beginnen, wiederholen, die rechte Hand tippt auf Kopf, die linke Hand kreist vorm Bauch, 3 x Wechsel.
- Übungshinweise (ÜH): Dazu eignet sich eine flotte Gehmusik.

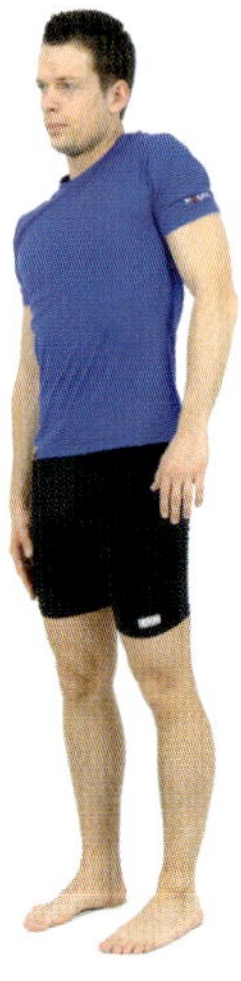

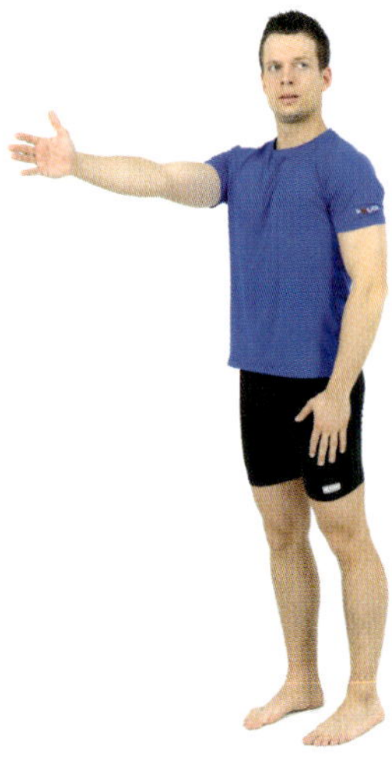

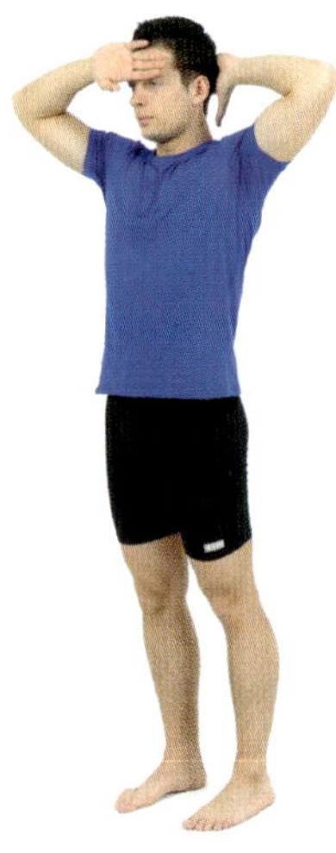

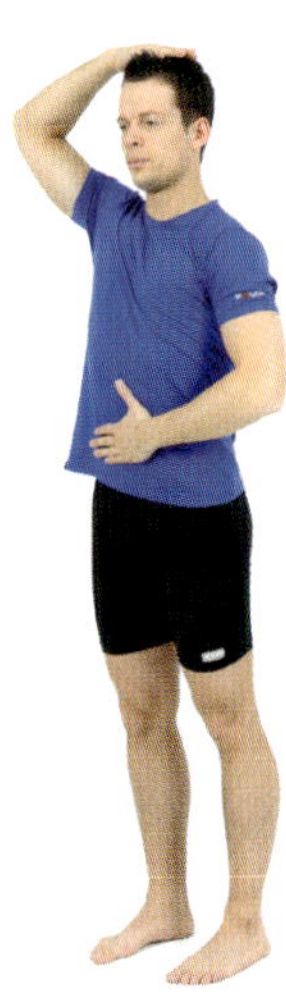

9.7 Übungen zur Verbesserung der Antizipations- oder Umstellungsfähigkeit

Ball gegen Wand spielen

- Ziel (Z): Antizipationsfähigkeit
- Ausgangsstellung (AS): Stand
- Übungsausführung (ÜA): Einen Ball mit einem Schläger mehrmals gegen eine Wand spielen.
- Variation (VA): Verschiedene Bälle (Tennisball, Tischtennisball, Tischtennisball mit Delle, Squaschball, Luftballon, Wasserball), Schläger (Tennis-, Tischtennis-Federballschläger, Bierdeckel, Fliegenklatscher, Zeitung), die rechte / linke Hand und verschiedene Entfernungen wählen.
- Variation (VA): Ball mit einem Partner spielen.

10. Testübungen

10.1 Testübungen: Prävention von Rückenschmerzen (Kempf 1990, Starischka 1993)

Testübung Nr. 1: Rumpf- und Schultergürtelmuskulatur
Im Vierfüßlerstand auf die Unterarme aufstützen und mit den Knien etwas nach hinten rutschen (1/2 Unterschenkellänge). Den Bauch anspannen und die Knie ein wenig vom Boden abheben. Auf gleichmäßige Atmung achten und die Rumpfstabilisation bis zum Schluß aufrechterhalten. Die Übung,beenden, wenn der Körper anfängt zu zittern. Der Oberkörper darf nicht zwischen den stützenden Armen einsinken, genauso wenig sollte die Wirbelsäule durchhängen.
sehr gut = mehr als 20 Sekunden
gut = 15 bis 20 Sekunden
trainingsbedürftig = weniger als 15 Sekunden

Testübung Nr. 2: Arm-, Schulter- und Brustmuskulatur
Im Vierfüßlerstand die Fußgelenke überkreuzen und die Füße leicht gegeneinander drücken. Bauch- und Gesäßmuskulatur anspannen und den Rumpf abwechselnd senken und wieder nach oben drücken. Der Rumpf sollte auch beim Absenken stabilisiert bleiben.
sehr gut = 20 Wiederholungen
gut = 15 bis 20 Wiederholungen
trainingsbedürftig = weniger als 15 Wiederholungen

Testübung Nr. 3: Hintere Oberschenkelmuskulatur
In der Rückenlage ein Bein anbeugen (Oberschenkel-Becken 90 Grad) und den Oberschenkel mit beiden Händen umfassen. Langsam das gebeugte Bein nach oben strecken, ohne dass sich die Ausgangslage verändert.
gut = wenn das Bein nach oben gestreckt werden kann
dehnungsbedürftig = wenn das Bein nicht gestreckt werden kann

Testübung Nr. 4: Hüftbeugemuskulatur
In der Rückenlage ein Knie umfassen und ganz an den Körper heranziehen. Das andere Bein sollte gestreckt am Boden liegenbleiben.
gut = wenn das Bein gestreckt am Boden bleibt
dehnungsbedürftig = wenn der Oberschenkel des gestreckten Beines nach oben abhebt

Testübung Nr. 5: Brustmuskulatur
In der Seitenlage oberes (linkes) Bein anwinkeln und linkes Knie am Boden ablegen. Die rechte Hand umfasst das linke Knie. Den linken gestreckten Arm schräg nach hinten unten führen.
gut = wenn die Hand bei gestrecktem Arm den Boden berührt
dehnungsbedürftig = wenn die Hand nicht den Boden berührt

Testübung Nr. 6: Koordination
Im Stand ein Bein anheben (mit geschlossenen Augen)
gut = wenn Sie mindestens 20 Sekunden stehen können
trainingsbedürftig = weniger als 20 Sekunden

Testübung Nr. 7: Koordination
Im Vierfüßlerstand die Bauchmuskulatur anspannen und das linke Bein nach hinten strecken, den rechten Arm nach vorne strecken (Daumen nach oben), den rechten Fuß anheben und versuchen, stabil zu bleiben.
gut = wenn Sie mindestens 15 Sekunden stehen können
trainingsbedürftig = weniger als 15 Sekunden

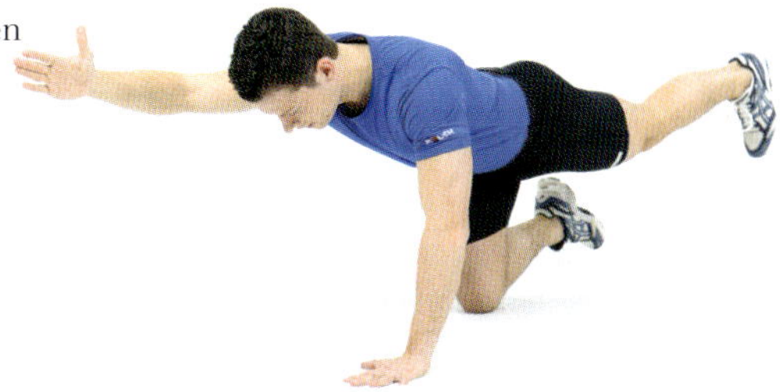

10.2 Testübungen: Rückenschmerzen und Kraftausdauer Rumpfmuskulatur(McGill 2007, 210)

Der Test dient zur Überprüfung der Stabilisationsfähigkeit der Rumpfmuskulatur. Dabei wird die Zeit gestoppt, in der eine bestimmte Position noch gehalten werden kann. Die Testergebnisse der drei Muskelgruppen (Seitneiger, Beuger, Strecker) werden dann in ein Verhältnis zueinander gesetzt. Dysbalancen bestehen vermutlich, wenn:

- Haltedauer Seitstütz links / Seitstütz recht >0,05
- Haltedauer Beugung / Streckung > 1,0
- Haltedauer Seittütz (rechts/links) / Streckung > 0,75

10.3 Testübungen: Fitnesszustand (Spring 1997)

Die folgenden Übungen sind gleichmäßig ohne einen Stopp am Umkehrpunkt durchzuführen (Ta. 21).

1. Unterarmstütz zum Testen der vorderen Rumpfmuskulatur (s.a.S): Wechselseitig im 1-Sekunden-Rhythmus die Füße bei gestreckten Knien um eine Schuhlänge anheben.
2. Crunchers zum Testen der Bauchmuskulatur (s.a. S): Im 2-Sekunden-Rhythmus den Oberkörper heben und ablegen, ohne den Kopf abzulegen.
3. Aufrichten zum Testen der Rückenmuskulatur: Den Rumpf im 2-Sekunden-Rhythmus aufrichten und senken, ohne die Bein- und Beckenstellung zu verändern.
4. Seitstütz zum Testen der seitliche Rumpfstabilisatoren : Das Becken bis knapp über den Boden im 2-Sekunden-Rhythmus senken und heben.
5. Beinabspreizen zum Testen der Beinabspreizmuskulatur : In der *Seitenlage* zur Stabilisierung das untere Bein rechtwinklig anwinkeln. Das gestreckte obere Bein 30 Grad abspreizen und heranziehen.
6. Hüftheben zum Testen der Hüftstreckmuskulatur : Im 2-Sekunden-Rhythmus das Becken bis zur Streckung nach oben heben und wieder bis knapp über den Boden senken.
7. Kniebeuge zum Testen der Beinmuskulatur: Im 2-Sekunden-Rhythmus das Standbein bis 60 Grad beugen und strecken.
8. Schulterdrücken zum Testen der Schulterblattmuskulatur : Im 2-Sekunden-Rhythmus den gestreckten Körper nach vorne (Schulterblätter entfernen sich etwa 3 cm) drücken und wieder zurück in die Ausgangsstellung gehen, ohne das die Schulterblätter die Wand berühren.
9. Liegestütz zum Testen der Brust- und Armmuskulatur: Im 2-Sekunden-Rhythmus die Arme beugen und strecken, ohne dabei Bein- und Beckenstellung zu verändern.

Tab. 21: Normwerte der Kraftausdauertests. Die Leistungsstufen geben an, wieviel Wiederholungen Sie für eine genügende Kraftausdauer, einer gesunden, regelmäßig sporttreibenden 20-, 40- bzw. 60-jährigen Frau/Mann erreichen sollten (Spring 1997).

Testübung (Frau)	Normwert Leistungsstufe 20	Normwert Leistungsstufe 40	Normwert Leistungsstufe 60
Unterarmstütz	> 45 Wdh	> 33 Wdh	> 23 Wdh
Crunchers	> 23 Wdh	> 16 Wdh	> 11 Wdh
Aufrichten	> 29 Wdh	> 23 Wdh	> 15 Wdh
Seitstütz	> 15 Wdh	> 11 Wdh	> 6 Wdh
Beinabspreizer	> 29 Wdh	> 23 Wdh	> 15 Wdh
Hüftheben	> 23 Wdh	> 17 Wdh	> 11 Wdh
Kniebeuge	> 45 Wdh	> 33 Wdh	> 22 Wdh
Schulterdrücken	> 15 Wdh	> 11 Wdh	> 6 Wdh
Liegestütz	> 22 Wdh	> 16 Wdh	> 11 Wdh

Testübung (Mann)	Normwert Leistungsstufe 20	Normwert Leistungsstufe 40	Normwert Leistungsstufe 60
Unterarmstütz	> 60 Wdh	> 43 Wdh	> 30 Wdh
Crunchers	> 30 Wdh	> 23 Wdh	> 16 Wdh
Aufrichten	> 38 Wdh	> 30 Wdh	> 20 Wdh
Seitstütz	> 21 Wdh	> 15 Wdh	> 10 Wdh
Beinabspreizer	> 38 Wdh	> 30 Wdh	> 20 Wdh
Hüftheben	> 30 Wdh	> 22 Wdh	> 17 Wdh
Kniebeuge	> 60 Wdh	> 43 Wdh	> 30 Wdh
Schulterdrücken	> 20 Wdh	> 15 Wdh	> 11 Wdh
Liegestütz	> 30 Wdh	> 23 Wdh	> 17 Wdh

10.4 Testübungen zur Koordination (BKT-Kur von Wydra et al 1992)

Der Bewegungskoordinationstest (BKT-Kur) dient der quantitativen Erfassung der Bewegungskoordination. Er besteht aus 10 Items, die dichotom (bestanden/nicht bestanden) bewertet werden.

1. Hampelmann: Nacheinander mit geschossenen Augen auf einer Linie fünf Hampelmann-Sprünge durchführen, ohne mit den Füßen die Linie zu verlassen.

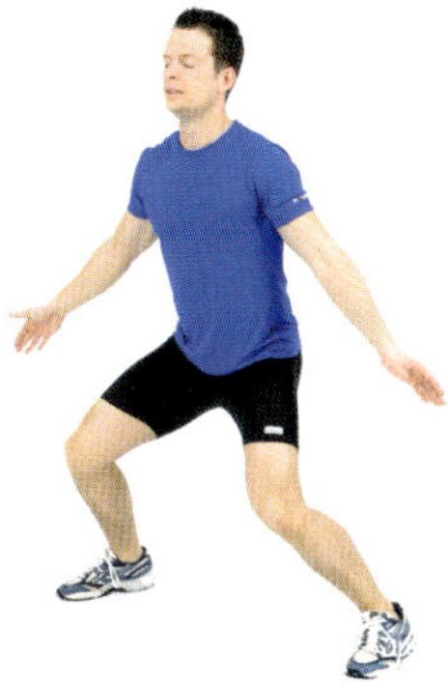

2. Hopserlauf: Hopserlauf durchführen und dabei mit den Armen rückwärts kreisen (5x)

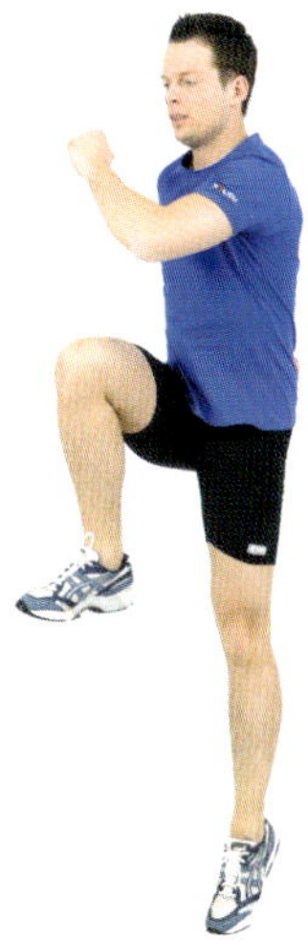

3. An der Wand entlang: Mit den Händen gegen die Wand stützen, die Füße sind etwa 50 cm von der Wand entfernt. Im Kreuzgang an der Wand entlang gehen: die rechte Hand nach rechts außen setzen und gleichzeitig den linke Fuß (überkreuz nach rechts). Anschließend die linke Hand (überkreuz über die rechte Hand) und gleichzeitig der rechte Fuß neben den linken Fuß stellen.
4. Werfen und Fangen: Aus 4m Entfernung einen Ball in einen Zielkreis (1m Durchmesser) werfen und wieder auffangen.
5. Wurf mit Drehung: Einen Volley- oder Gymnastikball im Stand nach oben werfen, anschließend eine Körperdrehung durchführen und dann den Ball wieder fangen, ohne dass er den Boden berührt?

6. Ball umgreifen: Im Grätschstand einen Volley- oder Gymnastikball mit einer Hand von vorne und mit der anderen Hand von hinten zwischen den Beinen festhalten. Den Ball loslassen und so schnell umgreifen (die hintere Hand greift nach vorne und die vordere Hand greift nach hinten), dass der Ball nicht auf den Boden fällt. Die Übung ist gelöst, wenn dreimal hintereinander umgriffen werden kann.

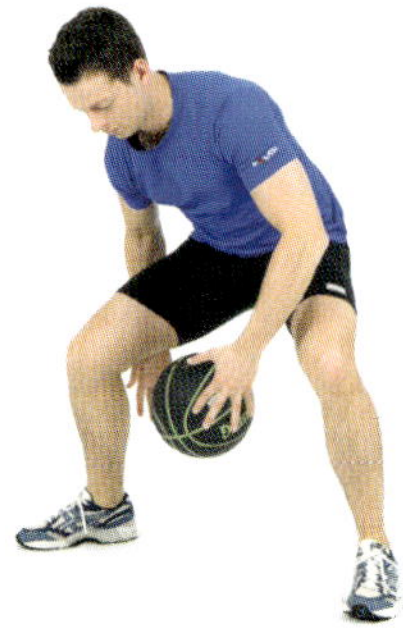

7. Balancieren rückwärts bis zur Mitte des Balancierbalkens, eine halbe Drehung durchführen, dann vorwärts bis zum Balken weitergehen.
8. Balancieren vorwärts über einen Blaken und dabei einen Volleyball prellen
9. Achterkreisen Mit einem Bein und offenen, dann geschlossenen Augen eine Acht um die Keulen (Abstand 40 cm) durchführen, ohne eine Keule umzuwerfen und mit dem Fuß den Boden zu berühren.

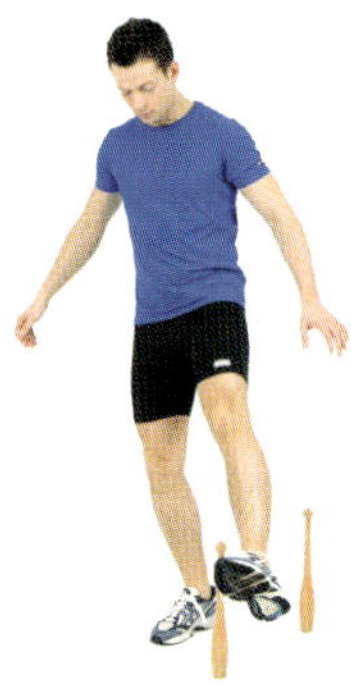

10. Zielberühren: Testperson steht 1m von der Wand entfernt. Drei Zielscheiben, die im Dreieck mit einem Abstand von 70cm an der Wand fixiert sind, werden mit einem Zeigstock (offenen Augen) berührt. Alle drei Scheiben müssen danach mit geschlossenen Augen berührt werden.

Tab. 22: Normwerte BKT-Kur (Wydra et al . 1992)

SUMMENSCORE beim BKT-Kur		**ALTERSGRUPPEN**			
		20-29	**30-39**	**40-49**	**50-59**
Sehr gut	Männer	>8	>8	>8	>7
	Frauen	>8	>8	>7	>6
Gut	Männer	8	8	8	7
	Frauen	8	8	7	6
Mittel	Männer	6-7	6-7	6-7	5-6
	Frauen	6-7	6-7	5-6	4-5
Schwach	Männer	6	6	6	5
	Frauen	6	6	5	4
Sehr schwach	Männer	<5	<5	<5	<4
	Frauen	<5	<5	<4	<3

11. Literatur

Anders C, Wenzel B, Scholle HC cyclic upperb odyp erturbationcsa usedb y a flexible pole: Influence of oscillation frequency and direction on trunk muscle co-ordination. Joumal of Back and Musculoskeletal Rehabilitation 2007; 20: l67–l75

Anders C, Wenzel B, Scholle HC. Activation Characteristics of Trunk Muscles During Cyclic Upper-Body Perturbations Caused by an Oscillating Pole. Arch Phys Med Rehabil. *2008*;89:1314–22.

Andersson EA, Nilsson J, Ma Z, Thorstensson A. Abdominal and hip flexor muscle activation during various training exercises. Eur J Appl Physiol Occup Physiol. 1997;75:115–123.

Antonowsky A. Health, Stress and Coping. 3.ed. San Francisco: Jossey-Bass; 1981.

Ästrand PO. Ausdauersport. In: Shepard RJ, Ästrand PO. Ausdauer im Sport. Köln: Deutscher Ärzte Verlag; 1993: 22–29.

Axler CT, McGill SM. Low back loads over a variety of abdominal exercises: searching for the safest abdominal challenge. *Med Sci Sports Exerc.* 1997; 6: 804–810.

Beckmann J, Elbe A-M, Motiv- und Motivtheorien. Handbuch Sportpsychologie. Schorndorf: Hofmann; 2006: 270–278.

Beitat H, Schott N, Bös K. Trainingssteuerung in der Herzsportgruppe – ein Vergleich von palpatorisch und telemetrisch gemessener Herzfrequenz. Abstract. Deutsche Zeitschrift für Sportmedizin 1999; 50 (Sonderheft 89), 10–17.

Bergmann G, Graichen F, Rohlmann A. Hip Joint Forces during Walking and Running. J. Biomech 1993; 26: 969–990.

Bjarnason-Wehrens B. Probleme der Belastungsdosierung im Gymnastikprogramm der kardiologischen Rehabilitation. In: Binkowski H, Huber G (Red.). Gymnastik in der Therapie. Waldenburg: DVGS; 1993: 167–183.

Blair SN, LaMonte MJ, Nichaman MZ. The evolution of physical activity recommendations: how much is enough? Am J Clin Nutrition 2004; 79: 913–920

Blume D-D. Grundlagen und Methodik der Ausbildung koordinativer Fähigkeiten. In: Harre D. Trainingslehre. Berlin: Sportverlag Berlin; 1982: 187–194.

Boeck-Behrens W-U, Buskies W. Fitness-Krafttraining. Reinbek: Rowohlt; 2000.

Borg GAV. Physical performance an perceived exertion. Lund: Gleerup; 1962.

Bös K (Hrsg). Handbuch sportmotorischer Tests. 2.Aufl. Hogrefe: Göttingen; 2001.

Bös K, Banzer W. Ausdauerfähigkeit. In. Bös K, Brehm W (Hrsg.). Gesundheitssport. Ein Handbuch. 2.Aufl. Schorndorf: Hofmann; 2006: 239–254

Bös K, Wydra G, Karisch G. Gesundheitsförderung durch Bewegung, Spiel und Sport. Perimed: Erlangen; 1992.

Brehm W, Bös K. Gesundheitssport: Ein zentrales Element der Prävention und der Gesundheitsförderung. In. Bös K, Brehm W (Hrsg.). Gesundheitssport. Ein Handbuch. 2.Aufl. Schorndorf: Hofmann; 2006: 9–28.

Bruhn S, Kullmann N, Gollhofer A, The Effects of a Sensorimotor Training and a Strength Training on Postural Stabilisation, Maximum Isometric Contraction and Jump Performance. Int J Sports Med. 2004; 25: 56–60.

Bruhn S, Sensomotorisches Training und Bewegungskoordination. Habilitationsschrift. Freiburg; 2003.

Buccino G, Riggio L, Melli G, Binkofski F, Gallese V. Rizzolatti G. Listening to action-related sentences modulates the activity of the motor system: A combined TMS and behavioral study. *Cognitive Brain Research 2005, 24(3):355–363*

Bullock-Saxton JE, Janda V, Bullock MI, Reflex activation of gluteal muscles in walking. Spine. 1993; 18(6):704–708.

Buskies W, Boeckh-Behrens W-U, Probleme bei der Steuerung der Trainingsintenstität im Krafttrainining auf der Basis des Maximalkrafttest. Leistungssport. 1999 (3): 4–8.

Buskies W, Zur Bedeutung des sanften Krafttrainings nach dem subjektiven Belastungsempfinden. Sportwissenschaft. 2001; 30: 45–60.

Cabri J: Testverfahren am Bewegungsapparat. In: van den Berg F (Hrsg.): Angewandte Physiologie. Bd.3 Therapie, Training, Tests. Stuttgart: Thieme; 2001: 196–254.

Callaghan JP, Gunning JL, McGill SM. The relationship between lumbar spine load and muscle activity during extensor exercises. *Phys Ther.* 1998;78:8–18.

Caraffa A, Cerulli G, Projetti M, Aisa G, Rizzo A. Prevention of anterior cruciate ligament injuries in soccer. A propsective controlled study of propriocetive training. Knee surg sports traumatol Arthrosc. 1996; 4 (1), 91–21 .

Cholewicki J, VanVliet J.J. Relative contribution of trunk muscles to the stability of the lumbar spine during isometric exertions.Clinical Biomechanics 2002; 17 (2): 99–105.

Cureton KJ, Collins MA, Hill DW, McElhannon FM Jr. Muscle hypertrophy in men and women. Med. Sci. Sports. Exerc. 1988; 20(4): 338–344.

Denner A. Muskuläre Profile der Wirbelsäule Bd.2. Verlag Sport und Buch Strauß: Köln; 1995.

Ehlenz H, Grosser M, Zimmermann E. Krafttraining: Grundlagen, Methoden, Übungen, Leistungssteuerung. 6 erw. Aufl. München: BLV, 1998.

Fatouros IG, Taxildaris K, Tokmakidis SP, Kalapotharakos V, Aggelousis N, Athanasopoulus S. The effect of strength training, cardiovascula training and their combination on flexibility of inactive older adults. Int J Sports Med.2002; 23:112–119.

Fiatarone MA, Marks EC, Ryan ND, Meredith CN, Lipsitz LA, Evans WJ. High-intensity strength training in nonagenarians. Effects on skeletal muscle. JAMA. 1990 Jun 13; 263(22): 3029–34.

Fiatarone MA, O'Neill EF, Ryan ND, Clements KM, Solares GR, Nelson ME, Roberts SB, Kehayias JJ, Lipsitz LA, Evans WJ. Exercise training and nutritional supplementation for physical frailty in very elderly people. N Engl J Med. 1994 Jun 23; 330(25):1769–75.

Freeman S, Karpowicz A, Gray J, McGill S. Quantifying muscle patterns and spine load during various forms of the push-up. Med Sci Sports Exerc. 2006 Mar; 38(3): 570–577.

Freiwald J. Dehnen – Möglichkeiten und Grenzen. Therapeutische Umschau. 1998; 55: 267–272.

Freiwald J. Genügen bei Rückenschmerzen apparative Behandlungsstrategien. Die Säule. 2000;10: 33–36.

Freiwald J. Sinn und Unsinn des Dehnens. Vortrag VTF Kongress Hamburg; 2006.

Fröhlich M, Schmidtbleicher D, Emrich E. Belastungssteuerung im Muskelaufbautraining Belastungsnormativ Intensität versus Wiederholungszahl. Z. Sportmed. 2002; 53 (3): 79–83.

Fröhlich M, Schmidtbleicher D. Trainingshäufigkeit im Krafttraining – ein metaanalytischer Zugang Z. Sportmed. 2008; 59 4–12.

Fröhlich M., D. Schmidtbleicher, E. Emrich. „Systemtheoretische" Betrachtung von Belastung, Beanspruchung und Trainingsanamnese mittels multipler Regressionsanalyse und deren Erklärungswert. In: Gabler, H./Göhner, U./Schiebl, F./(Hrsg.): Zur Vernetzung von Forschung und Lehre in Biomechanik, Sportmotorik und Trainingswissenschaft. Czwalina Verlag, Hamburg 2005, 262–266.

Fuchs R: Sport, Gesundheit und Public Health. Göttingen: Hogrefe; 2003.

Fukunaga T. Die absolute Muskelkraft und das Muskelkrafttraining. Sportarzt u. Sportmedizin. 1976; 11: 255–262.

Fukunaga T. Die absolute Muskelkraft und das Muskelkrafttraining. Sportarzt + Sportmedizin. 1976; 11: 255–262.

Gallese V, Fadiga L, Fogassi L, Rizzolatti G. Action recognition in the premotor cortex. *Brain 119: 593–609, 1996.*

Gallese V., Keysers C. and Rizzolatti G. A unifying view of the basis of social cognition. *Trends in Cognitive Sciences, 8: 396–403, 2004.*
Gatchel RJ, Mayer TG. Evidence-informed management of chronic low back pain with functional restoration. The Spine Journal 2008; 8; 65–69.
Germonprez R. Die Auswirkungen eines Kraftausdauertrainings auf das kardiopulmonale System bei Patienten mit koronarer Herzkrankheit. Dissertation, Köln 1998.
Gleim GW, McHugh MP. Flexibility and its effects on sports injury and performance. Sports medicine. 1997; 24: 289–299.
Glück S, Schwarz M, Hoffmann U, Wydra G. Bewegungsreichweite, Zugkraft und Muskelaktivität bei eigen- bzw. fremdregulierter Dehnung. Z. Sportmed. 2002; 53: 66–71.
Glück S. Physiologische und psychologische Aspekte des Beweglichkeitstrainings. Dissertation Universität des Saarlandes: Saarbrücken; 2005.
Goebel S, Stephan A, Freiwald J. Krafttraining bei chronisch lumbalen Rückenschmerzen. Ergebnisse einer Längsschnittsstudie. Z. Sportmed. 2005; 56(11): 388–92.
Goldspink G. Zelluläre und molekulare Aspekte der Trainingsadaptation des Skelettmuskels. In Komi PV (Hrsg.) Kraft und Schnellkraft im Sport. Köln: Deutscher Ärzte-Verlag. 1994: 213–231.
Gollhofer, A. Muscle mechanics and mental control. In: Houg Y, Bartlett R (Ed). Routledge Handbook of Biomachanics and Human Movement Science. London: Routledge 2008: 83–92.
Gottlob A. Differenziertes Krafttraining. München-Jena: Urban & Fischer 2001.
Greiwing A. Zum Einfluss verschiedener Krafttrainingsmethoden auf Maximalkraft und Kraftausdauer sowie auf die Muskeldicke des M. quadrizeps femoris. Dissertation 2006 (http://elpub.bib.uni-wuppertal.de/edocs/dokumente/fbg/ sportwissenschaft/diss2006/greiwing/dg0601.pdf 26.06.2007)
Grenier SG, McGill SM: Quantification of lumbar stability by using 2 different abdominal activation strategies. Archives of Physical Medicine and Rehabilitation. 2007; 88: 54.
Größing S. Einführung in die Sportdidaktik. 9. Aufl. Wiebslheim: Limpert 2007.
Gruber M, Gollhofer A. Impact of sensorimotor training on the rate of force devel-opment and neural activation. European Journal of Applied Physiology, 2004; 92: 98–105.
Gruber M. Die neuromuskuläre Kontrolle des Kniegelenks vor und nach einem spezifischen sensomotorischen Training beim unverletzten Sportler. Dissertation Universität Stuttgart 2001 (http://deposit.ddb.de/cgi-bin/dokserv?idn=963283162&dok_var=d1&dok_ext=pdf&filename=963283162.pdf)
Güllich A, Schmidtbleicher D. Struktur der Kraftfähigkeiten und ihrer Trainingsmethoden. Z Sportmed. 1999; 50 (7+8): 223–234.
Hamberg-van Reenen HH, Ariens GAM, Blatter BM, van Mechelen W, Bongers PM. A systematic review of the relation between physical capacity and future low back and neck/shoulder pain. Pain 2007; 130: 93–107.
Hamilton C, Richardson C. Neue Perspektiven zu Wirbelsäulenstabilitäten und lumbalen Kreuzschmerz: Funktion und Dysfunktion der tiefen Rückenmuskeln. Manuelle Therapie. 1999; 1: 17–24.
Harre D. Trainingslehre. Berlin: Sportverlag Berlin1982.
Hartig DE, Henderson JM. Increasing hamstring flexibility decreases lower extremity overuse injuries in military basic trainees. Am J Sports Med. 1999; 27(2): 173–176.
Haskell WL, Lee I-M, Pate RR, Powell KE, Blair SN, Franklin BA et al. Physical Activity and Public Health: Updated Recommendation for Adults from the American College of Sports Medicine and the American Heart Association. Medicine and Science in Sports and Exercise 2007; 39 (8), 1423–1434.
Heitkamp HC, Horstmann T, Mayer F, Weller J, Dickhuth HH. Gain in strength and muscular balance after balance training. Int J Sports Med. 2001; 22(4): 285–290.

Herbert RD, Gabriel M. Effects of stretching before and after exercising on muscle soreness and risk of injury: systematic review. British Medical Journal. 2002; 325: 468–470.
Hirtz P, Hotz A, Ludwig G. Gleichgewicht. Hofmann: Schorndorf; 2000.
Hodges PW, Richardson CA. Delayed postural contraction of transversus abdominis in low back pain associated with movement of the lower limb. *Journal of Spinal Disorders*. 1998; *11*: 46–56.
Hodges PW, Richardson CA. Inefficient Muscular Stabilization of the Lumbar Spine Associated With Low Back Pain: A Motor Control Evaluation of Transversus Abdominis. Spine 1996; 21(22):2640–2650.
Hollmann W, HettingerT. Sportmedizin: Arbeits- und Trainingsgrundlagen. Stuttgart: Schattauer; 1990.
Höss-Jelten C. Untersuchungen zu den unmittelbaren Wirkungen verschiedener Dehnmethoden auf ausgewählte Kraftparameter. Dissertation. München; 2004.
Israel S. Die Auswirkungen eines Krafttrainings in Abhängigkeit von Lebensalter und Gesundheitszustand. In: Komi PV (Hrsg.): Kraft und Schnellkraft im Sport. Köln: Deutscher Ärzte-Verlag; 1994: 315–323.
Israel S. Muskelaktivität und Menschwerdung – technischer Fortschritt und Bewegungsmangel. St.Augustin: Academia; 1995.
Jäger M, Lüttmann A. Möglichkeiten der Biomechanischen Modellrechnungen und Beurteilung von Wirbelsäulenbelastungen bei Lastenmanipulationen. Heben und Tagen von Lasten. Bericht der Tagung. Erfurt: Thüringer Ministerium für Soziales und Gesundheit 1994:15–30.
Jerosch J. Sonsomotorik / Propriozeption. In: Hassenpflug J (Hrsg.) Handbuch Sportorthopädie –traumatologie. Schorndorf: Hofmann; 2007: 38–65.
Juker D, McGill S, Kropf P, Steffen T. Quantitative intramuscular myoelectric activity of lumbar portions of psoas and the abdominal wall during a wide variety of tasks. *Med Sci Sports Exerc*. 1998; 30: 301–310.
Kankaanpaa M, Taimela S, Laaksonen D, Hanninen O, Airaksinen O. Back and hip extensor fatigability in chronic low back pain patients and controls. Arch. Phys. Med. Rehabil. 1998; 79: 412–417
Kavcic N, Grenier SG, McGill S. Determining the stabilizing role of individual torso muscles during rehabilitation exercises. Sine 2004; 29 (11): 1254–1265
Kempf H-D (Hg.). Rückenschule: Grundlagen, Konzepte und Übungen. München-Jena: Urban & Fischer; 1999.
Kempf H-D, Gassen M, Ziegler C. Schnellhelfer Rückenschmerz. Reinbek: Rowohlt 2005.
Kempf H-D, Heringer A (Red.). Weiterbildung zum Rückenschullehrer. Kursleiter-Mappe. Wiesbaden: Forum Gesunder Rücken; 1995.
Kempf H-D, Puta C, Herbsleb M. Stabilisationsübungen in der Rückenschule mit dem PROPRIOMED. Die Säule 2008 (im Druck)
Kempf H-D, Schmelcher F, Ziegler C. Trainingsbuch Rückenschule. Neuausgabe. Reinbek: Rowohlt; 2004.
Kempf H-D, Schmelcher F, Ziegler C. Trainingsbuch Thera-Band®. Reinbek: Rowohlt; 1996.
Kempf H-D, Strack A. Der Hantel-Krafttrainer. Reinbek: Rowohlt; 2001.
Kempf H-D. Die Rückenschule. Reinbek: Rowohlt; 1990.
Kempf H-D. Rückentraining mit dem Thera-Band. Fit und gesund mit Kleingeräten. Reinbek: Rowohlt ;2000.
Kempf H-D. Trainingsbuch Fitnessball. Reinbek: Rowohlt; 1997.
Kindermann W, Jüngst B-K, Philipp, H, Rosemeyer B, Rost R, Schwenkmezger P, Zimmermann E. Ein Vorschlag zur Definition des Begriffs Gesundheitssport. Sportwissenschaft. 1993; 23 (2): 197–199.

Klee A , Wiemann K. Zur Problematik des Dehnens in der Gymnastik – theoretische und experimentelle Überlegungen: In: Gymnastik im neuen Jahrtausend. Herausforderungen – Perspektiven – Innovationen. Gymnastikkongress des Berufsverbandes staatl. anerkannter Berufsfachlehrer für Gymnastik und Sport 18.–20. Mai 2001.Hofmann: Schorndorf 2001 (http://www2.uni-wuppertal.de/FB3/sport/bewegungslehre/wiemann/probldehn.PDF)
Klee A. Zur Wirkung des Dehnungstrainings als Verletzungsprophylaxe. Sportwissenschaft. 2006; 36 (1): 23–38.
Kollmitzer J, Ebenbichler GR, Sabo A, Kerschan K, Bochdansky T. Effects of back extensor strength training versus balance training on postural control. Med Sci Sports Exerc. 2000; 32 (10): 1770–1776.
Konrad P. Experimentell abgesicherte Trainingshinweise zur Haltungskoordination und zu ausgewählten Kräftigungsübungen der Rumpfmuskulatur. Die Säule. 2000; 10:12–19.
Kuukkanen T, Mälkiä E. Muscular performance after a 3 month progressive physical exercise program and 9 month follow-up in subjects with low back pain. A controlled study. Scand J Med Sci Sports. 1996; 6: 112–121.
Larsen C. Prävention von Fussdeformitäten. Krankengymnastik. 1998; 50(9): 1534–44.
Lee JH, Hoshino Y, Nakamura, K, Kariya Y, Saita K, Ito K. Trunk Muscle Weakness as a Risk Factor for Low Back Pain: A 5-Year Prospective Study. Spine 1999; 24(1):54–57.
Magnusson SP, Simonsen EB, Aagaard P, Sørensen H, Kjaer M . A mechanism for altered flexibility in human skeletal muscle. J Physiol. 1996; 497: 291–298.
Manniche C et al. Intensives Muskeltraining in der Therapie chronischer Rückenschmerzen. In KG-Intern. 1989; 4: 25–29.
Mannion AF, Münterer M, Taimela S, Dvorak J. A Randomized Clinical Trial of Three Active Therapies for Chronic Low Back Pain. Spine. 1999; 24 (23): 2435–2448.
Marschall F, Fröhlich M. Überprüfung des Zusammenhangs von Maximalkraft und maximaler Wiederholungszahl bei reduzierten submaximalen Intensitäten. Z. Sportmed. 1999; 50 (10): 311–315.
Marschall F, Ruckelshausen B. Dient Dehnen der Verletzungsprophylaxe? Eine qualitative Metaanalyse, Spectrum 16 (2004) Heft 131–47.
Marschall F. Wie beeinflussen unterschiedliche Dehnintensitäten kurzfristig die Veränderung der Bewegungsreichweite. Z. Sportmed. 1999; 50: 5–9.
Mayer F, Gollhofer A, Berg A. Krafttraining mit Älteren und chronisch Kranken. Z. Sportmed. 2003; 54: 88– 94.
Mayer J., Mooney V., Dagenais S. Evidence-informed management of chronic low back pain with functional restoration. The Spine Journal 2008; 8; 96–113.
Mayer TG, Gatchel RJ. Functional restoration for spinal disorders: the sport medicine approach. Philadelphia: Lea & Febiger 1988.
McCall G E, Byrnes WC, Dickinson A, Pattany PM, Fleck SJ. Muscle fiber hypertrophy, hyperplasia, and capillary density in college men after resistance training. J. Appl. Physiol. 1996; 81(5): 2004–2012.
McGill S, Grenier S, Bluhm M, Preuss R, Brown S, Russell C. Previous history of LBP with work loss is related to lingering deficits in biomechanical, physiological, personal, psychosocial and motor control characteristics. Ergonomics, 2003; 46 (7): 731–746.
McGill S. Low back disorders. 2nd ed. Campaign: Human Kinetics; 2007.
McGill S. Low back exercises: evidence for improving exercise regimens. Physical Therapy. 1998; 78 (7): 754–65.
McGill S. Low back stability: from formal description issues for performance and rehabilitation. Exerc Sports Sci Rew. 2001; 29: 26–31.
McGill S: Kinetic potential of the lumbar trunk musculature about three oethogonal orthopaedic axes in extreme positions. Spine 1991; 19 (7): 809–815

McKeon PO, Ingersoll CD, Kerrigan DC, Saliba E, Bennett BC, Hertel J. Balance Training Improves Function and Postural Control in Those with Chronic Ankle Instability. Medicine & Science in Sports & Exercise 2008; 40(10):1810–1819.

Mellerowicz H, Meller W. Training: Biologische und medizinische Grundlagen und Prinzipien des Trainings. Berlin: Springer; 1980.

Mengiardi B, Schmid MR, Boos N, Pfirrmann CW, Brunner F, Elfering A, Hodler J. Fat content of lumbar paraspinal muscles in patients with chronic low back pain and in asymptomatic volunteers: quantification with MR spectroscopy. Radiology 2006; 240(3):786–792.

Meusel H. Sport für Ältere. Stuttgart: Schattauer; 1999.

Meyer K, Weidemann H. Dosierungskriterien für die Bewegungstherapie mit Koronarpatienten. In: Halhuber MJ, Krasemann EO, Mücke F (Hrsg.): Ratgeber zur Betreuung von Herzgruppen. Köln 1989: 138–141.

Moore MA, Hutton RS. Electromyographic investigation of muscle stretching techniques. Medicine and science in sports and exercise. 1980; 12: 322–329.

Moorhouse KM, Granata JP. Role of Reflex Dynamics in Spinal Stability: Intrinsic Muscle Stiffness Alone is Insufficient for Stability. J Biomech 2007; 40 (%): 1058–1065.

Moritani T. Die zeitliche Abfolge der Trainingsanpassungen im Verlaufe eines Krafttrainings. In Komi PV (Hrsg.) Kraft und Schnellkraft im Sport. Köln: Deutscher Ärzte-Verlag. 1994: 266–276.

Nelson ME, Rejeski WJ, Blair SN, Duncon PW, Judge JO, King AC et al. Physical Activity and Public Health in Older Adults: Recommendation from the American College of Sports Medicine and the American Heart Association. Medicine and Science in Sports and Exercise 2007;, 39 (8): 1435–1445.

O' Sullivan PB, Phyty GD, Twomey LT, Allison GT. Evaluation of specific stabilizing exercise in the treatment of chronic low back pain with radiologic diagnosis of spondylolysis or spondylolisthesis. Spiene 1997; 22; 2959–2967.

Olivier N, Marschall F, Büsch D. Grundlagen der Trainingswissenschaft und-lehre. Schorndorf: Hofmann; 2008.

Osternig LR, Robertson R, Troxel R, Hansen P. Muscle activation during proprioceptive neuromuscular facilitaion (PNF) stretching techniques. American journal of physical therapy. 1987; 66: 298–307.

Paalanne N, Korpelainen R, Taimela S, Remes J, Mutanen P, Karppinen J. Isometric Trunk Muscle Strength and Body Sway in Relation to Low Back Pain in Young Adults. Spine 2008, 33(13): 435–441

Pfeifer K. Koordination. In: Bös K Brehm W (Hrsg.): Gesundheitssport. Ein Handbuch. 2.Aufl. Schorndorf: Hofmann; 2006: 275–289.

Porro CA, Facchin P, ,Fusi S, Dri G, Fadiga l. ENHANCEMENT OF FORCE AFTER ACTION OBSERVATION. Behavioural and neurophysiological studies. doi:10.1016/j.neuropsychologia.2007.06.016 *http://web.unife.it/progetti/neurolab/pdf/in-press-Porro-Facchin-Fusi-Dri-Fadiga-07.pdf*

Puta C, Herbsleb M. PROPRIOMED. Broschüre der Firma Haider Bioswing 2007

Radlinger L, Bachmann W, Homburg J, Leuenberger U, Thaddey G. Rehabilitatives Krafttraining. Stuttgart: Thieme; 1998.

Rhomert W, Rutenfranz J. Arbeitswissenschaftliche Beurteilung der Belastung und Beanspruchung an unterschiedlichen industriellen Arbeitsplätzen. Bonn: Der Bundesminister für Arbeit und Sozialordnung 1975.

Richardson C, Jull G, Hodges P, Hides J. Therapeutic exercise for spinal segmental stabilization in low back pain. Churchill: Livingstone; 1999.

Rieder H. Koordination. In: Rieder H, Huber G, Wehrle J. Sport mit Sondergruppen. Schorndorf: Hofmann 1996: 185–196.

Rohlmann A, Wilke H-J, Mellerowicz H, Graichen F, Bergmann F. Belastungen der Wirbelsäule im Sport. Z. Sportmed. 2001; 52: 118–123.
Rost R. Sport- und Bewegungstherapie bei inneren Erkrankungen. Köln: Ärzte-Verlag; 1991.
Roth K-D, Willimczik K. Bewegungswissenschaft. Reinbek: Rowohlt; 1999.
Roth K-D. Koordination – Koordinative Fähigkeiten. In: Eberspächer H (Hrsg). Handlexikon Sportwissenschaft. Reinbek: Rowohlt ;1992: 191–199.
Roth K-D. Wie verbessert man koordinative Fähigkeiten. In: Bielefelder Sportpädagogen. Methoden im Sportunterricht. 5 Aufl. Schorndorf: Hofmann; 1998, 85–102.
Röthig P (Red.). Sportwissenschaftliches Lexikon. 4.Aufl. Hofmann: Schorndorf; 1977.
Sale DG. Neurale Adaption im Verlaufe eines Krafttrainings. In: Komi PV (Hrsg.) Kraft und Schnellkraft im Sport. Köln: Deutscher Ärzte-Verlag. 1994: 249–265.
Schlumberger A, Schmidtbleicher D. Einsatz-Training als trainingsmethodische Alternative – Möglichkeiten und Grenzen. Leistungssport 1999; 29(5): 9–11.
Schmidtbleicher D. Grundlagen des Krafttrainings. In: Beuker F (Hrsg.). Fitness – Heute. Erkrath: Deutsche Gesellschaft für Freizeit, 1993: 72–78.
Schnabel G, Harre D, Krug J, Borde A. Trainingswissenschaft: Leistung – Training – Wettkampf. München: Ullstein Heyne List; 2003.
Schnabel G. Die Bewegungskoordination als Regulation der Bewegungstätigkeit. In: Meinel K, Schnabel G (Hrsg.): Bewegungslehre Sportmotorik. Abriss einer Theorie der sportlichen Motorik unter pädagogischem Aspekt. Aachen: Meyer & Meyer 2007, 28–71.
Schneider W, Spring H, Tritschler T. Beweglichkeit. Theorie und Praxis. Stuttgart, New York: Georg Thieme; 1989.
Schönthaler S, Ohlendorf K. Biomechanische und neurophysiologische Veränderungen nach ein- und mehrfach seriellem passiv-statischem Beweglichkeitstraining. Köln: Sport und Buch Strauß; 2002.

Shimano et al. Relationship between the number of repetitions and selected percentages of one repetition maximum in free weight exercises in trained and untrained women. Strength and Conditioning Research. 2006; 20 (4): 819.
Shrier I. Does Stretching improve performance? A systematic and critical review of the literature. Clinical Journal of Sports Medicine. 2004; 14: 267–273.
Snook SH , Webster BS, McGorry RW, Fogleman MT, McCann K:The Reduction of Chronic Nonspecific Low Back Pain Through the Control of Early Morning Lumbar Flexion: A Randomized Controlled Trial. Spine 1998; 23(23):2601–2607.
Snook SH , Webster BS, McGorry RW. The Reduction of Chronic, Nonspecific Low Back Pain Through the Control of Early Morning Lumbar Flexion: 3-Year Follow-Up. Journal of Occupational Rehabilitation. 2002; 12(1): 13–19.
Spring, H, Dvorak J, DvorakV, Schneider W, TritschlerT, Villinger B. Theorie und Praxis der Trainingstherapie. Stuttgart: Thieme; 1997.
Standaert CJ, Weinstein SM, Rumpeltes J. Evidence-informed management of chronic low back pain with functional restoration. The Spine Journal 2008; 8; 114–120.
Starischka, S. Sportmotorische Tests für Fitnesstrainings. In: Beuker F (Hrsg.). Fitness – Heute. Erkrath: Deutsche Gesellschaft für Freizeit, 1993: 42–53.
Stevens VK, Coorevits PL, Bouche KG, Mahieu NN, Vanderstraeten GG, Danneels LA. The influence of specific training on trunc muscle recruitment patterns in healthy subjects during stabilization exercises. Manual Therapy 2007; 12 : 271–279
Tittel K. Beschreibende und funktionelle Anatomie des Menschen. 14.Aufl. München: Urban&Fischer; 2003.
Tsao H, Hodges P. Persistence of improvements in postural strategies following motor control training in people with recurrent low back pain. Journal of Electromyography and Kinesiology 2008; 18 (4): 559–567.

Tsao H, Hodges PW. Immediate changes in feedforward postural adjustments following voluntary motor training. Experimental Brain Research 2007; 181: 537–546.
Van den Berg F. Therapeutische Effekte der Mobilisation. In: van den Berg F (Hg.): Angewandte Physiologie. Bd.3 Therapie, Training, Tests. Stuttgart: Thieme; 2001: 17–30.
Wagner H, Puta C, Anders C, Graßme M, Gussew A, Mörl F et al. Chronisch-unspezifischer Rückenschmerz – von der Funktionsmorphologie zur Prävention- Grundlagen und Schlussfolgerungen für Diagnostik und Therapie. In: Prävention von Arbeitsbedingten Gesundheitsgefahren und Erkrankungen, edited by Grieshaber R, Stadeler M, and Scholle HC. Jena: Dr. Bussert & Stadeler – 14. Erfurter Tage Leipzig: monade 2008.
Weineck J. Sportbiologie. 9.Aufl. Bahlingen: Spitta; 2004.
WHO – World Health Organisation: Ottawa Charta for Health Promotion. Ottawa: WHO; 1986.
Wiemann K, Klee A, Stratmann M. Filamentäre Quellen der Muskel-Ruhespannung und die Behandlung muskulärer Dysbalancen. ZSportmed. 1998; 44 (4): 111–118.
Wiemann K, Klee A. Die Bedeutung von Dehnen und Stretching in der Aufwärmphase vor Höchstleistungen. Leistungssport. 2000; 30 (4): 4–9. (http://www2.uni-wuppertal.de/FB3/sport/bewegungslehre/wiemann/dehnaufw.pdf)
Wiemann K. Beeinflussung muskulärer Parameter durch ein zehnwöchigesDehnungstraining. Sportwissenschaft. 1991; 21 (3): 295–306.
Wiemann K. Stretching. Grundlagen, Möglichkeiten, Grenzen. Sportunterricht. 1993; 42 (3): 91–106, ergänzt durch weitere Fußnoten. (http://www2.uni-wuppertal.de/FB3/sport/bewegungslehre/wiemann/stretch2_su.pdf)
Wiemann K: Effekte des Dehnens und die Behandlung muskulärer Dysbalancen. In: Sievers M (Hrsg.): Muskelkrafttraining. Bd1: Alter, Dehnung, Ernährung, Methodik. Kiel 2000: 95–119.
Wiemeyer J. Dehnen – eine sinnvolle Vorbereitungsmaßnahme im Sport? Kritische Diskussion kurz- und langfristiger Effekte des Dehnens im Rahmen von Aufwärmprozeduren Spectrum 14 (2002); Heft 1: 53–80.
Wilke C, Froböse I. Grundlagen der Bewegungssteuerung und des koordinativen Trainings in der Therapie. In: Froböse I, Nellessen G (Hrsg.). Training in der Therapie. Wiesbaden: Ullstein medical; 1998: 52–78.
Wydra G, Bös K, Karisch G. Zur Effektivität verschiedener Dehntechniken. Zur Effektivität verschiedener Dehntechniken. Z.Sportmed. 1991; 42: 386 –400.
Wydra G, Glück S. Zur Effektivität des Dehnens. In: Cachay K, Halle A, Teubert H. (Red.). Sport ist Spitze – Nachwuchsleistungssport aktuell zwischen Computer und Power-Food". Aachen: Meyer & Meyer; 2004: 103–118. (http://www.sportpaedagogik-sb.de/pdf/Effektivitaet.pdf)
Wydra G. Dehnfähigkeit. In: Bös K, Brehm W (Hrsg.). Gesundheitssport. Ein Handbuch. 2. Aufl. Schorndorf: Hofmann. 2006: 265–274.
Wydra G. Gesundheitsförderung durch sportliches Handeln. Schorndorf: Hofmann; 1996.
Wydra G. Stretching – ein Überblick über den aktuellen Stand der Forschung. Sportwissenschaft. 1997; 27: 409–427.
Wydra G; Glück S, Roemer K. Kurzfristige Effekte verschiedener singulärer Muskeldehnungen. Z.Sportmed. 1999; 50(1): 10–16.

Werner Hölling/Wolfgang Buskies

Yoga

Bewegung – Atmung - Entspannung plus Video-DVD mit über 2 Stunden Spieldauer

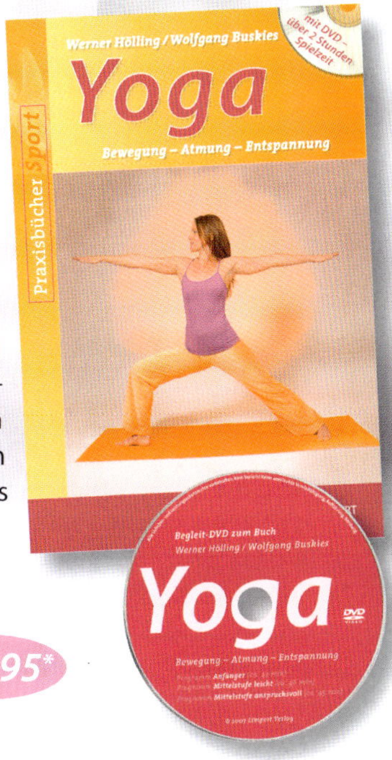

Dieses Übungsbuch ermöglicht sowohl Anfängern einen Einstieg als auch Fortgeschrittenen durch Variationen und zusätzliche Übungen eine Vertiefung ihrer Yoga-Praxis. Im Mittelpunkt stehen drei ausgewogene, jeweils ca. 45 Minuten lange Übungsprogramme, die sich zusätzlich auch auf der beiliegenden Video-DVD mit über 2 Stunden Spielzeit befinden. Für Menschen mit Rückenproblemen bietet das Buch ein eigenes Yoga-Rückenprogramm.

244 S., über 300 farb. Fotos, kt.
ISBN 978-3-7853-1734-1
Best.-Nr. 343-01734

€ 19,95*

Marcus Trienen/Matthias Goer

Nackenschule

Sanfte Wege zur Beschwerdefreiheit

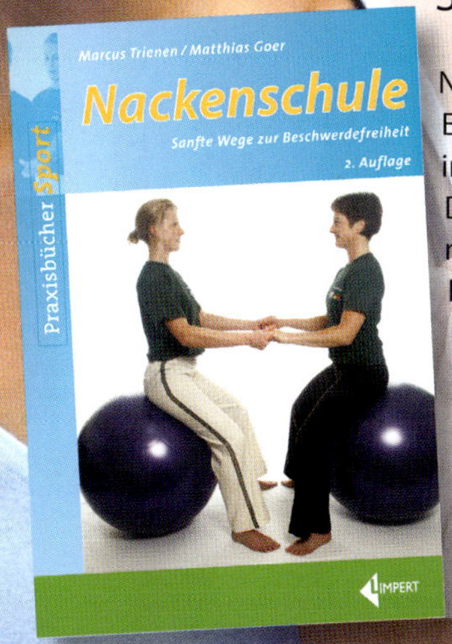

Nackenschmerzen können verschiedene Ursachen haben. Eine erfolgreiche Therapie und Prävention muss diesen individuellen Ursachen Rechnung tragen.
Das Buch befähigt dazu, Fehlhaltungen und Verspannungen rechtzeitig wahrzunehmen und zu beseitigen. Hierfür stellen die beiden Autoren ein ganzheitliches, motivierendes Übungsprogramm zur Entspannung, Dehnung, Mobilisation, Kräftigung und Lockerung der betroffenen Körperregionen vor.

119 S., zahlr. farb. Fotos, kt.
ISBN 978-3-7853-1759-4
Best.-Nr. 343-01759

€ 12,95*

*Preisänderungen vorbehalten

LIMPERT

Limpert Verlag GmbH
Industriepark 3 · 56291 Wiebelsheim
Tel. 06766/903-160 · Fax 06766/903-320
E-Mail: vertrieb@limpert.de · www.verlagsgemeinschaft.com

Heike Ringat

Funktionelle Gymnastik

Sanfte Wege zur Beschwerdefreiheit

Dieses Praxisbuch enthält 25 komplette, bewährte Stundenbilder zur Funktionellen Gymnastik. Zu jeder Einheit wird ein passendes Aufwärmprogramm sowie ein Stundenausklang angeboten. Alle Kräftigungs- und Dehnübungen können entweder ohne Zusatzmaterialien oder mit schnell verfügbaren Sportartikeln wie Tennisbällen, Therabändern, Seilen etc. durchgeführt werden.
Zahlreiche Variationsmöglichkeiten und Tipps für das Training mit Gruppen aller Altersklassen garantieren abwechslungsreiche Sportstunden.

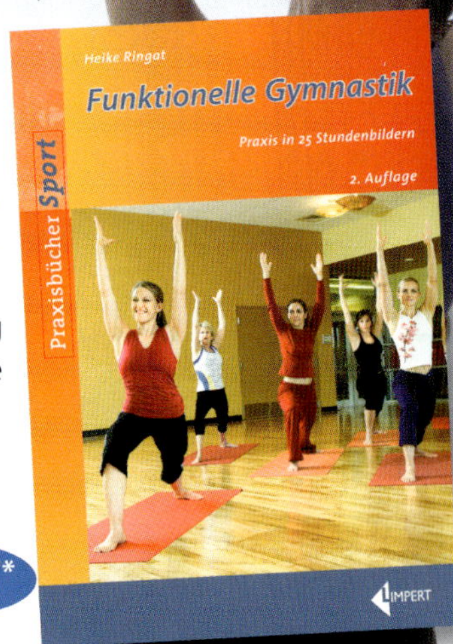

150 S., über 300 farb. Fotos, kt.
ISBN 978-3-7853-1770-9
Best.-Nr. 343-01770

€ 12,95*

Erich Quenzer/Hans-Ulrich Nepper

Funktionelle Gymnastik

Grundlagen - Methoden - Übungen

Die Autoren geben im ersten Teil einen Überblick über die anatomischen und physiologischen Grundlagen sowie die Trainingsziele und Methoden der Funktionellen Gymnastik. Der zweite, praktische Teil enthält neben Hinweisen zum Aufbau der Trainingsstunden eine Sammlung von Übungen zur Kräftigung, Stabilisation und Dehnung für sämtliche Muskelgruppen.

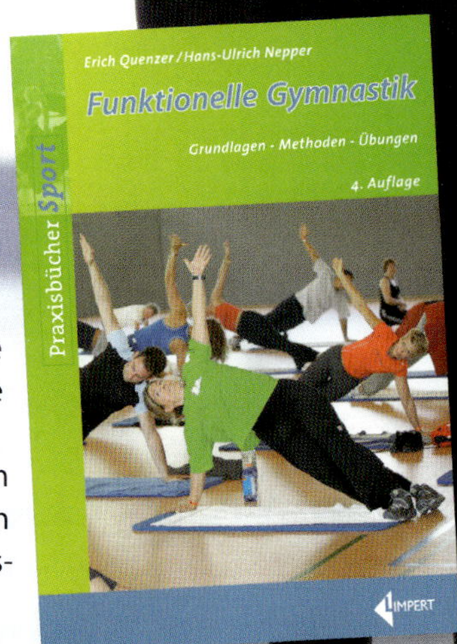

152 S., zahlr. Fotos, kt.
ISBN 978-3-7853-1764-8
Best.-Nr. 343-01764

€ 18,40*

*Preisänderungen vorbehalten

LIMPERT
Limpert Verlag GmbH
Industriepark 3 · 56291 Wiebelsheim
Tel. 06766/903-160 · Fax 06766/903-320
E-Mail: vertrieb@limpert.de · www.verlagsgemeinschaft.com